口腔正畸疑难病例临床解析

Clinical Analysis of Difficult Cases in Orthodontics

主 编 段银钟 林 杨 孟 蕾

副主编 顾泽旭 陈学鹏 陈 磊 王 蕾

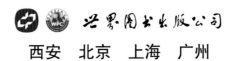 世界图书出版公司

西安 北京 上海 广州

图书在版编目（CIP）数据

口腔正畸疑难病例临床解析 / 段银钟 , 林杨 , 孟蕾主编 . -- 西安 : 世界图书出版西安有限公司 , 2021.10
ISBN 978-7-5192-8725-2

Ⅰ . ①口… Ⅱ . ①段… ②林… ③孟… Ⅲ . ①口腔正畸学—病案—分析
Ⅳ . ① R783.5

中国版本图书馆 CIP 数据核字（2021）第 189467 号

书　　名	**口腔正畸疑难病例临床解析**
	KOUQIANGZHENGJI YINANBINGLI LINCHUANGJIEXI
主　　编	段银钟　林　杨　孟　蕾
责任编辑	杨　菲
装帧设计	新纪元文化传播
出版发行	**世界图书出版西安有限公司**
地　　址	西安市锦业路 1 号都市之门 C 座
邮　　编	710065
电　　话	029-87214941　029-87233647（市场营销部）
	029-87234767（总编室）
网　　址	http://www.wpcxa.com
邮　　箱	xast@wpcxa.com
经　　销	新华书店
印　　刷	西安雁展印务有限公司
开　　本	889mm×1194mm　　1/16
印　　张	24.75
字　　数	480 千字
版　　次	2021 年 10 月第 1 版
印　　次	2021 年 10 月第 1 次印刷
国际书号	ISBN 978-7-5192-8725-2
定　　价	238.00 元

医学投稿　xastyx@163.com　‖　029-87279745　029-87279675
☆如有印装错误，请寄回本公司更换☆

作者名单
CONTRIBUTORS

主　编　段银钟　林　杨　孟　蕾

副主编　顾泽旭　陈学鹏　陈　磊　王　蕾

编　委（按本书中出现顺序排序）

陈学鹏	顾泽旭	康卫明	陈　磊	黄世友
王庆昱	唐晓蕾	王　琤	王海燕	杜宇森
张　敏	樊成涛	刘名燕	徐　琳	田晓光
朱　燕	张　惠	万会龙	谭家莉	冷　军
韩　春	康　婷	马春敏	田美玉	曾照斌
薛　慧	钱　红	何玉宏	胡　伟	徐璐璐
潘　杰	刘　鑫	夜文敏	曾　光	王丽颖
李齐宏	高　原	霍　娜	宁　芳	沈　焕
沈舒宁	汪银雄	姜　琳	武俊杰	姜　宁
王　蕾	王　艳	李　楠	赵领洲	林　杨
解志华	许丹丹	姚　薇	孟　蕾	侯　玉
高　锋	匡　斌	周兴鼎	汪晓华	魏谋达
米丛波	乔　珺	邓邦莲	段　妍	蔡　川

郑重声明

　　由于医学是不断更新并拓展的领域，因此相关实践操作、治疗方法及药物都有可能会改变，希望读者可审查书中提及的器械制造商所提供的信息资料及相关手术的适应证和禁忌证。作者、编辑、出版者或经销商不对书中的错误或疏漏以及应用其中信息产生的任何后果负责，关于出版物的内容不作任何明确或暗示的保证。作者、编辑、出版者和经销商不就由本出版物所造成的人身或财产损害承担任何责任。

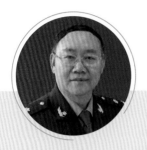

　　段银钟，山西襄汾人，1976 年 5 月毕业于第四军医大学（现空军军医大学）口腔医学院。1986 年和 1990 年在第四军医大学获口腔医学硕士和口腔医学博士学位。1991 年至 1993 年赴日本大阪大学齿学部研修。曾任第四军医大学口腔医院正畸科教授、主任医师、博士生导师。兼任《中华口腔正畸学杂志》《实用口腔医学杂志》《人民军医杂志》《口腔医学》《北京口腔医学》《上海口腔医学》《中国口腔科杂志》等 10 余家杂志的编委。从事正畸专业 45 年。享受政府特殊津贴。长期工作于口腔正畸医疗、教学、科研第一线。积极引进国内外先进临床技术，对骨性错𬌗的早期矫治，正畸－正颌联合矫治，临床推磨牙远移，种植体支抗在口腔正畸中的临床应用，埋伏牙导萌治疗等有较深入的研究。先后获陕西省科技进步奖一等奖 1 项，军队、省部级科技进步奖、全军医疗成果奖二等奖 6 项，三等奖 3 项，专利 2 项。2005 年度获军队总后勤部育才奖银奖。主持国科金、省市课题、军队后勤部科研基金 10 余项。

　　主编《口腔正畸生物学》《口腔正畸治疗学》《拔牙矫治与非拔牙矫治》《口腔正畸技术大全》《口腔正畸临床矫治彩色图谱》《口腔正畸学》《Tweed－Merrifield 方丝弓矫治理论与实用技术》《正畸推磨牙远移技术》《口腔正畸固定矫治技巧》《口腔正畸手册》《正畸矫治 100 问》《正畸临床矫治技艺的探索》《口腔正畸拔牙矫治指南》《疑难错𬌗畸形的正畸治疗》《安氏Ⅲ类错𬌗正畸诊断与治疗》《安氏Ⅱ类错𬌗正畸诊断与治疗》《安氏Ⅰ类错𬌗正畸诊断与治疗》等 20 部专著。在国内、外学术期刊上发表文章 344 篇，其中 SCI 收录文章 49 篇。培养硕士研究生 67 名，博士研究生 44 名，博士后 1 名。先后赴日本、美国、法国、澳大利亚、韩国、泰国、新加坡讲学并参加学术活动。举办学习班和讲演 380 余场。学术任职：国际正畸联盟会员，口腔正畸专业委员会会员等。

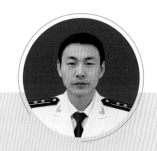

　　林杨，第四军医大学（现空军军医大学）口腔正畸学博士。任国际正畸联盟会员，陕西省口腔医学会正畸专业委员会会员。在国内外专业期刊发表文章 10 余篇，参编（译）正畸学专著 2 部。

　　从事正畸临床工作 15 年，在儿童、青少年及成人的错𬌗畸形矫治，正畸 - 正颌联合矫治等方面技艺精湛，尤其擅长复杂错𬌗畸形矫治，隐形矫治，儿童错𬌗畸形的预防及阻断性矫治。

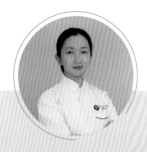

　　孟蕾，第四军医大学（现空军军医大学）口腔正畸学博士。历任陕西省口腔医学会正畸专业委员会青年委员、委员，中国整形美容协会口腔整形美容分会委员，陕西省社区口腔健康促进专业委员会委员，陕西口腔急诊专业委员会委员。在国内外专业期刊发表论文 10 余篇，参编正畸学专著 1 部。

　　从事正畸临床工作 15 年，擅长儿童错𬌗畸形早期矫治，正畸 - 正颌联合矫治，无托槽隐形矫治。

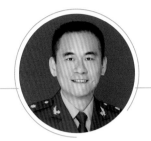

顾泽旭，口腔正畸学博士。空军军医大学口腔医院正畸科副主任医师，副教授，硕士研究生导师。曾任中华口腔医学会口腔正畸专业委员会青年委员，陕西省口腔医学会口腔正畸专业委员会常委。

从事正畸临床工作23年，临床研究方向为正畸治疗中的细节管理及长期稳定性。发表学术文章30余篇，其中SCI收录文章5篇。近2年承担课题10余项，其中国家自然科学基金1项、省部级课题5项、国际合作课题2项。获计算机软件著作权3项，发明专利1项，实用新型专利2项。副主编专著2部，参编专著3部。

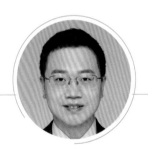

陈学鹏，口腔正畸学博士。主任医师，硕士研究生导师，浙江大学医学院附属口腔医院院长助理，医疗事业部部长，正畸科副主任，浙江大学口腔医学院正畸教研室副主任。任中华口腔医学会口腔正畸专业委员会委员，浙江省口腔医学会正畸专业委员会副主任委员，浙江省口腔医学会口腔医院管理专业委员会委员。

主持国家自然科学基金1项，浙江省自然科学基金2项，其他厅级课题3项；参与国家级及省级科研项目多项。发表SCI收录文章6篇。获国家发明专利1项。参编（译）正畸学专著3部。

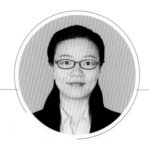

陈磊，口腔正畸学博士。山东大学研究员，山东大学口腔医院正畸科主任医师，硕士研究生导师。中华口腔医学会口腔正畸专业委员会青年委员，中国整形美容协会牙颌颜面医疗美容分会理事，山东省研究型医院协会杰出青年学者分会常务委员。

主持国家自然科学基金等国家级课题 3 项，省市级课题 4 项。发表 SCI 收录文章 10 余篇、国内核心杂志文章 20 余篇。获军队科技进步二等奖 1 项。参编专著 6 部。

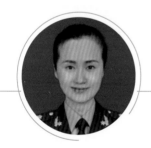

王蕾，口腔正畸学博士。空军军医大学口腔医院正畸科副主任医师、副教授，英国爱丁堡皇家外科学院正畸专科院士，中国 TWEED 中心教官。主持国家自然科学基金 1 项，陕西省自然科学基金 1 项，发表 SCI 收录文章 7 篇。

段银钟教授等主编的《口腔正畸疑难病例临床解析》一书即将面世，我很高兴为之作序。

段银钟教授 50 年军旅生涯，著书育人，孜孜不倦。他培养了百余名研究生，在国内外专业期刊发表论文近 400 篇，撰写了 20 多本正畸学专著，他的勤奋与高产在我国正畸学界少有人可以比肩。退休之后，段银钟教授仍然初心不改，坚持以精湛的技术为患者服务，继续总结临床经验、传道授业。"医者仁心，誉满杏林"，是我在段银钟口腔门诊部开业时的题词，我虽较他年长 7 岁，对他却发自内心地钦佩。

段银钟教授的新书《口腔正畸疑难病例临床解析》是一本以临床病例为主题的正畸学专著，实用性很强，有以下诸多特点：

首先，88 例完成病例，数量充足并均为疑难病例。分为"生长改良矫治病例""安氏Ⅰ类错殆矫治病例""安氏Ⅱ类错殆矫治病例""安氏Ⅲ类错殆矫治病例""多学科联合矫治病例"和"特殊类型错殆矫治病例"六篇予以介绍，内容丰富，纲目清晰。

其次，约 1/3 的病例是多学科处理的复杂病例，包括正畸与正颌、骨牵张技术、唇腭裂、关节病、牙周病联合矫治病例等。这些成功治疗的病例是本书的亮点。

最后，65 位作者都是主编段银钟教授的研究生或进修生。强大的作者队伍、精选的典型病例、完整的临床资料使得本书弥足珍贵。这种团队创作模式——"前浪带后浪，后浪推前浪"——值得推广。

以临床病例为主题的正畸专著在国内为数不多。这是因为：病例的资料一定要规范、完整，病例的收集需要相当长时间才能完成，病例的选择与编排需要立意清楚、结构严谨；所有病例都要由作者亲力亲为完成，是作者多年心血的结晶；全部内容，包括图、文、数据、表格等均需原创。这种专著编写过程的艰辛，我本人与学生们 2007 年共同完成《爱丁堡皇家外科学院口腔正畸专业考试病例精选》时深有体会。感谢段银钟教授与作者们付出的辛勤劳动！感谢他们将自己宝贵的实践经验无私地与大家分享！

　　"书痴者文必工，艺痴者技必良"。段银钟教授就是一个"书痴""艺痴"。我相信，《口腔正畸疑难病例临床解析》的出版将丰富正畸临床诊断与治疗学内容，对我国正畸临床医生、正畸研究生、正畸进修医生的临床实践会起到十分有益的指导与参考作用。

北京大学口腔医学院

2021.9.10

　　辛丑秋初，我在峨眉山寺中避暑，忽然手机铃响，是远方段银钟教授的微信，并发来新作书稿，邀我作序。真是难为了。然而，一览方知，这是一部辑集了他和他众弟子们数十年经典病例治验及分类解析的专著。是他年满古稀之际奉献的又一部心血力作。如果我没有记错，这已是他主编的第 21 部正畸专著。面对这位勤奋敬业、埋头耕耘、壮心不已的正畸学友，我除了深感敬佩、惭愧，唏嘘赞叹，又怎能敷衍拒绝？

　　口腔正畸学是一门特别注重美学研究的临床学科，也是一门在对适应证的众多争议声中，通过病例实践验证，不断开拓视野、突破治疗限度的口腔学科。大千世界，芸芸众生，正畸医生所面对的患者林林总总，因此患者个体差异大。而现今科学界对人体遗传变异、生长发育，以及代偿改建机制的认识尚浅。基于以上原因，迄今学术界仍对一些最基本的正畸观点——是否拔牙，是否早期矫治，关节改建时限，严重骨性畸形诊断选择等——争论不止。"实践是检验真理的唯一标准"，应当用事实说话。正畸学历史上就记载着这样一段公案：20 世纪40 年代，著名正畸学家 Tweed 医生在推崇正畸拔牙治疗中，曾遭到了当时多数正畸界权威包括其师母 Angle 夫人的反对。为此，他讲了一句名言："那就请拿出你的模型放到桌子上让大家看看（Just put your plaster on the table）"。事实胜于雄辩，结果他赢了。而且至今，正畸模型展示、病例回顾解析，已成为正畸学术会议上交流的常规手段，被奉为正畸圭臬。但是，正畸治疗的平均疗程长，多在两年以上，完整的病例收集观察，更需数年甚至数十年，因此，这些临床收集到的病例及解析资料更显珍贵，是学习正畸治疗技术及从事正畸成效研究不可多得的借鉴和参考。

　　正畸学的历史不长，仅有 100 多年，但它是口腔医学中发展最快的热门学科之一。很多新入门的年轻医生总爱提问："怎样才能学好正畸？"我想，先辈们的回答一定会是"循序渐进"！即掌握基础理论—熟练技术方法—学习前人经验—总结自身实践。学习、实践、再学习、再实践……重视收集总结你所诊治患者的完整资料，学习借鉴他人的成败经验，这是进入正畸学殿堂的"不二法门"。同时，也应当牢记，每一个病例都是独特的，临床应用中绝对不能依样画葫芦，否则"邯郸学步"将误人误己。

　　我与段教授相识已有 30 余年，他出身于山村农家，参军后曾从事艰苦的工程兵作业工作，从卫生员选送入第四军医大学（现空军军医大学）学习，由于品学兼优，在数百名学员中脱颖而出，有幸成为我国正畸元老陈华教授的第一位博士研究生，后又公派留学日本专修正畸学，归国后历任正畸科主任，硕士研究生、博士研究生导师。迄今，他已为军内外培养正畸硕士、博士研究生 112 名，滋兰九畹，桃李满天下，应是国内培养出正畸研究生最多的导师。但他退休后仍壮怀激情，开拓创业，潜心临床，且笔耕不辍，显示了一代军人的敬职、敬业精神。由于我们各自所属口腔医学院同处西部，我和他一直交流较多，特别是退休之后，我们一同结伴，去各地讲学释疑，相互学习，更加深了相互了解。尽管年龄虚长他几岁，但从内心深处我一直将他当作良师益友，学习的榜样和模范。

古人云"好学近乎智""开卷有益"。我是一个喜欢购书、读书的人。好的书籍是我人生的朋友、指路的明灯，也是专业的向导。实践更让我深感"书到用时方恨少"。我的书架上，也摆着几本国内外出版的正畸病例集。我查阅比较了其内容，多系针对某一类畸形病例矫治的经验。我个人认为，由段教授和他的 65 名弟子所选取展示的《口腔正畸疑难病例解析》这部新著，具有以下特点：收集的病例疑难程度高，数量及类别多，病例来源地广，病例解析的编排方式新颖……无疑，本书内容全面，便于读者查阅，而且纲目分明，有解有析，有助于训练医生通过症状分类、机制鉴别，培养独特的思维分析方法。因此，这部新书的出版难能可贵。这是一本触类旁通、集思广益，特别便于正畸医生临床应用的参考书。

衷心祝愿本书早日付梓！

祝段银钟教授和他的团队：青山依旧，再写辉煌！

陈拓熙

谨寄于华西天竺园

2021 年 9 月 20 日

♥ 前 言
FOREWORD

　　我从 1994 年开始指导硕士研究生，1999 年成为博士生导师。从 1994 年第一名研究生入门到 2019 年最后一名研究生毕业，历时 25 年，我一共培养了 73 名硕士、38 名博士、1 名博士后研究生，总计 112 名。另外，还培养了许多正畸临床进修生。

　　我正畸临床工作的大部分时间是与我的研究生和进修生共同度过的，在这种情况下，逐渐形成了持久、稳定的临床研究团队，共同研究临床的热点问题和前沿课题。在培养团队成员成长的道路上，我们也为成千上万的患者成功地进行了错𬌗畸形的矫治。

　　在 70 岁来临之际，我想做一件有意义的事情——组织我的弟子们汇编一本正畸临床病例集。消息一经传出，得到了弟子们的热烈响应和大力支持，他们各自选出了最好的病例，有的还选送了多例。我们将这些非常有益和十分珍贵的临床资料展示给大家，希望能为广大同道们提供一些参考和启发。

　　本书一共收集了 88 个疑难病例，共有 65 位研究生或进修生选送了他们的典型病例，这些临床医生均有非常丰富的临床经验和技能，介绍病例也是遵循 "step by step" 的方式进行的。

　　另外，本书所有的病例均由资深的正畸专家进行点评，这无疑对年轻的正畸同行学习和理解十分有益。

　　这本《口腔正畸疑难病例临床解析》由 6 篇、22 个章节组成。第 1 篇为生长改良矫治病例，包含第 1 章安氏 II 类错𬌗生长改良，第 2 章安氏 III 类错𬌗生长改良，共有 9 个临床病例。大部分病例都经历了双期矫治。第 2 篇是安氏 I 类错𬌗矫治病例。本篇中第 3 章为正畸非拔牙矫治牙列拥挤，有些病例看似必须要拔牙才能完成，出乎意料的是采用非拔牙矫治获得了满意的疗效；第 4 章为正畸拔牙矫治牙列拥挤；第 5 章介绍正畸拔牙矫治双颌前突。有的病例采用了种植体支抗，取得了非常显著的临床效果。此篇共收集了 20 例典型病例。第 3 篇是安氏 II 类错𬌗矫治病例，其中第 6 章是关于推上颌磨牙远移矫治病例；第 7 章为引导下颌向前矫治病例；第 8 章介绍骨性 II 类拔牙矫治病例。此篇共收集 15 例典型病例。第 4 篇讨论安氏 III 类错𬌗矫治病例，其中第 9 章为非拔牙矫治 III 类错𬌗畸形，第 10 章介绍拔牙矫治 III 类错𬌗畸形。拔牙的模式也比较丰富，有拔 1 颗下切牙的，有拔下颌第二磨牙的，有拔下颌前磨牙的，还有拔 4 颗牙矫治的。 此篇共收集了 12 例临床矫治完成病例。第 5 篇是本书的重点章节，讨论多学科联合矫治病例。第 11 章叙述了正畸联合外科导萌埋伏牙；第 12 章讨论了正畸矫治联合牙周维护；第 13 章介绍安氏 I 类双颌前突正畸正颌联合治疗；第 14 章、第 15 章分别讨论了骨性 II 类、III 类正颌手术治疗；第 16 章介绍了骨性偏𬌗正颌手术治疗；第 17 章讨论了正畸矫治唇腭裂患者。此篇共展示了 21 个典型病例。

我与空军军医大学口腔医院颌面外科刘彦普教授、商洪涛教授、赵晋龙教授、田磊主任等合作近 30 年，本书展示的许多病例都是与他们合作完成的。第 6 篇特殊类型错𬌗临床矫治病例，共收集 11 例临床病例，也是本书的亮点。第 18 章是双侧关节自溶症临床矫治病例；第 19 章介绍带状弓技术正畸临床应用；第 20 章讨论舌侧矫治技术正畸临床应用；第 21 章展示了采用不同方案矫治的双胞胎患者；最后第 22 章是外科 DO 技术临床应用，矫治严重的骨性 II 类和 III 类错𬌗畸形病例，对临床有很强的指导作用。

高水平的临床正畸完成病例，一直是广大口腔正畸临床医生所关注的焦点。本病例集里所提供的每一例典型病例，都倾注了病例作者的大量心血和无穷智慧，他们无私地把病例奉献出来，供大家学习和研究，给我们提供了真实的素材和经验总结。我们在分享这些病例的同时，应感谢他们的努力与付出！

我衷心感谢和我一起作为主编的林杨博士和孟蕾博士为本书的顺利出版所付出的辛勤努力！同时也要感谢顾泽旭、陈学鹏、陈磊、王蕾四位博士作为副主编，提供了高质量的临床完成病例，有的甚至还提供了多个病例。

本书所收集的大部分病例，来自培养我成长的母校空军军医大学口腔医院正畸科；一部分病例来自段银钟口腔门诊部；还有一部分病例是我的弟子毕业后在工作单位完成的。在书稿掩卷完成之际，我要感谢我的恩师陈华教授、林珠教授、张巧余教授，感谢我的战友和朋友丁寅教授、邵金陵教授、金作林主任。我从他们身上不断地获取"营养"、智慧和力量。

我还要感谢全国著名正畸学专家，在口腔正畸学领域德高望重的正畸学学长曾祥龙教授、陈扬熙教授为本书作序，把本书介绍给广大正畸同行们。

本书适用于正畸医生，适用于正在学习正畸的本科生、研究生、进修生，同样也适用于从事口腔工作的医务人员。

最后希望广大读者对书中不足之处，提出宝贵的意见和建议。

段银钟

2021 年 9 月于古城西安

目 录
CONTENTS

第 1 篇

生长改良矫治病例

第 1 章　安氏 II 类错殆生长改良

病 例 1

1 基本资料

姓名：陈 XX　性别：女　年龄：9 岁 7 个月

主诉："牙不齐且嘴突"求矫治。

现病史：自换牙后出现牙齿不齐，嘴巴突，未曾治疗，现来我院求治。自述有口呼吸、咬下唇不良习惯。

既往史：患者既往体健，否认任何系统性疾病史及药物过敏史。有下颌轻微磕碰史，否认正畸治疗史。

2 检 查

◎ 牙列式：混合牙列，A6~A4，A2~B2，B4，B6，C6~D6，A 区乳 III，B 区乳 III、V。

◎ A7、A3、B3、B5、B7、C7、D7 牙胚存在。

◎ 磨牙关系：右侧安氏 II 类，左侧安氏 II 类。尖牙关系：右侧安氏 II 类，左侧安氏 II 类。

◎ 上下牙列中度拥挤。

◎ 中线：上下牙列中线与面中线基本一致。

◎ 覆殆：III 度深覆殆。覆盖：III 度深覆盖。

◎ 关节未见异常表现。

◎ 全口曲面体层片显示双侧关节基本对称。

◎ 面型：正面观左右面部基本对称；侧面观凸面型，下颌后缩。

3 诊 断

1. 安氏 II 类 1 分类错殆

2. 凸面型，下颌后缩

3. 前牙 III 度深覆殆、III 度深覆盖

4. 上下牙列中度拥挤

5. 咬下唇习惯、口呼吸习惯

4 治疗计划

◎ 双期矫治。

一期矫治扩大上颌牙弓，导下颌向前，为下颌正常发育创造条件。

二期直丝弓矫治技术，拔牙矫治，拔除 A4、B4、C4、D4。

◎ 纠正口腔不良习惯。

5 治疗过程

1. 一期矫治扩大上颌牙弓，导下颌向前，用时 10 个月，侧貌有一定改善。双侧磨牙从远中尖对尖调整为中性关系，前牙覆𬌗覆盖较矫治前明显改善。

2. 一期矫治后佩戴唇挡，纠正咬下唇习惯，待替牙完成后行二期矫治。

3. 二期矫治采用拔牙矫治，用时 15 个月，矫治后侧貌比矫治前有较大改善。双侧磨牙中性关系，前牙覆𬌗覆盖正常，上下牙列中线对齐且与面中线一致。

6 治疗效果

治疗前后面像对比见图 1-1-1。

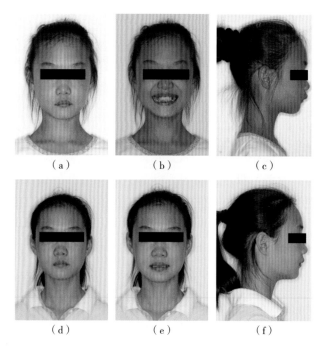

(a)　　　　　(b)　　　　　(c)

(d)　　　　　(e)　　　　　(f)

图 1-1-1　治疗前后面像
（a~c）治疗前面像。（d~f）治疗后面像

治疗过程口内像对比见图 1-1-2、图 1-1-3。

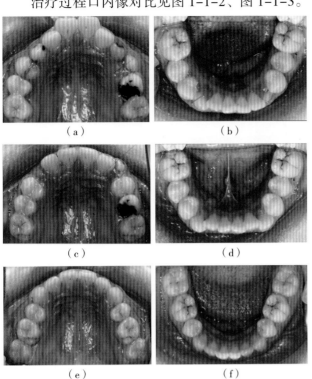

图 1-1-2 治疗过程口内像
（a,b）治疗前𬌗方像。（c,d）治疗中𬌗方像。
（e,f）治疗后𬌗方像

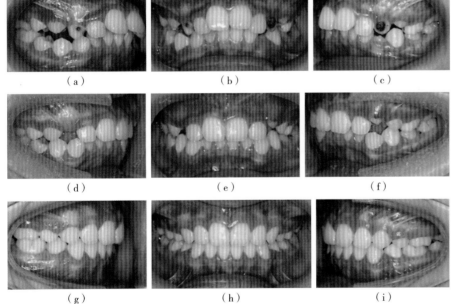

图 1-1-3 治疗过程口内像
（a~c）治疗前口内咬合像。（d~f）治疗中口内咬合像。（g~i）治疗后口内咬合像

治疗前后全口曲面体层片对比见图 1-1-4。

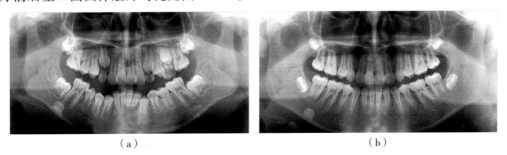

图 1-1-4 治疗前后全口曲面体层片
（a）治疗前全口曲面体层片。（b）治疗后全口曲面体层片

治疗前后头颅侧位片对比见图 1-1-5。

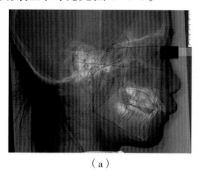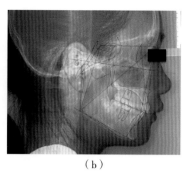

（a）　　　　　　　　　　　　　　　　（b）

图 1-1-5　治疗前后头颅侧位片

（a）治疗前头颅侧位片。（b）治疗后头颅侧位片

治疗前后头影测量分析见图 1-1-6、表 1-1-1。

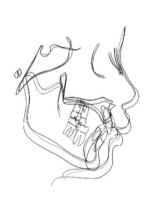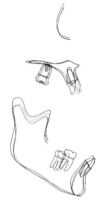

图 1-1-6　头影测量分析重叠图（黑色代表一期治疗前，绿色代表二期治疗前，红色代表二期治疗后）

表 1-1-1　头影测量分析数据

测量指标	治疗前	治疗后	参考值
SNA（°）	81.3	82.2	82.0 ± 3.5
SNB（°）	75.4	77.6	77.7 ± 3.2
ANB（°）	5.9	4.6	4.0 ± 1.8
L1-MP（°）	98.9	98.0	96.8 ± 6.4
U1-SN（°）	116.2	95.2	103.2 ± 5.5
U1-FH（°）	123.6	102.3	109.8 ± 5.3
蝶鞍角（SN-Ar）（°）	122.9	123.1	124.0 ± 5.0
关节角（°）	149.1	148.4	138.0 ± 6.0
下颌角（Ar-Go-Me）（°）	119.2	115.5	124.2 ± 6.7
下颌上角（Ar-Go-Na）（°）	48.9	47.0	51.0 ± 7.0
下颌下角（Na-Go-Me）（°）	70.3	68.5	78.0 ± 6.0
前颅底长（SN）（mm）	59.3	62.9	63.3 ± 3.0
后颅底长（S-Ar）（mm）	30.9	33.9	31.2 ± 4.0
升支高（Ar-Go）（mm）	36.9	42.1	38.6 ± 4.5
下颌体长（Go-Me）（mm）	59.6	63.3	71.0 ± 5.0
前面高（NaMe）（mm）	97.4	101.3	107.7 ± 5.0
后面高（SGo）（mm）	65.4	70.1	66.7 ± 5.0
后面高/前面高（S-Go/N-Me）（%）	67.1	69.2	65.0 ± 4.0
MP-FH（°）	31.3	30.7	31.3 ± 5.0

7 治疗小结

患者的横向问题主要是上下颌宽度不匹配，上牙弓狭窄，解决思路是扩大上牙弓，同时进行舌肌训练，改正舌的姿势位。

垂直向控制方面，对一个水平生长型患者，我们在矫治中要充分利用患者本身的下颌生长趋势，顺势而为。前牙深覆殆，一期矫治中后牙会有一定伸长，在二期固定矫治中，以压低上下前牙为主打开咬合，尽量避免二期矫治中后牙伸长。

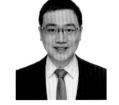

矫治完成人：陈学鹏

矢状向问题是下颌后缩和前牙深覆盖。我们一期通过功能性矫治导下颌向前，二期拔牙矫治，进一步减小前牙覆盖。

8 专家点评

安氏Ⅱ类1分类错殆，凸面型，下颌后缩，前牙Ⅲ度深覆殆Ⅲ度深覆盖，上下牙列中度拥挤，咬下唇习惯、口呼吸习惯。

双期矫治：一期矫治扩大上颌牙弓，导下颌向前，为下颌正常发育创造条件。二期拔牙矫治，拔除 A4、B4、C4、D4，建立安氏Ⅰ类咬合关系。纠正口腔不良习惯。

患者资料齐全，矫治思路清晰，疗效十分显著，观察了关节的改建，也进行了上颌，下颌术前术后颅颌面形态变化的轨迹描绘，是一例非常成功的矫治病例。

病 例 2

1 基本资料

姓名：韩XX　性别：男　年龄：12 岁

主诉："矫牙过程中前牙前突，咬合不佳"求矫治。

现病史：患者于半年前因上牙前突在外院矫治，矫治过程中自觉上牙前突加重，前牙逐渐咬合不上，遂来我院就诊。有口呼吸、吐舌习惯和异常吞咽习惯。

既往史：患者既往体健，否认任何系统性疾病史及药物过敏史，否认家族遗传史。

2 检 查

◎ 牙列式：恒牙列，A7~B7，C7~D7，A8、B8、C8、D8 牙胚存在。

◎ 磨牙关系：右侧安氏Ⅱ类，左侧安氏Ⅱ类。尖牙关系：右侧安氏Ⅱ类，左侧安氏Ⅱ类。

◎ 拥挤度：上牙弓 –1mm，下牙弓 1.5mm。

◎ 中线：基本居中。

◎ 覆殆：开殆 1mm。覆盖：8mm。

◎ Bolton 指数：前牙比 79.2%。

◎ 关节未见异常表现。

◎ 全口曲面体层片显示双侧关节基本对称。

◎面型：正面观左右面部基本对称；侧面观凸面型。

3 诊　断

1. 安氏Ⅱ类错𬌗
2. 骨性Ⅱ类
3. 上颌前突
4. 下颌后缩
5. 均角
6. 开𬌗
7. 牙列不齐

4 治疗计划

转耳鼻喉科会诊，确定呼吸道是否异常。耳鼻喉科会诊示：无明显鼻腔病变，呼吸道通畅，可行正畸治疗。制定双期矫治方案。

◎一期矫治：

①粘上颌固定舌刺，配合舌肌训练，纠正吐舌习惯和异常吞咽习惯。

②贴口呼吸贴闭唇睡眠，辅以唇肌功能训练，纠正口呼吸习惯。

◎待不良口腔习惯纠正后开始二期矫治：

①口外弓抑制上颌生长。

②上颌横腭杆扩弓2mm。

③口外弓支抗远移A3、B3，建立尖牙中性关系，上颌间隙用于内收上前牙。

④二期矫治及保持阶段嘱患者继续进行口腔肌功能训练，闭唇睡眠，避免不良口腔习惯导致错𬌗复发。

5 治疗过程

1. 一期矫治在A1、B1舌侧窝粘接上颌固定舌刺，纠正不良舌习惯，嘱患者进行舌肌功能训练。贴口呼吸贴闭唇睡眠，辅以唇肌功能训练纠正口呼吸习惯。

2. 依次使用0.012英寸镍钛丝、0.016英寸镍钛丝、0.018英寸镍钛丝、0.018英寸澳丝排齐上下牙列。

3. 制作上颌第一磨牙横腭杆，扩弓2mm协调牙弓宽度。口外弓支抗条件下，利用前牙散在间隙和上颌扩弓间隙，远移A3、B3，建立尖牙中性关系。

4. 上、下颌弓丝换至0.019英寸×0.025英寸不锈钢方丝，连续皮链结扎上、下牙列，防止上、下颌前牙出间隙，并使上、下牙列各自成为一个整体。上颌采用口外弓支抗配合水平牵引。口外弓与头帽弹性牵引，每日佩戴时间不少于12h。

5. A7、B7萌出高度已够纳入治疗，排齐A7、B7，同时，在中牙段橡皮圈垂直牵引，精细调整咬合关系

6. 精细调整结束，建立功能𬌗，尖磨牙中性关系，前牙覆𬌗覆盖基本正常，上下中线居中，患者对治疗效果十分满意，拆除固定矫治器，上、下颌压膜保持器，嘱患者坚持唇舌肌功能训练和闭唇睡眠。

7. 定期复查。

6 治疗效果

治疗前后面像对比见图 1-2-1。

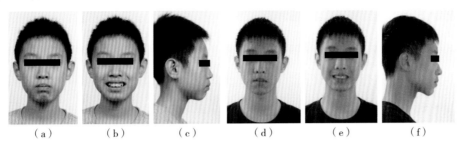

（a）　　（b）　　（c）　　（d）　　（e）　　（f）

图 1-2-1　治疗前后面像
（a~c）治疗前面像。（d~f）治疗后面像

治疗过程口内像对比见图 1-2-2、图 1-2-3。

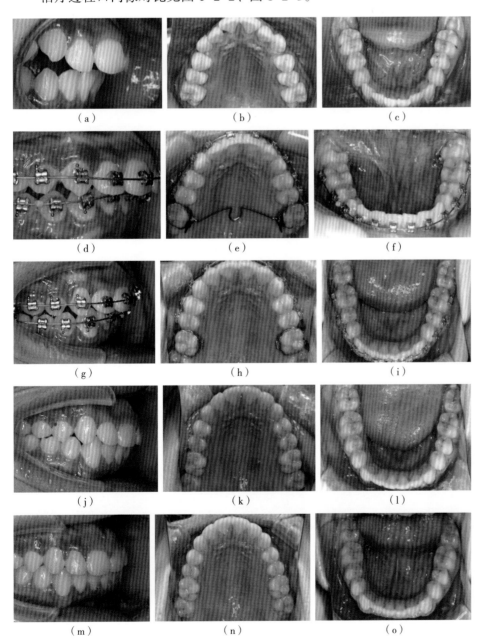

（a）　　　　　（b）　　　　　（c）

（d）　　　　　（e）　　　　　（f）

（g）　　　　　（h）　　　　　（i）

（j）　　　　　（k）　　　　　（l）

（m）　　　　　（n）　　　　　（o）

图 1-2-2　治疗过程口内像
（a）治疗前覆𬌗覆盖像。（b）治疗前上颌𬌗方像。（c）治疗前下颌𬌗方像。（d）治疗9个月覆𬌗覆盖像。（e）治疗9个月上颌𬌗方像。（f）治疗9个月下颌𬌗方像。（g）治疗18个月覆𬌗覆盖像。（h）治疗18个月上颌𬌗方像。（i）治疗18个月下颌𬌗方像。（j）治疗后覆𬌗覆盖像。（k）治疗后上颌𬌗方像。（l）治疗后下颌𬌗方像。（m）保持1年后覆𬌗覆盖像。（n）保持1年后上颌𬌗方像。（o）保持1年后下颌𬌗方像

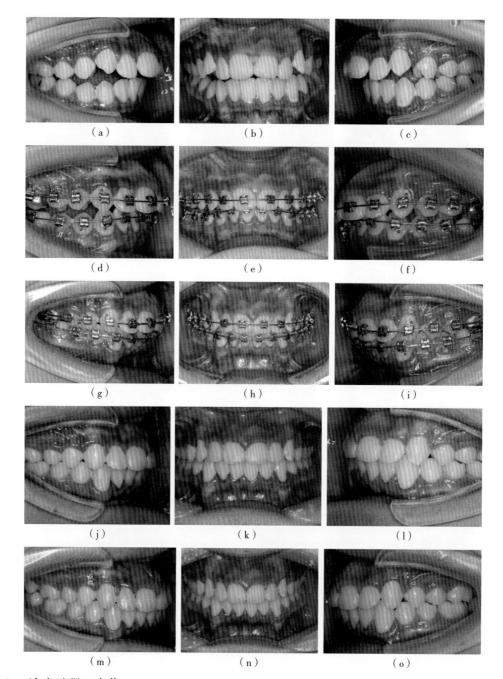

图 1-2-3　治疗过程口内像
（a~c）治疗前口内咬合像。（d~f）治疗 9 个月口内咬合像。（g~i）治疗 18 个月口内咬合像。（j~l）治疗后口内咬合像。（m~o）保持 1 年后口内咬合像

治疗前后全口曲面体层片对比见图 1-2-4。

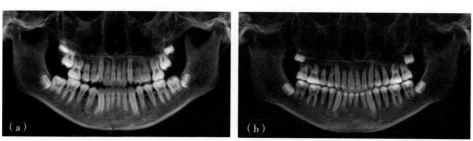

图 1-2-4　治疗前后全口曲面体层片
（a）治疗前全口曲面体层片。（b）治疗后全口曲面体层片

治疗前后头颅侧位片对比见图1-2-5。

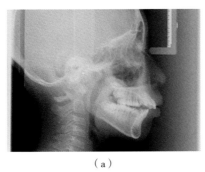 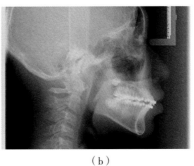

（a）　　　　　　　　　　　　　　（b）

图 1-2-5 治疗前后头颅侧位片

（a）治疗前头颅侧位片。（b）治疗后头颅侧位片

治疗前后头影测量分析见图1-2-6、表1-2-1。

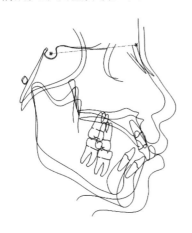

图 1-2-6 头影测量分析重叠图（蓝色代表治疗前，红色代表治疗后）

表 1-2-1　头影测量分析数据

测量指标	治疗前	治疗后	参考值
SNA（°）	87.7	87.0	82.8 ± 4.0
SNB（°）	80.8	83.3	80.1 ± 3.9
ANB（°）	6.9	3.7	2.7 ± 2.0
SND（°）	77.2	80.3	77.3 ± 3.8
U1-NA（mm）	5.8	5.5	5.1 ± 2.4
U1-NA（°）	25.3	21.1	22.8 ± 5.7
L1-NB（mm）	6.7	8.3	6.7 ± 2.1
L1-NB（°）	32.4	41.8	30.3 ± 5.8
U1-L1（°）	115.4	113.4	124.2 ± 8.2
FMA（°）	30.0	24.6	31.3 ± 5.0
FMIA（°）	55.7	50.1	54.9 ± 6.1
IMPA（°）	94.3	105.3	93.9 ± 6.2

7 治疗小结

临床检查时发现患者有吐舌习惯、异常吞咽及张口呼吸等不良口腔习惯，二次矫正时从病因

入手，制定矫治方案。

通过生长发育预测，该患者在开始矫治的一两年内，下颌骨有较大的生长量，且生长趋势为正常生长型，因此选择正畸生长改良的治疗方案。

患者的错𬌗畸形类型和矫治时机，都适合用口外弓抑制上颌生长，等待下颌生长来实现颌面部的生长改良。

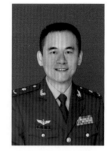

矫治完成人：顾泽旭

8 专家点评

安氏Ⅱ类错𬌗，骨性Ⅱ类，上颌前突下颌后缩，开𬌗，牙列不齐的病例。

患者的错𬌗畸形类型和矫治时机，都适合用口外弓抑制上颌生长，促进下颌生长来实现颌面部的生长改良。

患者有吐舌习惯、异常吞咽及张口呼吸等不良口腔习惯，制定矫治方案时应加以纠正。该病例从生长改良的角度考虑无疑是非常成功的。从美学方面考虑在后期如采用拔牙矫治美学效果可能更佳。

病 例 3

1 基本资料

姓名：马XX　性别：男　年龄：10 岁

主诉："牙齿前突，不齐"求矫治。

现病史：自替牙后出现前牙前突、牙齿不齐，下颌后缩，现来我院求治。

既往史：患者既往体健，无外伤史、正畸治疗史及拔牙史；无口腔不良习惯；否认任何系统性疾病史及药物过敏史。

2 检 查

◎牙列式：混合牙列，上下颌切牙及第一磨牙萌出，其余乳牙未替换。

◎ A8、B8、C8、D8 牙胚存在。

◎磨牙关系：右侧安氏Ⅱ类，左侧安氏Ⅱ类。尖牙关系：右侧安氏Ⅱ类，左侧安氏Ⅱ类。

◎拥挤度：上牙弓 2mm，下牙弓 6mm。

◎中线：基本居中。

◎覆𬌗：11.6mm。覆盖：2.8mm。

◎关节未见异常表现。

◎侧位片：颈椎骨龄分析法为 CS1；腺样体、扁桃体尚可。

◎全口曲面体层片显示双侧关节基本对称。

◎面型：正面观左右面部基本对称；侧面观凸面型。

3 诊 断

1. 安氏Ⅱ类错殆
2. 骨性Ⅱ类错殆
3. 深覆殆、深覆盖
4. 牙列拥挤

4 治疗计划

◎少儿处于生长发育高峰前期，下颌骨尚有生长潜力，故采用双期矫治。
◎第一期：功能性活动矫治器，抑制上颌发育，促进下颌发育。
◎第二期：直丝弓固定矫治，内收上下颌前牙，改善凸面型。
◎视一期矫治结果、面型改善及生长发育情况，再考虑是否拔牙矫治。
◎口腔卫生宣教，定期维护。

5 治疗过程

第一期：共计 22 个月

1. 颈带 – 肌激动器配合口外弓水平牵引，首日佩戴时间为 2h，1 周后加至 14h/d，每日佩戴时间 ≥ 14h/d。每侧牵引力为 200g。肌激动器逐渐前导下颌最终建立中性关系。因少儿配合度差，不能按时复诊，造成一期治疗时间延长。

第二期：共计 24 个月

一期矫治结束后，患者除第三磨牙外，其余恒牙全部萌出，根据一期矫正结束后的头影测量，确定拔牙矫治。

1. 外科拔除 A4、B4、C4、D4 后，粘接上下颌托槽。0.014 英寸镍钛圆丝换至 0.018 英寸镍钛圆丝整平排齐牙列。

2. 上颌换至 0.017 英寸 ×0.025 英寸不锈钢（SS）丝，头帽口外弓加强支抗并且横向扩弓 2mm。下颌换至 0.019 英寸 ×0.025 英寸 SS 丝，Ⅱ类牵引远移上颌尖牙。

3. 上颌换至 0.019 英寸 ×0.025 英寸 SS 后，上颌强支抗内收前牙关闭间隙。下颌中度支抗橡皮链闭隙。

4. 上颌换 0.019 英寸 ×0.025 英寸麻花丝，A2-B2 结扎丝连扎，右侧 A3-C3-C5，左侧 B3-D3-D5 三角牵引，精细调整。

5. 压膜保持器保持。

6 治疗效果

治疗前后面像对比见图 1-3-1。

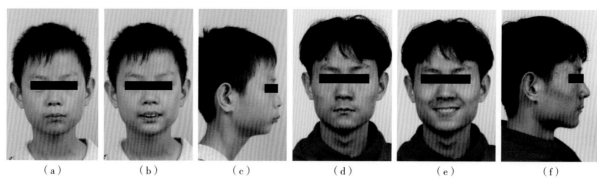

图 1-3-1 治疗前后面像
（a~c）治疗前面像。（d~f）治疗后面像

治疗过程口内像对比见图 1-3-2、图 1-3-3。

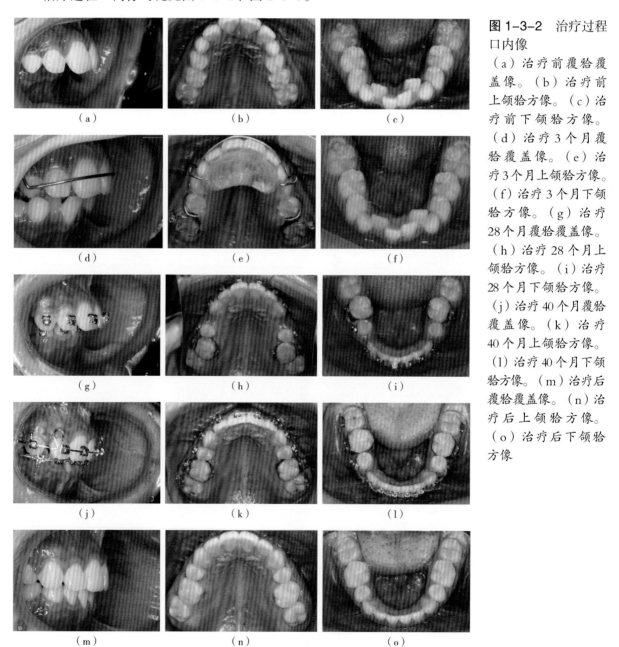

图 1-3-2 治疗过程口内像
（a）治疗前覆𬌗覆盖像。（b）治疗前上颌𬌗方像。（c）治疗前下颌𬌗方像。（d）治疗 3 个月覆𬌗覆盖像。（e）治疗 3 个月上颌𬌗方像。（f）治疗 3 个月下颌𬌗方像。（g）治疗 28 个月覆𬌗覆盖像。（h）治疗 28 个月上颌𬌗方像。（i）治疗 28 个月下颌𬌗方像。（j）治疗 40 个月覆𬌗覆盖像。（k）治疗 40 个月上颌𬌗方像。（l）治疗 40 个月下颌𬌗方像。（m）治疗后覆𬌗覆盖像。（n）治疗后上颌𬌗方像。（o）治疗后下颌𬌗方像

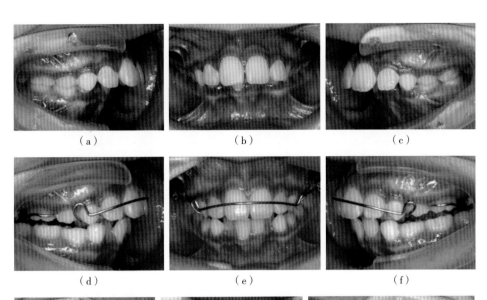

图 1-3-3 治疗过程口内像
（a~c）治疗前口内咬合像。（d~f）治疗3个月口内咬合像。（g~i）治疗28个月口内咬合像。（j~l）治疗40个月口内咬合像。（m~o）治疗后口内咬合像

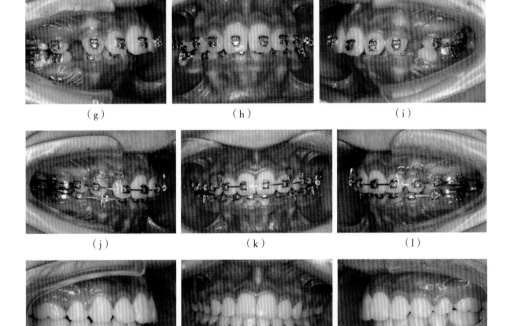

治疗前后全口曲面体层片对比见图 1-3-4。

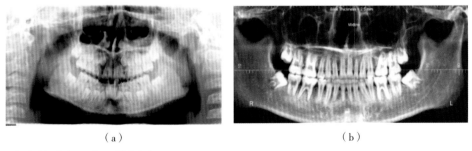

图 1-3-4 治疗前后全口曲面体层片
（a）治疗前全口曲面体层片。（b）治疗后全口曲面体层片

治疗前后头颅侧位片对比见图 1-3-5。

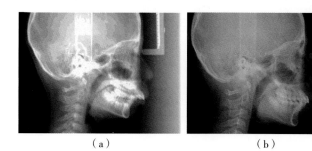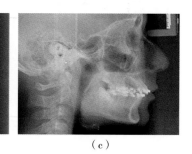

（a） （b） （c）

图 1-3-5 治疗前后头颅侧位片
（a）治疗前头颅侧位片。（b）一期治疗结束后头颅侧位片（c）治疗后头颅侧位片

治疗前后头影测量分析见图 1-3-6、表 1-3-1。

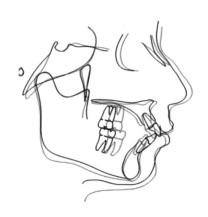

图 1-3-6 头影测量分析重叠图（黑色代表治疗前，绿色代表治疗后）

表 1-3-1 头影测量分析数据

测量指标	治疗前	治疗后	参考值
SNA（°）	79.7	78.2	82.8 ± 4.0
SNB（°）	70.6	74.3	80.1 ± 3.9
ANB（°）	9.1	3.9	2.7 ± 2.0
U1–NA（mm）	6.0	3.0	5.1 ± 2.4
U1–NA（°）	31.0	23.7	22.8 ± 5.7
L1–NB（mm）	6.0	4.0	6.7 ± 2.1
L1–NB（°）	32.9	21.2	30.3 ± 5.8
U1–L1（°）	107.1	131.0	124.2 ± 8.2
FMA（°）	18.0	13.0	31.3 ± 5.0
FMIA（°）	50.0	66.0	54.9 ± 6.1
IMPA（°）	112	101	93.9 ± 6.2

治疗前后颞下颌关节 CBCT 对比见图 1-3-7。

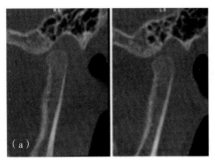 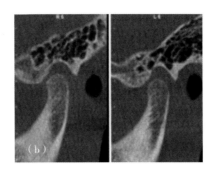

图 1-3-7 治疗前后颞下颌关节 CBCT
（a）一期治疗结束后。（b）二期治疗结束后

7 治疗小结

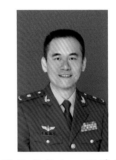

在一期矫治结束后，患者面型改善明显，磨牙关系和尖牙关系由远中关系变为中性关系，但是 CBCT 显示颞下颌关节处于前伸位，说明颞下颌关节改建尚未完成。

由术前术后头影测量重叠可知，本病例中患者面型的改善一方面来自上颌切牙的直立和内收，另一方面主要还是下颌骨的生长。

8 专家点评

矫治完成人：顾泽旭

处于生长发育高峰前期骨性Ⅱ类错𬌗畸形，表现为上颌前突，下颌后缩畸形。一期矫治使用了颈带口外弓配合肌激动器高位牵引，旨在抑制上颌骨发育，通过肌激动器引导下颌向前，促进下颌生长。起到了颌骨生长改良的效果。

该病例比较好的是通过关节的 CBCT 影像资料，观察了关节的改建，证明了关节改建顺利完成。

病 例 4

1 基本资料

姓名：韩 X　性别：女　年龄：11 岁
主诉：要求矫治前凸的门牙。
现病史：既往体健，其母有相似面型。
既往史：患儿自小有吮指不良习惯，否认正畸治疗史，否认任何系统性疾病及药物过敏史。

2 检　查

◎牙列式：恒牙列 A6~B6，C6~D6；C2、C3 融合牙。
◎磨牙关系：右侧安氏Ⅱ类，左侧安氏Ⅱ类。尖牙关系：右侧安氏Ⅱ类，左侧安氏Ⅱ类。
◎拥挤度：上牙弓 4mm，下牙弓 3mm。
◎中线：上、下中线居中。

◎覆𬌗：7mm。覆盖：8mm。

◎关节无弹响和摩擦音。

◎全口曲面体层片显示双侧关节基本对称。

◎面型：正面观左右基本对称；侧面观凸面型，下颌后缩。

3 诊 断

1. 安氏Ⅱ类错𬌗

2. 骨性Ⅱ类错𬌗

3. 下颌后缩

4. 上、下牙列轻度拥挤

4 治疗计划

◎双期矫治。

◎第一期功能矫形（HGAC）。

◎第二期视情况做固定正畸治疗（不排除拔牙矫治的可能性）。

◎固定正畸排齐整平上下牙列，调整上下颌牙弓形态，使上下牙弓匹配，改善侧貌。

5 治疗过程

1. 一期功能矫形。

2. 二期正畸前拔除 A5、B5、C5、D5。

3. 序列镍钛丝排齐整平上、下牙列。

4. 中等支抗内收前牙。

5. 精细调整牙位及尖窝关系。

6 治疗效果

治疗前后面像对比见图 1-4-1。

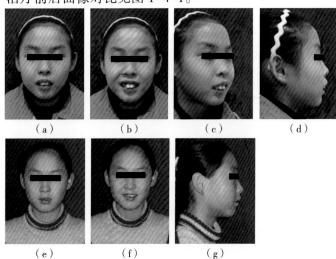

（a） （b） （c） （d）

（e） （f） （g）

图 1-4-1 治疗前后面像

（a~d）治疗前面像。（e~g）功能矫形 1 年后面像。（h~k）治疗后面像。（l~o）保持 8 年后面像

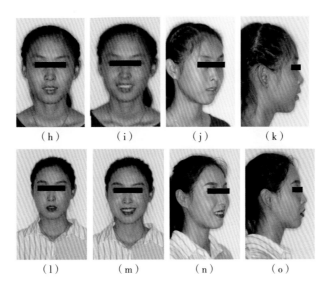

图 1-4-1（续）

治疗前后口内像对比见图 1-4-2、图 1-4-3。

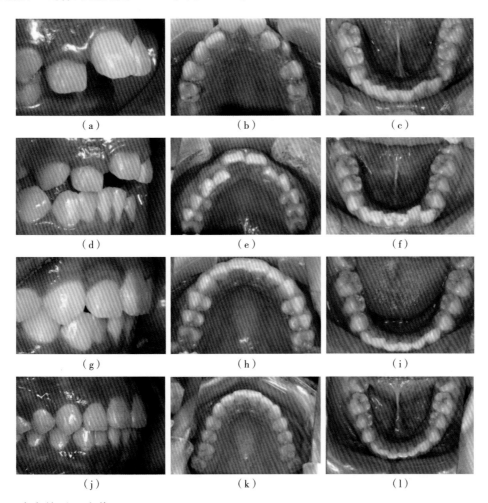

图 1-4-2　治疗前后口内像

（a）治疗前覆𬌗覆盖像。（b）治疗前上颌𬌗方像。（c）治疗前下颌𬌗方像。（d）功能矫形 1 年后覆𬌗覆盖像。（e）功能矫形 1 年后上颌𬌗方像。（f）功能矫形 1 年后下颌𬌗方像。（g）治疗后覆𬌗覆盖像。（h）治疗后上颌𬌗方像。（i）治疗后下颌𬌗方像。（j）保持 8 年后覆𬌗覆盖像。（k）保持 8 年后上颌𬌗方像。（l）保持 8 年后下颌𬌗方像

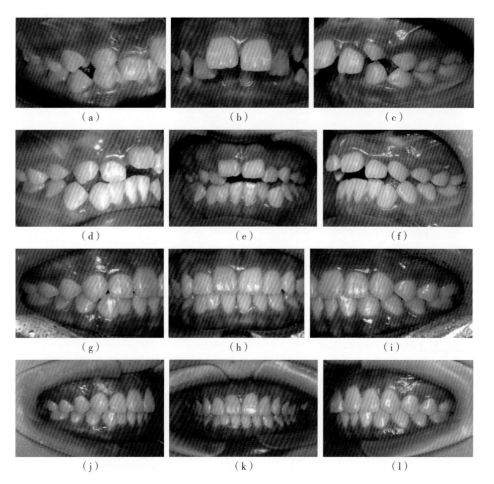

图 1-4-3 治疗前后口内像

（a~c）治疗前口内咬合像。（d~f）功能矫形1年后口内咬合像。（g~i）治疗后口内咬合像。（j~l）保持8年后口内咬合像

（a）　　　　　（b）　　　　　（c）

（d）　　　　　（e）　　　　　（f）

（g）　　　　　（h）　　　　　（i）

（j）　　　　　（k）　　　　　（l）

治疗前后全口曲面体层片对比见图1-4-4。

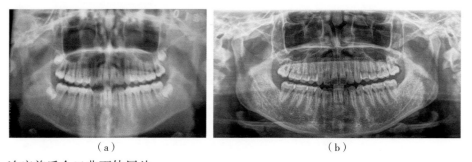

（a）　　　　　　　　　　　　　（b）

图 1-4-4　治疗前后全口曲面体层片

（a）治疗前全口曲面体层片。（b）治疗后全口曲面体层片

治疗前后头颅侧位片对比见图1-4-5。

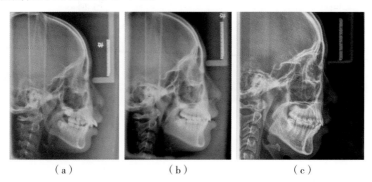

（a）　　　　　（b）　　　　　（c）

图 1-4-5　治疗前后头颅侧位片

（a）治疗前头颅侧位片。（b）功能矫形1年后头颅侧位片。（c）治疗后头颅侧位片

治疗前后头影测量分析见图 1-4-6、表 1-4-1。

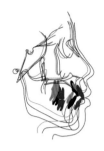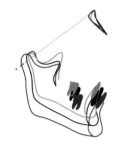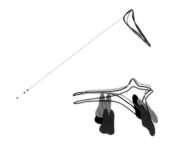

图 1-4-6 头影测量分析重叠图（绿色代表治疗前，红色代表治疗后，黑色代表保持 8 年后）

表 1-4-1 头影测量分析数据

测量指标	治疗前	治疗后	参考值
SNA（°）	81.7	82.6	82.8 ± 4.0
SNB（°）	73.9	76.1	80.1 ± 3.9
ANB（°）	7.8	6.5	2.7 ± 2.0
wits	5.3	4.4	0.0 ± 2.0
U1-NA（mm）	5.6	0.8	5.1 ± 2.4
U1-NA（°）	32.6	16.1	22.8 ± 5.7
L1-NB（mm）	4.6	7.0	6.7 ± 2.1
L1-NB（°）	29.2	34.5	30.3 ± 5.8
U1-L1（°）	110.4	121.8	124.2 ± 8.2
FMA（°）	37.4	38.18	31.3 ± 5.0
FMIA（°）	47.4	44.2	54.9 ± 6.1
IMPA（°）	95.2	100.2	93.9 ± 6.2

7 治疗小结

功能矫形是在合适的时间做合适的事情。做得好是事半而功倍，化复杂为简单。功能矫形的最大变化其实是侧貌的明显改善。功能矫形之后的固定正畸排齐牙齿相对是简单的，并不需要复杂的牵引或者弓丝弯制。

下前牙区牙量骨量不调时明显的，C2、C3 是融合牙，所以下前牙排列不齐显而易见，多年以后保持的结果证明基本稳定。

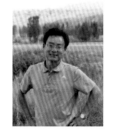

矫治完成人：康卫明

8 专家点评

生长发育的高峰期是功能矫形治疗的最佳时机，功能矫形的最大变化是通过生长改良达到侧貌的明显改善。

C2、C3 是融合牙，所以影响到下前牙排列，非常幸运的是上下牙列中线居然神奇的对齐了。

术者的矫治思路非常清晰，矫治的过程资料收集也很完整。是个非常成功的矫治病例。

第 2 章　安氏Ⅲ类错𬌗生长改良

病 例 1

1 基本资料

姓名：赵 X　性别：女　年龄：13 岁

主诉："牙齿不齐"求矫正。

现病史：患者换牙后出现反𬌗，逐年加重，未曾治疗，现来我院就诊。

既往史：患者否认正畸治疗史，否认任何系统性疾病史及药物过敏史。

2 检 查

◎牙列式：恒牙列，A7~A1，B2~B7，C7~D7，B1 先天缺失。

◎磨牙关系：右侧安氏Ⅲ类，左侧安氏Ⅱ类。尖牙关系：右侧安氏Ⅰ类，左侧安氏Ⅱ类。

◎拥挤度：上牙弓 9mm，下牙弓 4mm。

◎中线：上颌中线左偏 1.5mm。

◎覆𬌗：0mm 。覆盖：–0.5mm。

◎关节未见异常弹响。

◎曲面体层片显示双侧关节基本对称。

◎面型：正面观左右基本对称；侧面观凹面型。

3 诊 断

1. Ⅲ类错𬌗
2. 牙列拥挤
3. 前牙反𬌗
4. B1 先天缺失

4 治疗计划

◎正畸非拔牙矫治。

◎促进上颌骨生长。

◎排齐整平上下牙列。

◎调整上下颌牙弓形态，使上下颌牙弓匹配。

◎调整中线，建立后牙稳定咬合。

◎ B2 修复改形代替 B1，B3 修复改形代替 B2。

5 治疗过程

1. 上颌快速扩弓联合前牵装置前牵促进上颌发育。
2. 序列 Ni-Ti 丝排齐整平上、下牙列。
3. 颌间 III 类牵引，精细调整牙位及尖窝关系。
4. 修复改形 B2、B3。

6 治疗效果

治疗前后面像对比见图 2-1-1。

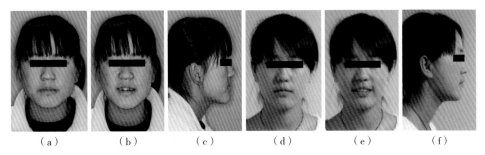

（a） （b） （c） （d） （e） （f）

图 2-1-1　治疗前后面像
（a~c）治疗前面像。（d~f）治疗后面像

治疗过程口内像对比见图 2-1-2、图 2-1-3。

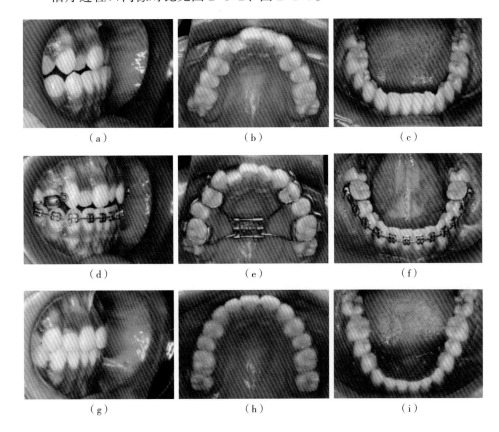

（a） （b） （c）

（d） （e） （f）

（g） （h） （i）

图 2-1-2　治疗过程口内像
（a）治疗前覆𬌗覆盖像。（b）治疗前上颌𬌗方像。（c）治疗前下颌𬌗方像。（d）治疗中覆𬌗覆盖像。（e）治疗中上颌𬌗方像。（f）治疗中下颌𬌗方像。（g）治疗后覆𬌗覆盖像。（h）治疗后上颌𬌗方像。（i）治疗后下颌𬌗方像

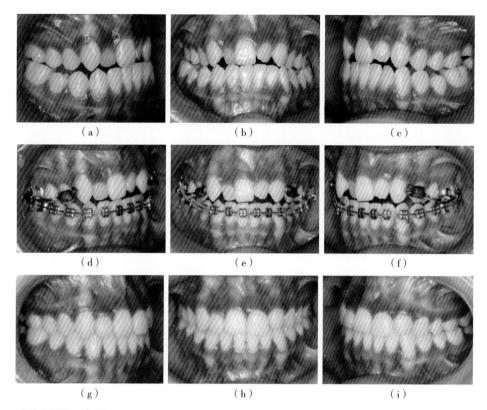

图 2-1-3 治疗过程口内像

（a~c）治疗前口内咬合像。（d~f）治疗中口内咬合像。（g~i）治疗后口内咬合像

治疗前后全口曲面体层片对比见图 2-1-4。

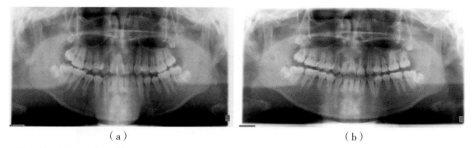

图 2-1-4 治疗前后全口曲面体层片

（a）治疗前全口曲面体层片。（b）治疗后全口曲面体层片

治疗前后头颅侧位片对比见图 2-1-5。

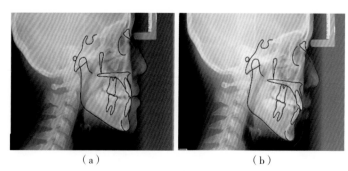

图 2-1-5 治疗前后头颅侧位片

（a）治疗前头颅侧位片。（b）治疗后头颅侧位片

治疗前后头影测量分析见表 2-1-1。

表 2-1-1　头影测量分析数据

测量指标	治疗前	治疗后	参考值
SNA（°）	75.0	78.0	82.8 ± 4.0
SNB（°）	77.0	77.0	80.1 ± 3.9
ANB（°）	−2.0	1.0	2.7 ± 2.0
SND（°）	75.0	75.0	77.3 ± 3.8
U1-NA（mm）	3.0	6.0	5.1 ± 2.4
U1-NA（°）	21.0	25.0	22.8 ± 5.7
L1-NB（mm）	2.0	4.0	6.7 ± 2.1
L1-NB（°）	20.0	28.0	30.3 ± 5.8
U1-L1（°）	142.0	131.0	124.2 ± 8.2
FMA（°）	24.0	24.0	31.3 ± 5.0
FMIA（°）	71.0	68.0	54.9 ± 6.1
IMPA（°）	85.0	88.0	93.9 ± 6.2

7　治疗小结

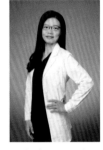

该患者处于生长发育期，通过前牵可以刺激和促进上颌骨向前生长发育，抑制下颌骨向前生长发育，Ⅲ类面型改善明显。

上颌扩弓效果较理想，实现了上下颌牙列宽度的匹配，为建立稳定的后牙咬合建立了基础。

正畸结束后配合修复改形 B2、B3，恢复了前牙美学效果。

矫治完成人：陈　磊

8　专家点评

上颌一个中切牙由于外伤意外脱落，或埋伏阻生无法导萌而拔除的患者，前牙变成 3 颗切牙，矫治难度很大。

本病例为此类患者的临床矫治，提供了一条矫治思路——即通过前方牵引，在改善颌骨发育不良的基础上，采用缺牙侧牙齿前移和替代的方法，加上冠修复手段，达到比较满意的临床矫治效果。该病例在美国正畸杂志发表，得到同行专家的高度认可。

病 例 2

1　基本资料

姓名：张 XX　性别：男　年龄：12 岁
主诉："地包天"求矫。

现病史：换牙后发现前牙反殆，未做治疗，现来我院就诊。

既往史：患者既往体健，否认正畸治疗史，否认任何系统性疾病史及药物过敏史。

2 检 查

◎牙列式：混合牙列，A6、A4~B4，B6，C7~D7，A5 埋藏牙，B 区 V 滞留，B5 未萌，A3 唇向低位。

◎磨牙关系：右侧安氏Ⅰ类，左侧安氏Ⅲ类。尖牙关系：右侧安氏Ⅲ类，左侧安氏Ⅰ类。

◎拥挤度：上牙弓 10mm，下牙弓 2mm。

◎中线：上颌中线右偏 3.5mm，下牙列中线端正。

◎覆殆：前牙反覆殆。覆盖：前牙反覆盖。

◎面型：正面观左右两侧面部软组织基本对称；侧面观凹面型，上颌后缩。

◎颞下颌关节检查：未见异常。

◎ Bolton 指数：前牙比 80.5%。

◎全口曲面体层片示：A5 埋藏阻生，无萌出间隙，B 区 V 未替换，B5 牙胚存在；A7、B7 未萌出，第三磨牙均有牙胚。

3 诊 断

1. 安氏Ⅲ类错殆畸形
2. 骨性Ⅲ类：上颌后缩，下颌正常
3. 前牙反殆
4. 牙列拥挤

4 治疗计划

◎第一期矫治：上颌前方牵引，促进上颌骨发育，纠正前牙反殆，改善侧貌。

◎第二期矫治：全口直丝弓矫治技术。

◎拔牙矫治，拔除 A5 埋藏牙。

◎支抗设计：上颌口外弓，配合颌间Ⅲ类牵引。

◎推磨牙远移，开辟间隙排齐牙列，并调整上颌中线。

◎矫治完成后右侧磨牙完全远中关系，左侧磨牙中性关系。

5 治疗过程

1. 上颌殆垫式前方牵引矫治器，行上颌前方牵引，下颌压膜殆垫，配合颌间Ⅲ类牵引（5 个月）。

2. 粘接上牙列托槽，口外弓推上颌磨牙远移，镍钛螺簧开辟 A3 间隙，序列排齐上牙列，并调整上牙列中线；下颌压膜殆垫，配合颌间Ⅲ类牵引（4 个月）。

3. 粘接下牙列托槽，排齐上、下牙列，配合颌间Ⅲ类牵引（5 个月）。

4. 精细调整咬合关系及中线（5 个月）。

5. 上、下颌不锈钢方丝标准弓形固定保持（1 个月）。

6. 制作上、下颌 Hawley 保持器进行保持（共 20 个月）。

6 治疗效果

治疗前后面像对比见图 2-2-1。

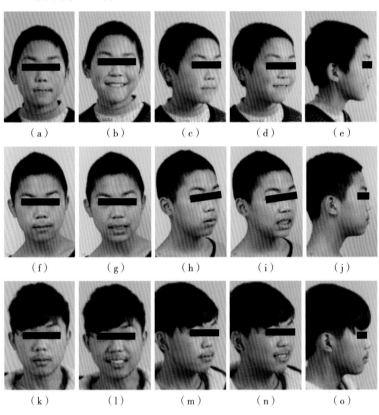

图 2-2-1 治疗前后面像
（a~e）治疗前面像。（f~j）治疗中面像。（k~o）治疗后面像

治疗过程口内像对比见图 2-2-2、图 2-2-3。

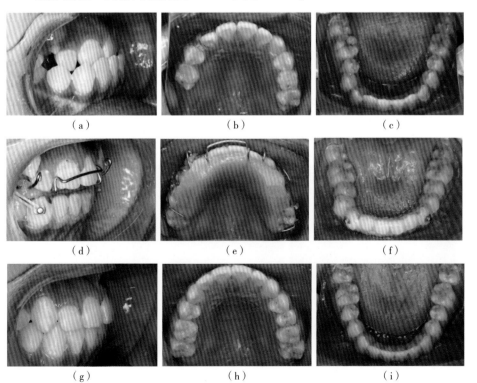

图 2-2-2 治疗过程口内像
（a）治疗前覆𬌗覆盖像。（b）治疗前上颌𬌗方像。（c）治疗前下颌𬌗方像。（d）治疗中覆𬌗覆盖像。（e）治疗中上颌𬌗方像。（f）治疗中下颌𬌗方像。（g）治疗后覆𬌗覆盖像。（h）治疗后上颌𬌗方像。（i）治疗后下颌𬌗方像

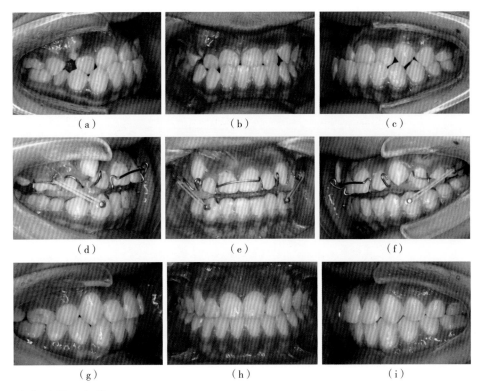

图 2-2-3　治疗过程口内像
（a~c）治疗前口内像。（d~f）治疗中口内像。（g~i）治疗后口内像

治疗前后全口曲面体层片对比见图 2-2-4。

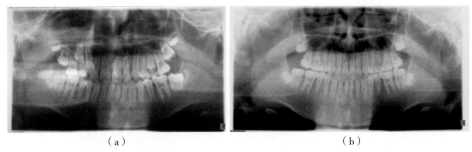

图 2-2-4　治疗前后全口曲面体层片
（a）治疗前全口曲面体层片。（b）治疗后全口曲面体层片

治疗前后头颅侧位片对比见图 2-2-5。

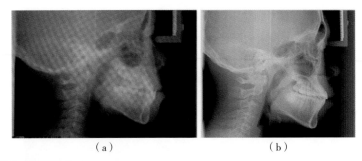

图 2-2-5　治疗前后头颅侧位片
（a）治疗前头颅侧位片。（b）治疗后头颅侧位片

治疗前后头影测量分析见表2-2-1。

表2-2-1 头影测量分析数据

测量指标	治疗前	治疗后	参考值
SNA（°）	79.1	83.5	82.8±4.0
SNB（°）	81.2	82.0	80.1±3.9
ANB（°）	−2.1	1.5	2.7±2.0
SND（°）	79.0	80.0	77.3±3.8
U1–NA（mm）	3.5	4.7	5.1±2.4
U1–NA（°）	24.2	25.9	22.8±5.7
L1–NB（mm）	6.7	7.4	6.7±2.1
L1–NB（°）	28.8	30.5	30.3±5.8
U1–L1（°）	128.1	125.3	124.2±8.2
FMA（°）	26.6	26.7	31.3±5.0
FMIA（°）	56.6	55.7	54.9±6.1
IMPA（°）	96.8	97.6	93.9±6.2

7 治疗小结

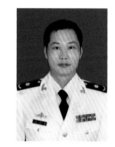

患者存在颌骨、颅面关系异常及牙齿排列异常，表现为上颌后缩、牙列拥挤，并处于替牙列晚期，首要考虑纠正其上下颌骨生长发育不协调，因此进行上颌前方牵引，以促进上颌骨发育，纠正前牙反𬌗，改善侧貌。

上牙列重度拥挤，拔除了A5埋藏牙；考虑患者为Ⅲ类骨型，下颌正常且牙列无明显拥挤，故设计下颌不拔牙，上颌利用口外弓，推磨牙远移，开辟间隙排齐牙列，并调整上牙列中线，治疗过程中配合颌间Ⅲ类牵引。

矫治完成人：黄世友

8 专家点评

安氏Ⅲ类错𬌗畸形，骨性Ⅲ类，上颌后缩，前牙反𬌗，牙列拥挤的病例。

第一期矫治：上颌前方牵引，促进上颌骨发育，纠正前牙反𬌗，改善侧貌。

第二期矫治: 全口直丝弓矫治技术 拔牙矫治，拔除A5埋藏牙，上颌口外弓，配合颌间Ⅲ类牵引，推磨牙远移，开辟间隙排齐牙列。矫治完成后右侧磨牙完全远中关系，左侧磨牙中性关系。

矫治资料完整，矫治计划正确，矫治疗效满意。是一例非常成功的矫正病例。

病 例 3

1 基本资料

姓名：陶X 性别：男 年龄：13岁

主诉："地包天"求矫治。

现病史：自换牙后出现前牙反𬌗，逐年加重，未曾治疗，现来我院求治。

既往史：患者既往体健，否认任何系统性疾病史及药物过敏史。

2 检 查

◎牙列式：混合牙列 $\dfrac{65\ \mathrm{IV}\ \mathrm{III}\ 21\ |\ 124\ \mathrm{V}\ 6}{76\ \mathrm{V}\ \mathrm{IV}\ 321\ |\ 123\ \mathrm{IV}\ \mathrm{V}\ 6}$。

◎磨牙关系：右侧安氏Ⅲ类，左侧安氏Ⅲ类。尖牙关系：右侧安氏Ⅲ类，左侧安氏Ⅲ类。

◎拥挤度：上牙弓 5mm，下牙弓 2mm。中线：上、下颌中线居中。

◎覆𬌗：反覆𬌗。覆盖：反覆盖。

◎关节未见异常表现。

◎全口曲面体层片显示双侧关节基本对称。

◎面型：正面观左右基本对称；侧面观凹面型。

3 诊 断

1. 安氏Ⅲ类错𬌗
2. 骨性Ⅲ类
3. 前牙反𬌗

4 治疗计划

◎双期矫治。

◎一期：上颌前牵引，促进上颌骨发育，改善Ⅲ类骨面型。

◎二期：全口直丝弓矫治技术。

◎非拔牙矫治。

◎纠正深覆𬌗。

◎排齐上下牙列。

◎精细调整，建立双侧尖、磨牙中性关系。

5 治疗过程

1. 第一阶段佩戴面具前牵器，每日更换皮筋，每侧加力约1000g，疗程约4个月。

2. 第一阶段结束时，前牙达到正常覆盖，凹面型有明显改善。

3. 由于患者乳牙尚未替换完毕，待恒牙列时再开始二期矫正。

4. 10个月后，二期矫正开始，此时磨牙中性关系，上下牙列中度拥挤，前牙覆盖正常、重度深覆𬌗，设计非拔牙矫正，采用直丝弓矫治技术。

5. 11个月后矫治结束，上下牙列排齐，尖牙、磨牙中性关系，前牙覆𬌗覆盖正常。

治疗前后面像对比见图2-3-1。

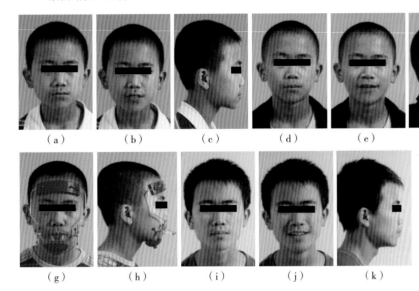

（a）　　　（b）　　　（c）　　　（d）　　　（e）　　　（f）

（g）　　　（h）　　　（i）　　　（j）　　　（k）

图2-3-1　治疗前中后面像

（a~c）治疗前面像。（d~f）治疗中面像。（g,h）治疗中佩戴前牵面具面像。（i~k）治疗后正侧面像

治疗过程口内像对比见图2-3-2、图2-3-3。

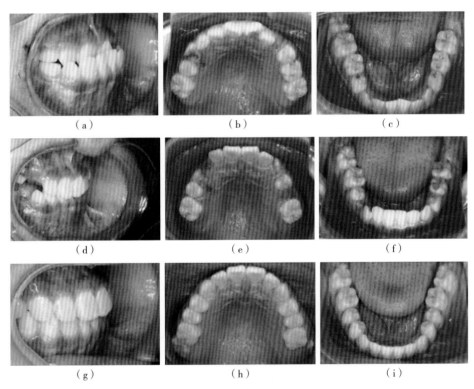

（a）　　　　　　　（b）　　　　　　　（c）

（d）　　　　　　　（e）　　　　　　　（f）

（g）　　　　　　　（h）　　　　　　　（i）

图2-3-2　治疗过程口内像

（a）治疗前覆𬌗覆盖像。（b）治疗前上颌𬌗方像。（c）治疗前下颌𬌗方像。（d）前方牵引后覆𬌗覆盖像。（e）前方牵引后上颌𬌗方像。（f）前方牵引后下颌𬌗方像。（g）治疗后覆𬌗覆盖像。（h）治疗后上颌𬌗方像。（i）治疗后下颌𬌗方像

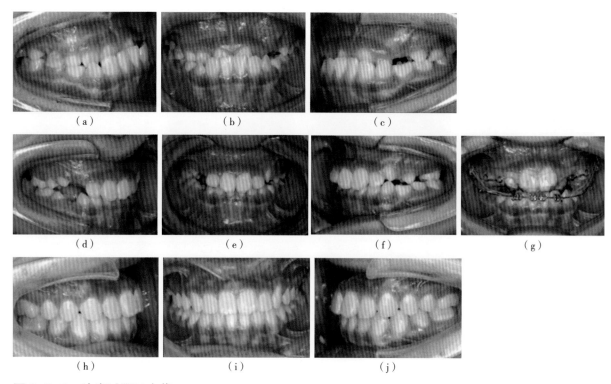

图 2-3-3　治疗过程口内像

（a~c）治疗前口内咬合像。（d~f）前方牵引后口内咬合像。（g）治疗中前方牵引口内咬合像。（h~j）治疗后口内咬合像

治疗前后全口曲面体层片对比见图 2-3-4。

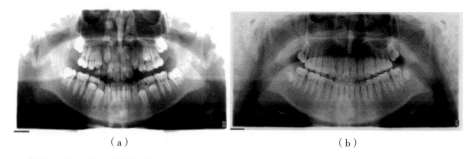

图 2-3-4　治疗前后全口曲面体层片

（a）治疗前全口曲面体层片。（b）治疗后全口曲面体层片

治疗前后头颅侧位片对比见图 2-3-5。

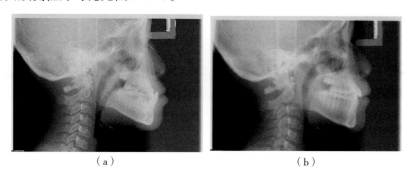

图 2-3-5　治疗前后头颅侧位片

（a）治疗前头颅侧位片。（b）治疗后头颅侧位片

治疗前后头影测量分析见图 2-3-6、表 2-3-1。

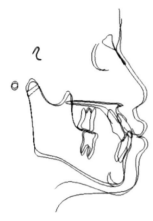

图 2-3-6 头影测量分析重叠图（蓝色代表治疗前，红色代表治疗后）

表 2-3-1 头影测量分析数据

测量指标	治疗前	治疗后	参考值
SNA（°）	78.0	81.0	82.8 ± 4.0
SNB（°）	82.0	80.0	80.1 ± 3.9
ANB（°）	-4.0	1.0	2.7 ± 2.0
SND（°）	77.0	77.0	77.3 ± 3.8
U1-NA（mm）	6.0	11.0	5.1 ± 2.4
U1-NA（°）	21.0	26.0	22.8 ± 5.7
L1-NB（mm）	5.0	6.0	6.7 ± 2.1
L1-NB（°）	26.0	28.0	30.3 ± 5.8
U1-L1（°）	137.0	126.0	124.2 ± 8.2
FMA（°）	29.0	27.0	31.3 ± 5.0
FMIA（°）	64.0	61.0	54.9 ± 6.1
IMPA（°）	87.0	92.0	93.9 ± 6.2

7 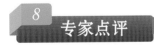 治疗小结

　　替牙列期是最好的干预上颌后缩引起的骨性反𬌗的最佳时期，使用面具前牵，可以达到较好的治疗效果。

8 专家点评

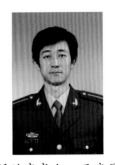

矫治完成人：王庆昱

　　骨性反𬌗早期干预主要工作就是实施上颌骨牵引。根据上颌受生长发育影响的程度，决定牵引的时间和力度。

　　此类患者大都需要实施双期矫治，即第一期骨矫形——前方牵引，在此基础上，再采用固定矫治器进行全面矫治，才能达到高质量的矫治效果。

　　此病例双期矫治资料完整，矫治思路清晰，最后的结果也很完美。

病例 4

1 基本资料

姓名：成 X　性别：女　年龄：15 岁

主诉："地包天"求矫。

现病史：既往体健，无家族史。

既往史：患者否认正畸治疗史，否认任何系统性疾病及药物过敏史。

2 检 查

◎牙列式：恒牙列，A7~B7，C7~D7，A8、C8、D8 牙胚存在。

◎前牙反𬌗，左侧后牙反𬌗。

◎磨牙关系：右侧安氏Ⅲ类，左侧安氏Ⅲ类。尖牙关系：右侧安氏Ⅲ类，左侧安氏Ⅰ类。

◎中线：上中线右偏 1mm，下中线左偏 2mm。

◎覆𬌗：反覆𬌗Ⅰ度。覆盖：前牙反覆盖Ⅰ度。

◎ Bolton 指数：前牙比正常。

◎右侧颞下颌关节区有压痛。

◎曲面体层片显示双侧关节基本对称。

◎面型：正面观下颌颏部左偏；侧面观凹面型。

3 诊 断

1. 安氏Ⅲ类错𬌗

2. 骨性Ⅲ类错𬌗

3. 上颌发育不足

4. 前牙反𬌗

5. 左侧后牙反𬌗

6. 中线偏斜

7. 吞咽吐舌不良习惯

4 治疗计划

◎上颌活动𬌗垫加前方牵引（若前牵效果不好，考虑下颌拔牙矫治）。

◎反𬌗解除后行方丝弓固定矫治，配合Ⅲ类牵引及斜行牵引调整尖窝关系及纠正中线。

◎矫治结束时，磨牙建立Ⅰ类关系，正常覆𬌗覆盖，上下牙列中线一致。

◎纠正吐舌习惯。

5 治疗过程

1. 上颌𬌗垫式前方牵引矫治器前牵上颌骨。
2. 前牵结束上下颌粘接固定矫治器。
3. 序列 Ni-Ti 丝排齐整平上下牙列。
4. 上下颌 0.45mm 不锈钢圆丝，后牙交互牵引纠正两侧后牙对刃咬合。
5. 下颌固定舌刺破除不良舌习惯。
6. 实施Ⅲ类颌间牵引。
7. 上下颌 0.45mm 不锈钢圆丝为完成弓丝，上下颌精细调整尖窝关系及中线。
8. 固定保持 3 个月后压模保持器保持。

6 治疗效果

治疗前后面像对比见图 2-4-1。

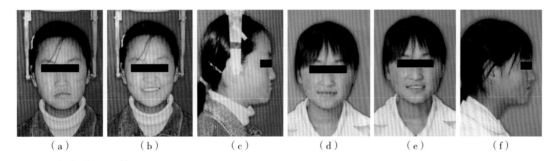

（a）　　　　（b）　　　　（c）　　　　（d）　　　　（e）　　　　（f）

图 2-4-1　治疗前后面像
（a~c）治疗前面像。（d~f）治疗后面像

治疗过程口内像对比见图 2-4-2、图 2-4-3。

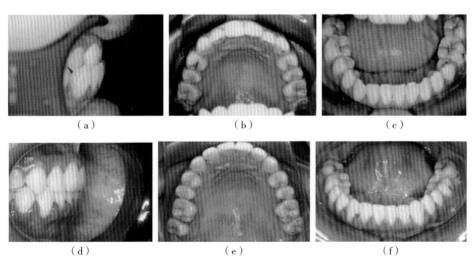

（a）　　　　　　　　（b）　　　　　　　　（c）

（d）　　　　　　　　（e）　　　　　　　　（f）

图 2-4-2　治疗过程口内像
（a）治疗前覆𬌗覆盖像。（b）治疗前上颌𬌗方像。（c）治疗前下颌𬌗方像。（d）治疗后覆𬌗覆盖像。
（e）治疗后上颌𬌗方像。（f）治疗后下颌𬌗方像

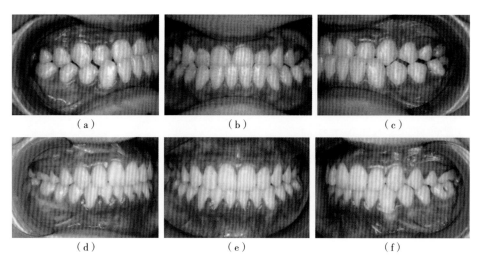

图 2-4-3　治疗过程口内像
（a~c）治疗前口内咬合像。（d~f）治疗后口内咬合像

治疗前后全口曲面体层片对比见图 2-4-4。

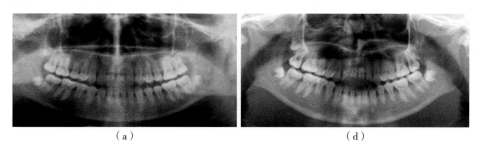

（a）　　　　　　　　　　　　　　　（d）

图 2-4-4　治疗前后全口曲面体层片
（a）治疗前全口曲面体层片。（b）治疗后全口曲面体层片

治疗前后头颅侧位片对比见图 2-4-5。

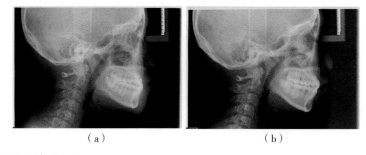

（a）　　　　　　　　　　　　　　　（b）

图 2-4-5　治疗前后头颅侧位片
（a）治疗前头颅侧位片。（b）治疗后头颅侧位片

治疗前后头影测量分析见表 2-4-1。

表 2-4-1　头影测量分析数据

测量指标	治疗前	治疗后	参考值
SNA（°）	75.0	79.0	82.8±4.0
SNB（°）	78.0	77.0	80.1±3.9
ANB（°）	−3.0	2.0	2.7±2.0
SND（°）	79.0	78.0	77.3±3.8

续表

测量指标	治疗前	治疗后	参考值
U1–NA（mm）	6.0	7.0	5.1 ± 2.4
U1–NA（°）	28.0	30.0	22.8 ± 5.7
L1–NB（mm）	4.0	5.0	6.7 ± 2.1
L1–NB（°）	23.0	21.0	30.3 ± 5.8
U1–L1（°）	130.0	128.0	124.2 ± 8.2
FMA（°）	28.0.0	29.0	31.3 ± 5.0
FMIA（°）	89.0	87.0	54.9 ± 6.1
IMPA（°）	63.0	64.0	93.9 ± 6.2

7 治疗小结

　　生长发育后期的Ⅲ类患者，通过持续重力的牵引，前牵上颌骨仍可获得一定的效果。矫正前后X线片对比显示SNA增加了4°，ANB增加5°，使矫正后面型改善明显。

　　矫治初期使用殆垫式前方牵引矫治器，效果可靠。患者的积极配合是取得成功的重要因素之一。

　　舌习惯的矫正和舌肌训练需贯穿该病例治疗的始终。

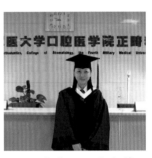

矫治完成人：唐晓蕾

8 专家点评

　　该病例为骨性Ⅲ类错殆，上颌发育不足，前牙反殆，左侧后牙反殆，中线偏斜，吞咽吐舌不良习惯。

　　采用矫治计划是治疗一期实施上颌前方牵引；二期矫治采用方丝弓固定矫治，配合Ⅲ类牵引及斜行牵引调整尖窝关系及纠正中线。注意纠正吐舌不良习惯。

　　该病例还有一特点，即一侧严重Ⅲ类关系，另一侧则是轻度的Ⅲ类关系。临床矫治时，前牵的力值采用不等力方式，后期进行颌间牵引时也需要遵循这一原则。

病 例 5

1 基本资料

　　姓名：张XX　性别：女　年龄：8岁

　　主诉：前牙"地包天"，车祸后牙齿歪，求矫治。

　　现病史：换牙后出现前牙反殆，外伤后出现偏殆，未做治疗，现来我院就诊。

　　既往史：患者既往体健，否认正畸治疗史，否认任何系统性疾病史及药物过敏史。

2 检 查

◎牙列式：混合牙列，A6、A1、B1、C6、C2~D2、D6 萌出，其余恒牙未替换，A7、B7、C7、D7 牙胚存在。

◎磨牙关系：右侧安氏Ⅲ类，左侧安氏Ⅲ类。尖牙关系：右侧安氏Ⅲ类，左侧安氏Ⅲ类。

◎拥挤度：上牙弓 1.5mm，下颌 1mm。

◎中线：上颌中线居中，下颌中线左偏 1.5mm。

◎覆𬌗：反覆𬌗 2mm。覆盖：反覆盖 1mm。

◎关节未见异常表现。

◎全口曲面体层片显示双侧关节基本对称。

◎面型：正面观下颌左偏；侧面观直面型，下颌略前突。

3 诊 断

1. 安氏Ⅲ类错𬌗
2. 前、后牙反𬌗
3. 下颌偏斜
4. 上、下牙列轻度拥挤

4 治疗计划

◎上颌一期前方牵引，纠正前牙反𬌗。

◎待反𬌗解除后视牙列情况尽早纠正偏𬌗畸形。

5 治疗过程

1. 一期上颌前方牵引（6 个月）。

上颌压膜𬌗垫 + 头帽前方牵引上颌骨。

2. 纠正偏𬌗（2 个月）。

下颌"2×4"矫治技术，0.5mmSS 圆丝弯制尖牙小圈。

前牙斜方牵引 + 上颌前方牵引（维持）。

3. 维持斜方牵引和前方牵引（4 个月）。

4. 排齐牙列，关闭间隙（3 个月）上下颌前牙排齐。

6 治疗效果

治疗前后面像对比见图 2-5-1。

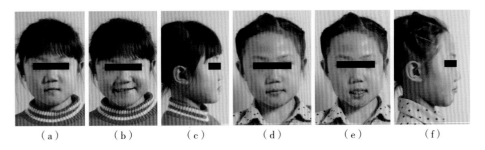

图 2-5-1　治疗前后面像
（a~c）治疗前面像。（d~f）治疗后面像

治疗过程口内像对比见图 2-5-2、图 2-5-3。

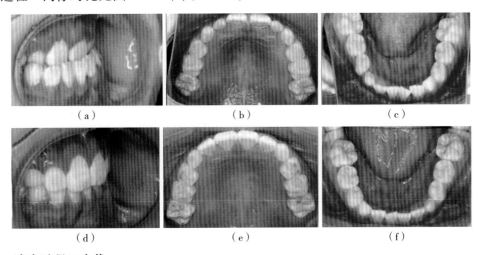

图 2-5-2　治疗过程口内像
（a）治疗前覆𬌗覆盖像。（b）治疗前上颌𬌗方像。（c）治疗前下颌𬌗方像。（d）治疗后覆𬌗覆盖像。
（e）治疗后上颌𬌗方像。（f）治疗后下颌𬌗方像

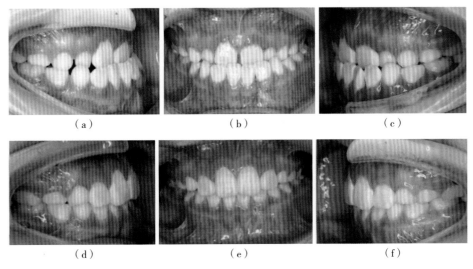

图 2-5-3　治疗过程口内像
（a~c）治疗前口内咬合像。（d~f）治疗后口内咬合像

治疗前后全口曲面体层片对比见图 2-5-4。

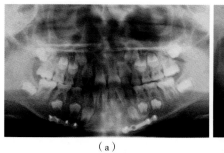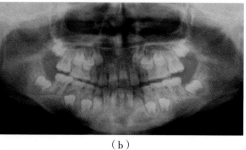

（a） （b）

图 2-5-4 治疗前后全口曲面体层片
（a）治疗前全口曲面体层片。（b）治疗后全口曲面体层片

治疗前后头颅侧位片对比见图 2-5-5。

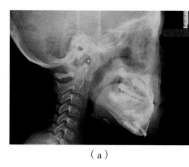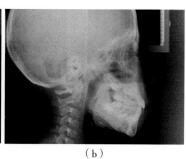

（a） （b）

图 2-5-5 治疗前后头颅侧位片
（a）治疗前头颅侧位片。（b）治疗后头颅侧位片

治疗前后头影测量分析见表 2-5-1。

表 2-5-1 头影测量分析数据

测量指标	治疗前	治疗后	参考值
SNA（°）	75	84	82.8 ± 4.0
SNB（°）	78	80	80.1 ± 3.9
ANB（°）	−3	4	2.7 ± 2.0
SND（°）	74	77.5	77.3 ± 3.8
U1-NA（mm）	4.5	2.5	5.1 ± 2.4
U1-NA（°）	24	25.5	22.8 ± 5.7
L1-NB（mm）	1	2.5	6.7 ± 2.1
L1-NB（°）	18.5	21	30.3 ± 5.8
U1-L1（°）	141	130	124.2 ± 8.2
FMA（°）	37.0	41.0	31.3 ± 5.0
FMIA（°）	59.0	56.0	54.9 ± 6.1
IMPA（°）	84.0	83.0	93.9 ± 6.2

7 治疗小结

安氏Ⅲ类早期进行上颌骨功能矫形，使用压膜殆垫＋带环，固位较好。

儿童外伤造成偏𬌗应早期矫治、定期复查。

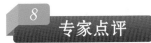
8 专家点评

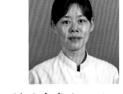

安氏Ⅲ类错𬌗，前、后牙反𬌗，下颌偏斜（外伤性），牙列轻度不齐。

矫治人：王　玲

矫治计划：一期上颌前方牵引，纠正前牙反𬌗；待反𬌗解除后视牙列情况尽早纠正偏𬌗畸形。

本病例提示儿童外伤造成偏𬌗应早期矫治，密切关注，定期复查。根据年龄、错𬌗情况采取相应措施。成人的下颌偏斜大多需要手术治疗。

第2篇

安氏Ⅰ类错𬌗矫治病例

第3章 正畸非拔牙矫治牙列拥挤

病 例1

1 基本资料

姓名：苏 X 性别：男 年龄：13 岁

主诉："牙齿不齐"求矫治。

现病史：自换牙后出现牙齿不齐，未曾治疗，现来我院求治。

既往史：患者既往体健，否认正畸治疗史，否认任何系统性疾病史及药物过敏史。

2 检 查

◎牙列式：A7~B7，C7~D7，A8、B8、C8、D8 牙胚存在，C8、D8 近中阻生。

◎磨牙关系：右侧安氏Ⅰ类，左侧安氏Ⅰ类。尖牙关系：右侧安氏Ⅰ类，左侧安氏Ⅰ类。

◎拥挤度：上牙弓 6mm，下牙弓 8mm。

◎中线：上、下颌中线基本居中。

◎覆𬌗：Ⅲ度深覆𬌗。覆盖：Ⅱ度深覆盖。

◎关节无弹响和摩擦音。

◎全口曲面体层片显示右侧关节髁状突略长于左侧。

◎面型：正面观下颌略左偏；侧面观直面型。

3 诊 断

1. 安氏Ⅰ类错𬌗
2. 牙列拥挤
3. 深覆𬌗

4 治疗计划

◎全口直丝弓矫治技术。

◎非拔牙矫治。

◎排齐上牙列后平导打开咬合，同时开始排齐整平下牙列。

◎最终磨牙Ⅰ类关系，尖牙Ⅰ类关系。

5 治疗过程

上颌

1. 序列 Ni-Ti 丝排齐整平。

2. 固定平面导板。

3. 颌间牵引，精细调整咬合关系。

4. 压膜保持器保持。

下颌

1. 序列 Ni-Ti 丝初步排齐整平，Ni-Ti 推簧为牙弓外牙齿开辟间隙。

2. 换用 0.45mmSS 圆丝悬吊牙弓外牙齿入牙弓。

3. 序列 Ni-Ti 丝排齐整平。

4. 颌间牵引，精细调整咬合关系。

特殊设计

1. 平面导板打开咬合同时进行下颌排齐，既能解除深覆𬌗，又可防止因咬合干扰造成的托槽脱落。

2. 利用 Ni-Ti 推簧开辟间隙。

3. 上颌压膜保持器加平面导板使后牙分开 1mm 以巩固疗效，防止深覆𬌗复发。

6 治疗效果

治疗前后面像对比见图 3-1-1。

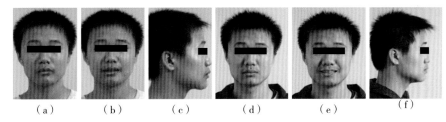

（a） （b） （c） （d） （e） （f）

图 3-1-1　治疗前后面像
（a~c）治疗前面像。（d~f）治疗后面像

治疗过程口内像对比见图 3-1-2、图 3-1-3。

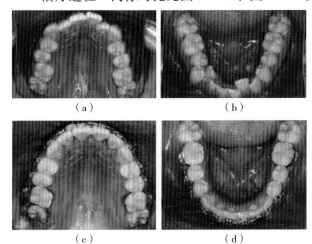

（a） （b）

（c） （d）

图 3-1-2　治疗过程口内像
（a，b）治疗前𬌗方像。（c，d）治疗中𬌗方像。（e，f）治疗后𬌗方像。（g，h）保持 6 个月𬌗方像

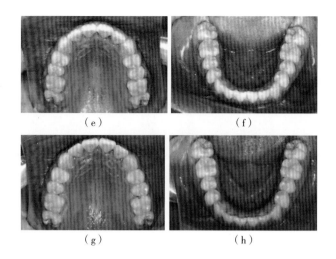

（e） （f）

（g） （h）

图 3-1-2（续）

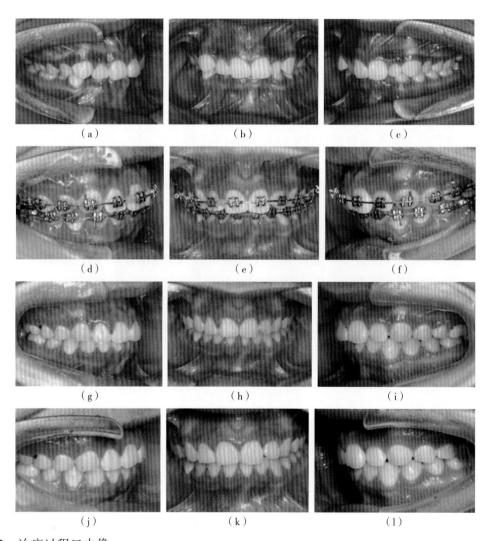

（a） （b） （c）

（d） （e） （f）

（g） （h） （i）

（j） （k） （l）

图 3-1-3　治疗过程口内像

（a~c）治疗前咬合像。（d~f）治疗中咬合像。（g~i）治疗后咬合像。（j~l）保持 6 个月咬合像治疗前后全口曲面体层片对比见图3-1-4。

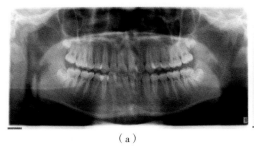 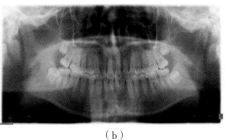

（a） （b）

图3-1-4 治疗前后全口曲面体层片
（a）治疗前全口曲面体层片。（b）治疗后全口曲面体层片

治疗前后头颅侧位片对比见图3-1-5

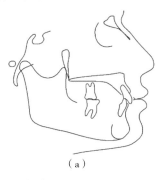 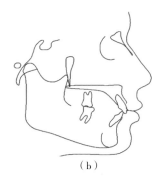

（a） （b）

图3-1-5 治疗前后头颅侧位片
（a）治疗前头颅侧位片。（b）治疗后头颅侧位片

治疗前后头影测量分析见图3-1-6、表3-1-1。

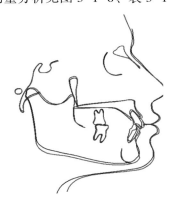

图3-1-6 头影测量分析重叠图（蓝色代表治疗前，红色代表治疗后）

表3-1-1 头影测量分析数据

测量指标	治疗前	治疗后	参考值
SNA（°）	79.2	79.7	82.8±4.0
SNB（°）	77.4	78.8	80.1±3.9
ANB（°）	1.8	0.9	2.7±2.0
U1-NA（mm）	3.8	4.7	5.1±2.4
U1-NA（°）	18.6	20.1	22.8±5.7
L1-NB（mm）	4.7	6.2	6.7±2.1
L1-NB（°）	25.3	29.6	30.3±5.8
U1-L1（°）	126.4	118.5	124.2±8.2

续表

测量指标	治疗前	治疗后	参考值
FMA（°）	27.1	31.4	31.3 ± 5.0
FMIA（°）	50.2	55.6	54.9 ± 6.1
IMPA（°）	89.5	95.4	93.9 ± 6.2

7 治疗小结

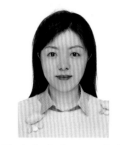

典型的深覆𬌗病例，采用平面导板打开咬合。

牙弓外的牙齿应在硬丝上采用悬吊法逐步纳入牙弓。

深覆𬌗患者易复发，应适当延长戴用平面导板时间。

保持器可联合平面导板以巩固疗效。

矫治完成人：王海燕

8 专家点评

非常严重的低角深覆𬌗病例，采用平面导板打开咬合是比较好的选择。通过后牙自然萌出从而增高面下 1/3 高度。

深覆𬌗患者容易复发，矫治遵循"矫枉过正"的原则。另外还应在保持器上加平导继续控制覆𬌗。

深覆𬌗属于病理性咬合，也常导致颞下颌关节紊乱的发生，应积极应对和处置。

病 例 2

1 基本资料

姓名：成XX　性别：男　年龄：14 岁

主诉："牙齿不齐" 求矫治。

现病史：换牙后出现牙齿不齐，越发影响面形，未曾治疗，现来我院求诊。

既往史：患者既往体健，否认正畸治疗史，否认任何系统性疾病史及药物过敏史。

2 检 查

◎牙列式：A7~B7，C7~D7，A8、B8、C8、D8 牙胚存在。

◎磨牙关系：右侧安氏Ⅰ类，左侧安氏Ⅰ类。尖牙关系：右侧安氏Ⅲ类，左侧安氏Ⅰ类。

◎拥挤度：上牙弓 14mm，下牙弓 10mm。

◎中线：上、下牙列中线居中。

◎覆𬌗：1mm 。覆盖：A1B1 0.5mm，A2B2 反覆盖 1mm。

◎全口曲面体层片显示双侧关节基本对称。

◎面型：正面观左右面部基本对称；侧面观直面型。

3 诊 断

1. 安氏Ⅰ类错𬌗
2. 骨性Ⅰ类错𬌗
3. 上、下牙列重度拥挤

4 治疗计划

◎全口直丝弓矫治技术。

◎试行非拔牙矫治。

◎扩大上颌牙弓，唇展上颌前牙，排齐上牙列，A2~B2托槽反粘，必要时配合邻面去釉（IPR）。

◎扩大下颌牙弓，唇展下颌前牙，排齐下牙列，必要时配合IPR。

◎最终建立尖牙、磨牙中性关系。

5 治疗过程

1. 粘上颌A1、A2、A4、A5、A6、B1、B2、B4、B5、B6托槽及颊管，A2-B2反粘，0.014英寸热弓丝初排解除A2B2反𬌗。

2. 粘上颌A3、B3托槽，上0.012英寸热激活弓丝，戴下颌压膜𬌗垫，压膜𬌗垫上粘C5、D5舌钮，A3B3-C5D5 1/4皮圈夜间牵引。

3. 上颌A5、A4、A3、B3、B4、B5邻面去釉，上颌换0.014英寸Ni-Ti弓丝，嘱继续Ⅱ类牵引（1/4英寸皮圈夜间牵引），嘱做唇肌训练。

4. 序列换丝至上颌0.017英寸×0.025英寸Ni-Ti弓丝，下颌0.017英寸×0.025英寸Ni-Ti弓丝。

5. A4-C4 1/8英寸皮圈、B3B4-D3D4 1/4英寸皮圈全天牵引，精细调整咬合。

6. 拆除全口矫治器，压膜保持器保持，嘱半年复诊。

6 治疗效果

治疗前后面像对比见图3-2-1。

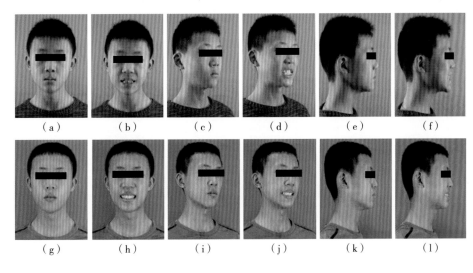

（a）　（b）　（c）　（d）　（e）　（f）

（g）　（h）　（i）　（j）　（k）　（l）

图3-2-1 治疗前后面像

（a~f）治疗前面像。
（g~l）治疗后面像

治疗过程口内像对比见图 3-2-2、图 3-2-3。

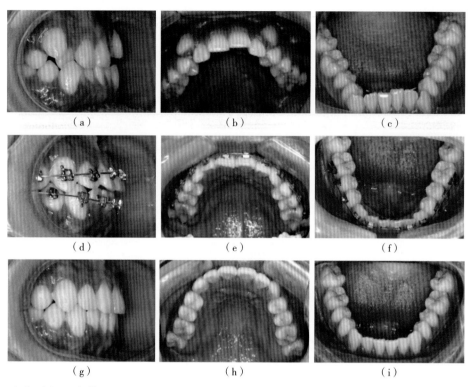

（a） （b） （c）

（d） （e） （f）

（g） （h） （i）

图 3-2-2 治疗过程口内像
（a）治疗前覆𬌗覆盖像。（b）治疗前上颌𬌗方像。（c）治疗前下颌𬌗方像。（d）治疗中覆𬌗覆盖像。
（e）治疗中上颌𬌗方像。（f）治疗中下颌𬌗方像。（g）治疗后覆𬌗覆盖像。（h）治疗后上颌𬌗
方像。（i）治疗后下颌𬌗方像

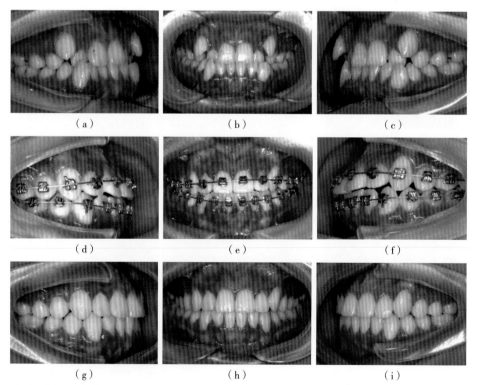

（a） （b） （c）

（d） （e） （f）

（g） （h） （i）

图 3-2-3 治疗过程口内像
（a~c）治疗前口内咬合像。（d~f）治疗中口内咬合像。（g~i）治疗后口内咬合像

治疗前后全口曲面体层片对比见图 3-2-4。

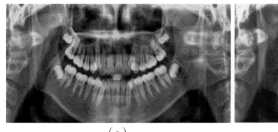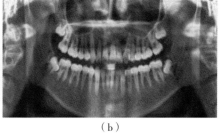

（a）　　　　　　　　　　　　　　　　　（b）

图 3-2-4　治疗前后全口曲面体层片
（a）治疗前全口曲面体层片。（b）治疗后全口曲面体层片

治疗前后头颅侧位片对比见图 3-2-5。

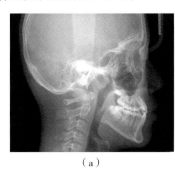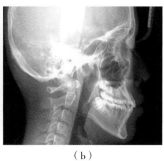

（a）　　　　　　　　　　　　　　　　　（b）

图 3-2-5　治疗前后头颅侧位片
（a）治疗前头颅侧位片。（b）治疗后头颅侧位片

治疗前后头影测量分析见图 3-2-6、表 3-2-1。

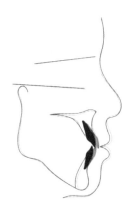

图 3-2-6　头影测量分析重叠图（绿色代表治疗前，红色代表治疗后）

表 3-2-1　头影测量分析数据

测量指标	治疗前	治疗后	参考值
SNA（°）	79.7	79.8	82.8±4.0
SNB（°）	79	79	80.1±3.9
ANB（°）	0.7	0.8	2.7±2.0
SND（°）	77.1	77.4	77.3±3.8
U1-NA（mm）	3.74	8.4	5.1±2.4
U1-NA（°）	18.9	28	22.8±5.7
L1-NB（mm）	3.8	6.5	6.7±2.1

续表

测量指标	治疗前	治疗后	参考值
L1–NB（°）	14.6	21.8	30.3 ± 5.8
U1–L1（°）	145.75	129.61	124.2 ± 8.2
FMA（°）	30.4	29	31.3 ± 5.0
FMIA（°）	72.4	66.4	54.9 ± 6.1
IMPA（°）	77.2	84.6	93.9 ± 6.2

7 治疗小结

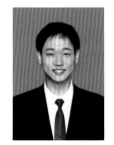

对于腭移位的前牙需要唇展的病例而言，我们可以将 A2–B2 托槽反粘，当方形弓丝放入托槽时会对前牙提供一个负转矩也就是根唇向冠舌向转矩，这样的话就可以避免唇展的牙齿过于唇倾，从而维持牙齿一个正常的倾斜度。

将低位牙齿纳入牙弓时，我们可以早期配合轻力颌间牵引，避免过多的支抗丢失。

矫治完成人：杜宇森

8 专家点评

安氏 I 类错𬌗，上、下牙列重度拥挤。采用的矫治计划是非拔牙矫治，扩大上下颌牙弓，唇展上下颌前牙，排齐上下牙列，A2~B2 托槽反粘，必要时个别牙配合邻面去釉。本病例成功之处有两点：一是 A2~B2 托槽反粘，起到了个别牙控根的作用；二是拥挤虽然比较严重，根据患者的面型仍然采用了非拔牙矫治，取得了较好的临床治疗效果，另外，还要注重疗效的保持。

病 例 3

1 基本资料

姓名：马 X X　性别：男　年龄：13 岁

主诉："上前牙拥挤"求矫治。

现病史：患者换牙后出现牙列拥挤，个别牙反𬌗，未做治疗，现来我院就诊。

既往史：患者既往体健，否认正畸治疗史，否认任何系统性疾病史及药物过敏史。

2 检 查

◎牙列式：A6~B6，C6~D6。A7、B7 低位未萌，C7、D7 初萌。

◎磨牙关系：右侧安氏 I 类，左侧安氏 I 类。

◎拥挤度：上牙弓 5mm，下牙弓 1.5mm。

◎中线：上、下中线基本居中。

◎覆𬌗：1mm。覆盖：1mm。

◎关节无弹响和摩擦音。

◎面型：正面观左右基本对称；侧面观直面型。

3 诊　断

1. 安氏Ⅰ类错𬌗

2. 骨性Ⅲ类错𬌗

3. 个别牙反𬌗、对刃𬌗

4. 上牙列重度拥挤，下牙列轻度拥挤

4 治疗计划

◎全口直丝弓矫治技术。

◎非拔牙矫治。

◎排齐整平牙列，维持磨牙、尖牙Ⅰ类关系。

◎建立前后牙正常覆𬌗覆盖。

◎后牙垂直向控制。

5 治疗过程

1. 开辟间隙、牙列排齐整平（9个月）。上颌：0.016英寸澳丝，A2~A4、B2~B4置推簧，排齐牙列；下颌：前牙邻面去釉，排齐牙列。

2. 夜间短Ⅲ类颌间牵引

3. 调整前牙覆𬌗覆盖（3个月）。上、下颌0.019英寸×0.025英寸SS方丝，上颌前牙邻面去釉，内收上前牙，垂直牵引。

6 治疗效果

治疗前后面像对比见图3-3-1。

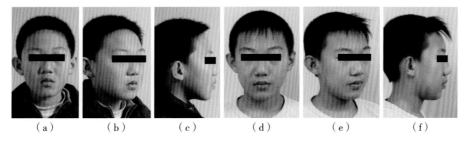

（a）　　　（b）　　　（c）　　　（d）　　　（e）　　　（f）

图 3-3-1　治疗前后面像

（a~c）治疗前面像。（d~f）治疗后面像

治疗过程口内像对比见图3-3-2、图3-3-3。

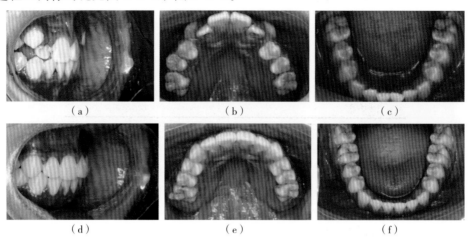

（a）　　　　　　　　　（b）　　　　　　　　　（c）

（d）　　　　　　　　　（e）　　　　　　　　　（f）

图3-3-2　治疗过程口内像
（a）治疗前覆𬌗覆盖像。（b）治疗前上颌𬌗方像。（c）治疗前下颌𬌗方像。（d）治疗后覆𬌗覆盖像。（e）治疗后上颌𬌗方像。（f）治疗后下颌𬌗方像

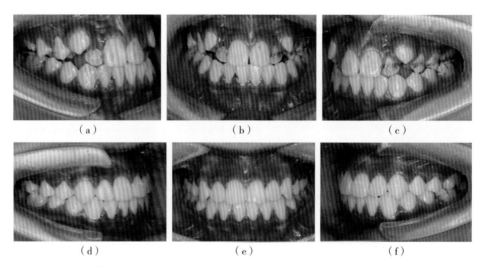

（a）　　　　　　　　　（b）　　　　　　　　　（c）

（d）　　　　　　　　　（e）　　　　　　　　　（f）

图3-3-3　治疗过程口内像
（a~c）治疗前口内咬合像。（d~f）治疗后口内咬合像

治疗前后全口曲面体层片对比见图3-3-4。

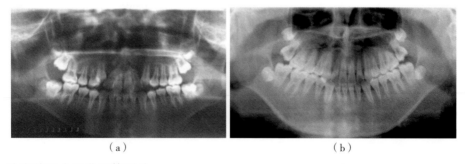

（a）　　　　　　　　　　　　　（b）

图3-3-4　治疗前后全口曲面体层片
（a）治疗前全口曲面体层片。（b）治疗后全口曲面体层片

治疗前后头颅侧位片对比见图 3-3-5。

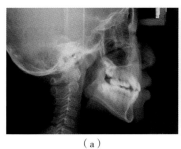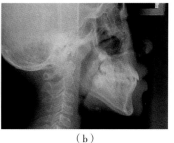

（a）　　　　　　　　　　　　　　（b）

图 3-3-5 治疗前后头颅侧位片
（a）治疗前头颅侧位片。（b）治疗后头颅侧位片

治疗前后头影测量分析见表 3-3-1。

表 3-3-1　头影测量分析数据

测量指标	治疗前	治疗后	参考值
SNA（°）	75	76	82.8 ± 4.0
SNB（°）	75	75	80.1 ± 3.9
ANB（°）	0	1	2.7 ± 2.0
SND（°）	73	73	77.3 ± 3.8
U1-NA（mm）	5.5	8.5	5.1 ± 2.4
U1-NA（°）	27	35	22.8 ± 5.7
L1-NB（mm）	5	5.5	6.7 ± 2.1
L1-NB（°）	31	31	30.3 ± 5.8
U1-L1（°）	122	113	124.2 ± 8.2
FMA（°）	39.0	37.5	31.3 ± 5.0
FMIA（°）	51.0	56	54.9 ± 6.1
IMPA（°）	87.0	86.5	93.9 ± 6.2

7　治疗小结

　　上颌前牙覆𬌗覆盖浅，左侧后牙区对刃𬌗，治疗初期放置推簧，不仅增加前后牙覆盖，而且开辟修复间隙，一举两得。

　　安氏Ⅲ类高角患者，浅覆𬌗浅覆盖，应全程控制后牙垂直向关系，下颌前牙唇向移动。早期短Ⅲ类牵引（力量轻而柔和）。

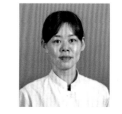

矫治完成人：王　琤

8　专家点评

　　安氏Ⅲ类错𬌗，个别牙反𬌗、对刃𬌗，上牙列重度拥挤。

　　采用的矫治计划是非拔牙矫治，排齐整平牙列，Ⅲ类颌间牵引，调整磨牙、尖牙至Ⅰ类关系，建立正常覆𬌗覆盖，后期前牙垂直牵引，增加前牙覆𬌗。

　　本病例关键点是，虽然上颌呈重度拥挤，但是患者面中部显示有凹陷的表现，采用了非拔牙矫治的方案。矫治结果也证明了该方案的正确性。

病 例 4

1 基本资料

姓名：刘 X　性别：男　年龄：11 岁

主诉：牙齿阻生求矫。

现病史：患者换牙后多颗牙齿未萌出，来我院就诊。

既往史：患者否认正畸治疗史，否认任何系统性疾病及药物过敏史。

2 检 查

◎牙列式：恒牙列，A6~B6，C6~D6，其中 A3、B3、B5、C5、D5 阻生，A7、B7、C7、D7 未萌。

◎磨牙关系：右侧安氏Ⅰ类，左侧安氏Ⅰ类。

◎拥挤度：上牙列 10mm，下牙列 4mm。

◎中线：上、下中线基本居中。

◎覆𬌗：8mm。覆盖：2mm。

◎ Bolton 指数：前牙比 75%，全牙比 90.6%。

◎关节未见异常。

◎面型：正面观左右对称；侧面观凹面型。

3 诊 断

1. 安氏Ⅰ类错𬌗

2. 下颌后缩

3. 深覆𬌗

4. A3、B3、B5、C5、D5 牙出阻生

5. 上、下牙列拥挤

4 治疗计划

◎全口直丝弓矫治技术。

◎非拔牙矫治。

◎上颌平面导板解除深覆𬌗。

◎在导萌 A3、B3、B5、C5、D5 时，利用推簧开辟牙间隙、同时调整中线。

◎排齐整平上下牙列，解除前牙舌倾。

◎精细调整，建立尖牙、磨牙中性关系。

5 治疗过程

1. 粘接上颌固定矫治器，序列 Ni-Ti 丝排齐整平上牙列。
2. 推簧开辟间隙，调整中线。
3. 上颌平面导板解除深覆𬌗。
4. 粘接下颌固定矫治器，序列 Ni-Ti 丝排齐整平下牙列。
5. 推簧开辟牙间隙。
6. 导萌 B5、C5。
7. 精细调整，建立尖牙、磨牙中性关系。

6 治疗效果

治疗前后面像对比见图 3-4-1。

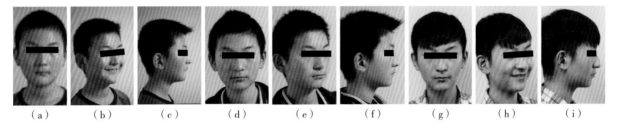

（a） （b） （c） （d） （e） （f） （g） （h） （i）

图 3-4-1 治疗前后面像
（a~c）治疗前面像。（d~f）治疗中面像。（g~i）治疗后面像

治疗过程口内像对比见图 3-4-2、图 3-4-3。

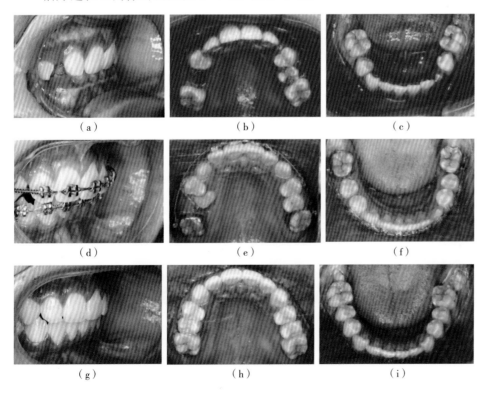

（a） （b） （c）

（d） （e） （f）

（g） （h） （i）

图 3-4-2 治疗过程口内像
（a）治疗前覆𬌗覆盖像。（b）治疗前上颌𬌗方像。（c）治疗前下颌𬌗方像。（d）治疗中覆𬌗覆盖像。（e）治疗中上颌𬌗方像。（f）治疗中下颌𬌗方像。（g）治疗后覆𬌗覆盖像。（h）治疗后上颌𬌗方像。（i）治疗后下颌𬌗方像

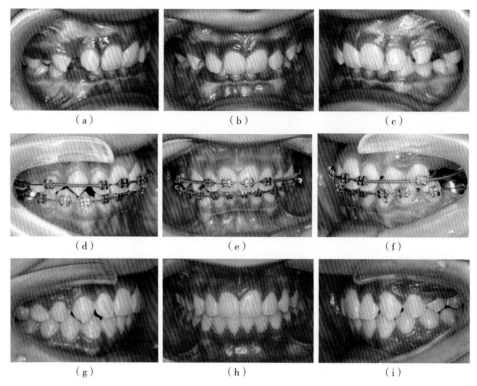

图 3-4-3　治疗过程口内像

（a~c）治疗前口内咬合像。（d~f）治疗中口内咬合像。（g~i）治疗后口内咬合像

治疗前后全口曲面体层片对比见图 3-4-4。

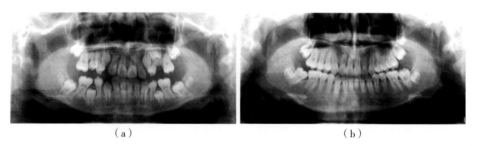

图 3-4-4　治疗前后全口曲面体层片

（a）治疗前全口曲面体层片。（b）治疗后全口曲面体层片

治疗前后头颅侧位片对比见图 3-4-5。

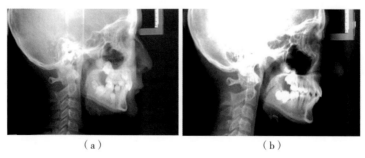

图 3-4-5　治疗前后头颅侧位片

（a）治疗前头颅侧位片。（b）治疗后头颅侧位片

治疗前后头影测量分析见表 3-4-1。

表 3-4-1　头影测量分析数据

测量指标	治疗前	治疗后	参考值
SNA（°）	76.0	78.8	82.8 ± 4.0
SNB（°）	73.2	75.6	80.1 ± 3.9
ANB（°）	3.8	3.2	2.7 ± 2.0
SND（°）	72.0	73.8	77.3 ± 3.8
U1-NA（mm）	-2.0	5.0	5.1 ± 2.4
U1-NA（°）	6.0	28.0	22.8 ± 5.7
L1-NB（mm）	-1.0	6.0	6.7 ± 2.1
L1-NB（°）	17.0	24.5	30.3 ± 5.8
U1-L1（°）	164.0	127.0	124.2 ± 8.2
FMA（°）	28.0	19.0	31.3 ± 5.0
FMIA（°）	77.0	61.0	54.9 ± 6.1
IMPA（°）	85.0	100.0	93.9 ± 6.2

7　治疗小结

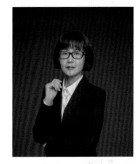

　　上颌平面导板的机制主要是在平面导板与前牙接触的同时，通过肌肉的牵张作用，促进后部牙槽及牙齿的生长，适用于低角和均角患者。本患者在解决深覆殆的同时下颌还发生了逆时针旋转，可能与磨牙升高有关。

　　高效的咬合打开，纠正深覆殆是治疗成功的关键。

矫治完成人：张　敏

8　专家点评

　　安氏Ⅰ类错殆，前牙Ⅲ度深覆殆，下颌后缩，颏唇沟深。面下 1/3 过短，A3、B3、B5、C5、D5 牙齿阻生，牙列拥挤，上下前牙舌倾。

　　采用直丝弓矫治技术，上颌平面导板解除深覆殆，在导萌 A3、B3、B5、C5、D5 牙齿时，开辟牙间隙同时利用推簧调整中线，排齐整平上下牙列，纠正前牙舌倾。

　　该病例治疗的亮点是正畸打开咬合。对于低角患者，用平面导板是简单有效的治疗方法。

第4章 正畸拔牙矫治牙列拥挤

病例1

1 基本资料

姓名：田X 性别：女 年龄：11岁

主诉：牙齿不齐求矫治。

现病史：换牙后出现牙齿不齐，未曾治疗。

既往史：患者否认正畸治疗史，否认任何系统性疾病及药物过敏史。

2 检查

◎牙列式：恒牙列，A7~B7，C7~D7。A8、B8、C8、D8牙胚存在。

◎磨牙关系：右侧安氏Ⅰ类，左侧安氏Ⅱ类。尖牙关系：右侧安氏Ⅰ类，左侧安氏Ⅱ类。

◎拥挤度：上牙弓20mm，下牙弓18mm。

◎中线：上颌中线居中，下颌中线左偏1mm。

◎覆𬌗：4mm。 覆盖：3mm。

◎关节未见异常表现。

◎曲面体层片显示双侧关节基本对称。

◎面型：正面观左右基本对称；侧面观直面型。

3 诊断

1. 安氏Ⅰ类错𬌗

2. 上、下牙列重度拥挤

3. 个别牙反𬌗

4. 垂直生长型

4 治疗计划

◎全口方丝弓矫治技术。

◎拔牙矫治，拔除A4、B4、C5、D5。

◎利用拔牙间隙解除拥挤，排齐整平上下牙列。

◎调整上下颌牙弓形态，使上下牙弓匹配。

◎对齐上下牙列中线。

◎精细调整，建立尖、磨牙中性关系。

5 治疗过程

1. 上下颌设计强支抗。
2. 序列 Ni-Ti 丝进行初期排齐。
3. 0.016 英寸 ×0.022 英寸 SS 方丝配合链状皮圈及推簧开辟 A2、B2 间隙。
4. 0.018 英寸 ×0.025 英寸 SS 方丝理想弓。

6 治疗效果

治疗前后面像对比见图 4-1-1。

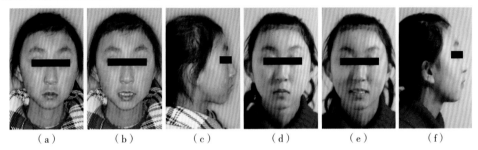

（a）　　　　（b）　　　　（c）　　　　（d）　　　　（e）　　　　（f）

图 4-1-1　治疗前后面像
（a~c）治疗前面像。（d~f）治疗后面像

治疗过程口内像对比见图 4-1-2、图 4-1-3。

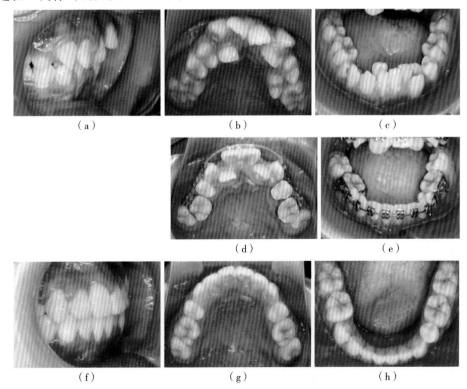

（a）　　　　　　（b）　　　　　　（c）

（d）　　　　　　（e）

（f）　　　　　　（g）　　　　　　（h）

图 4-1-2　治疗过程口内像
（a）治疗前覆殆覆盖像。（b）治疗前上颌殆方像。（c）治疗前下颌殆方像。（d）治疗中上颌殆方像。（e）治疗中下颌殆方像。（f）治疗后覆殆覆盖像。（g）治疗后上颌殆方像。（h）治疗后下颌殆方像

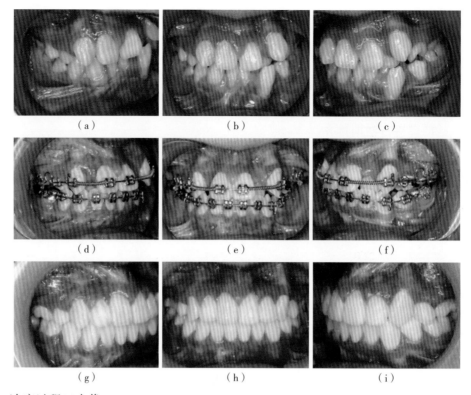

图 4-1-3 治疗过程口内像
（a~c）治疗前口内咬合像。（d~f）治疗中口内咬合像。（g~i）治疗后口内咬合像

治疗前后全口曲面体层片对比见图 4-1-4。

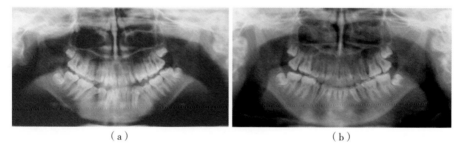

图 4-1-4 治疗前后全口曲面体层片
（a）治疗前全口曲面体层片。（b）治疗后全口曲面体层片

治疗前后头颅侧位片对比见图 4-1-5。

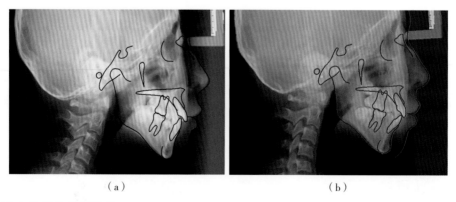

图 4-1-5 治疗前后头颅侧位片
（a）治疗前头颅侧位片。（b）治疗后头颅侧位片

治疗前后头影测量分析见表4-1-1。

表4-1-1　头影测量分析数据

测量指标	治疗前	治疗后	参考值
SNA（°）	76.0	77.0	82.8 ± 4.0
SNB（°）	74.0	75.0	80.1 ± 3.9
ANB（°）	2.0	2.0	2.7 ± 2.0
SND（°）	71.0	74.0	77.3 ± 3.8
U1–NA（mm）	9.0	6.0	5.1 ± 2.4
U1–NA（°）	27.0	21.0	22.8 ± 5.7
L1–NB（mm）	4.0	7.0	6.7 ± 2.1
L1–NB（°）	22.0	31.0	30.3 ± 5.8
U1–L1（°）	124.0	125.0	124.2 ± 8.2
FMA（°）	44.0	44.0	31.3 ± 5.0
FMIA（°）	57.0	50.0	54.9 ± 6.1
IMPA（°）	79.0	86.0	93.9 ± 6.2

7　治疗小结

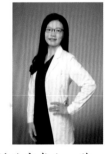

　　该患者为重度拥挤病例，咬合关系错乱导致咀嚼效率降低，给口腔清洁增加了难度，同时也对患者心理健康造成一定影响。

　　拔牙矫治可以为解除拥挤提供间隙，良好的支抗设计为牙齿的序列移动及排齐提供了基础。

　　通过正畸矫治解除了拥挤，牙齿排列整齐，降低了牙体、牙周疾病的发病风险，建立了良好、稳定的咬合关系。

矫治完成人：陈　磊

8　专家点评

　　该病例为安氏Ⅰ类错𬌗，上、下牙列重度拥挤，个别牙反𬌗，垂直生长型。

　　临床矫治拔除A4、B4、C5、D5，利用拔牙间隙解除拥挤，排齐整平上下牙列，调整上下颌牙弓形态，使上下牙弓相匹配。

　　该病例合理的采用了腭弓和舌弓，加强了支抗，使这一复杂病例达到了非常好的矫治效果。另外，非常难得是矫治结束后，患者的C3、D1牙龈附着也有明显的好转。

病例 2

1　基本资料

　　姓名：夏X　性别：男　年龄：16岁

第2篇　安氏Ⅰ类错𬌗矫治病例

主诉：前牙开𬌗求矫治。

现病史：患者 12 岁时前牙外伤，未做处理。

既往史：患者既往体健，否认正畸治疗史，否认任何系统性疾病及药物过敏史。

2 检 查

◎牙列式：恒牙列，A7~B7，C7~D7。B8、D8 牙胚存在。

◎磨牙关系：右侧安氏Ⅰ类，左侧安氏Ⅰ类。尖牙关系：右侧安氏Ⅱ类，左侧安氏Ⅰ类。

◎拥挤度：上牙弓 9mm，下牙弓 4mm。

◎中线：上颌中线右偏 0.5mm，下颌中线居中。

◎覆𬌗：前牙区开𬌗 4~7mm 。覆盖：5mm。

◎关节未见异常表现。

◎全口曲面体层片显示双侧关节基本对称。

◎面型：正面观左右基本对称；侧面观直面型。

◎有吞咽吐舌不良习惯。

3 诊 断

1. 安氏Ⅰ类错𬌗

2. 骨性Ⅱ类错𬌗

3. 前牙开𬌗

4. 深覆盖

5. A1 根骨粘连

6. A2、B1 牙冠缺损

7. 颏部发育不足

8. 吞咽吐舌不良习惯

4 治疗计划

◎全口方丝弓矫治技术。

◎拔牙矫治，拔除 A1、B1、C4、D4。

◎利用拔牙间隙解除拥挤，内收前牙，改善前突，矫治前牙开𬌗，排齐整平上下牙列。

◎对齐上下牙列中线。

◎建立尖牙磨牙中性关系。

◎预留间隙待正畸矫治结束后实施前牙烤瓷冠修复。

5 治疗过程

1. 序列 Ni-Ti 丝排齐整平。

2. 闭隙曲内收上下前牙（上颌前牙区留少量间隙以供前牙烤瓷冠修复）。

3. 颌间牵引，精细调整咬合关系。

4. 术中配合舌挡破除不良舌习惯。

6 治疗效果

治疗前后面像对比见图 4-2-1。

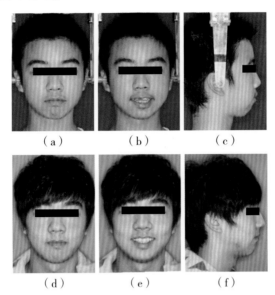

（a） （b） （c）

（d） （e） （f）

图 4-2-1 治疗前后面像
（a~c）治疗前面像。（d~f）治疗后面像

治疗过程口内像对比见图 4-2-2、图 4-2-3。

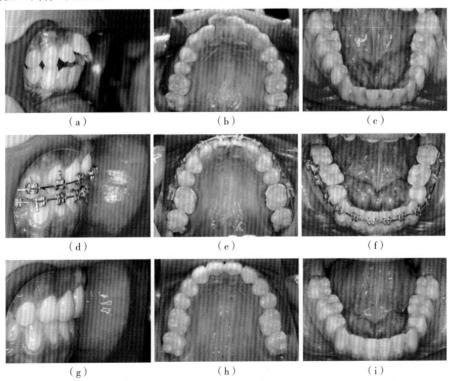

（a） （b） （c）

（d） （e） （f）

（g） （h） （i）

图 4-2-2 治疗过程口内像
（a）治疗前覆𬌗覆盖像。（b）治疗前上颌𬌗方像。（c）治疗前下颌𬌗方像。（d）治疗中覆𬌗覆盖像。（e）治疗中上颌𬌗方像。（f）治疗中下颌𬌗方像。（g）治疗后覆𬌗覆盖像。（h）治疗后上颌𬌗方像。（i）治疗后下颌𬌗方像

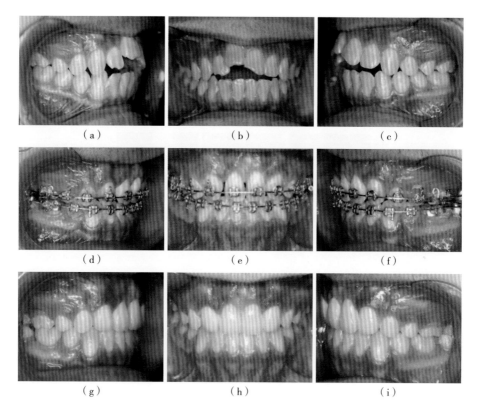

图 4-2-3　治疗过程口内像

（a~c）治疗前口内咬合像。（d~f）治疗中口内咬合像。（g~i）治疗后口内咬合像

治疗前后全口曲面体层片对比见图 4-2-4。

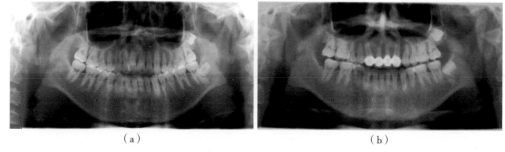

图 4-2-4　治疗前后全口曲面体层片

（a）治疗前全口曲面体层片。（b）治疗后全口曲面体层片

治疗前后头颅侧位片对比见图 4-2-5。

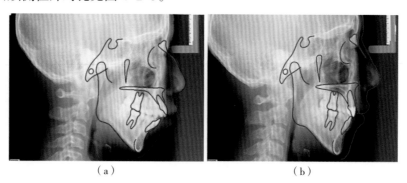

图 4-2-5　治疗前后头颅侧位片

（a）治疗前头颅侧位片。（b）治疗后头颅侧位片

治疗前后头影测量分析见表4-2-1。

表4-2-1　头影测量分析数据

测量指标	治疗前	治疗后	参考值
SNA（°）	83.1	81.1	82.8 ± 4.0
SNB（°）	74.7	76.7	80.1 ± 3.9
ANB（°）	8.4	4.4	2.7 ± 2.0
SND（°）	71.3	72.5	77.3 ± 3.8
U1–NA（mm）	8.9	2.8	5.1 ± 2.4
U1–NA（°）	38.7	17.5	22.8 ± 5.7
L1–NB（mm）	9.2	5.0	6.7 ± 2.1
L1–NB（°）	36.5	20.4	30.3 ± 5.8
U1–L1（°）	99.9	132.8	124.2 ± 8.2
FMA（°）	37.7	39.2	31.3 ± 5.0
FMIA（°）	42.3	58.0	54.9 ± 6.1
IMPA（°）	100.0	86.0	93.9 ± 6.2

7　治疗小结

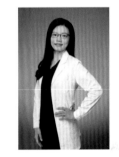

必须通过全面的检查，制定详细、周密的综合治疗方案。存在特殊情况的病例，必须通过制定特殊的正畸矫治方案才能获得良好的矫治效果。

开𬌗的矫治：钟摆效应，破除舌不良习惯。

正畸－修复联合治疗达到良好的美观和功能恢复。

颏部的美学形态对鼻、唇、颏比例谐调关系有较大影响。

矫治完成人：陈　磊

8　专家点评

该病例为安氏Ⅰ类错𬌗，骨性Ⅱ类错𬌗，前牙开𬌗，深覆盖，A1根骨粘连，A2、B1牙冠缺损，颏部发育不足。

矫治拔除A1、B1、C4、D4。利用拔牙间隙，解除拥挤，内收前牙，改善前突，配合舌挡破除不良舌习惯。侧切牙、尖牙、第一前磨牙依次前移，待正畸矫治结束后实施前牙烤瓷冠修复。

正畸牙移动持续轻力和整体移动，利用钟摆效应纠正开𬌗，加上前牙修复美学效果，疗效十分满意。本病例为因前牙外伤而导致的前牙牙骨粘连而需要拔牙矫正的患者，提供了一种新尝试。

病 例 3

1 基本资料

姓名：余 X　性别：女　年龄：16 岁

主诉："嘴突"求矫治。

现病史：自换牙后出现嘴突，未曾治疗，现来我院求治。其母有相似面型。

既往史：患者既往体健，否认任何系统性疾病史及药物过敏史。

2 检 查

◎牙列式：恒牙列，A7~B7，C7~D7。A8、B8、C8、D8 牙胚存在。

◎磨牙关系：右侧安氏Ⅰ类，左侧安氏Ⅰ类。尖牙关系：右侧安氏Ⅰ类，左侧安氏Ⅰ类。

◎拥挤度：上牙弓 4mm，下牙弓 3mm。

◎中线：上颌中线右偏 1mm，下颌中线居中。

◎覆𬌗：1mm。覆盖：1mm。

◎关节未见异常表现。

◎全口曲面体层片显示双侧关节基本对称。

◎面型：正面观左右面部基本对称；侧面观凸面型。

3 诊 断

1. 安氏Ⅰ类错𬌗

2. 双颌前突

3. 浅覆𬌗

4. A7 与 C7、B7 与 D7 正锁𬌗

5. A7、B7 龋齿

4 治疗计划

◎无托槽隐形矫治。

◎拔牙矫治，按照患者及母亲要求拔除龋坏 A7、B7。

◎拔除 A4、B4、C4、D4，最大支抗关闭拔牙间隙。

◎ A8、B8 萌出后纳入矫正排齐。

◎利用维也纳𬌗学理念达到颅颌系统平衡。

5　治疗过程

1. 拔除 A4、A7、B4、B7、C4、D4，最大支抗关闭拔牙间隙以磨牙Ⅰ类关系结束。

2. 为了改善唇支持，把 A1、B1 向腭侧移动 1mm 直到与 A2、B2 平齐。

3. 继续压低前牙 1mm 以完全整平 Spee 曲线。

4. 移动上颌中线来匹配下颌中线。

5. 为 A3、B3、C3、D3 加 10° 根舌向转矩。

6. 当牙齿开始移动时就在上下前牙间保留 1mm 的间隙防止咬合干扰。

7. 在所有的尖牙和侧切牙间保留 1mm 间隙。

8. 避免 B3、C3、D3 往复移动。

9. 为下前牙加 8° 根舌向转矩。

6　治疗效果

治疗前后面像对比见图 4-3-1。

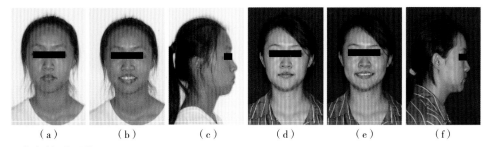

（a）　　　（b）　　　（c）　　　（d）　　　（e）　　　（f）

图 4-3-1　治疗前后面像
（a~c）治疗前面像。（d~f）治疗后面像

治疗过程口内像对比见图 4-3-2、图 4-3-3。

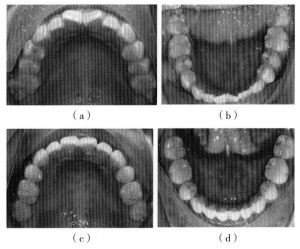

（a）　　　　　　　（b）

（c）　　　　　　　（d）

图 4-3-2　治疗前后口内像
（a，b）治疗前殆方像。（c，d）治疗后殆方像

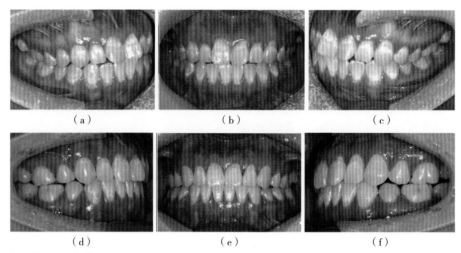

图 4-3-3 治疗前后口内像

（a~c）治疗前口内咬合像。（d~f）治疗后口内咬合像

治疗前后全口曲面体层片对比见图 4-3-4。

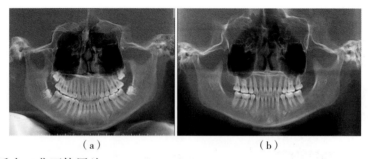

图 4-3-4 治疗前后全口曲面体层片

（a）治疗前全口曲面体层片。（b）治疗后全口曲面体层片

治疗前后头颅侧位片对比见图 4-3-5。

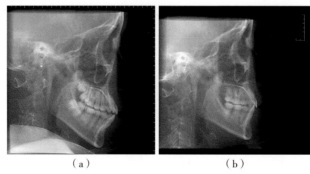

图 4-3-5 治疗前后头颅侧位片

（a）治疗前头颅侧位片。（b）治疗后头颅侧位片

治疗前后头影测量分析见表 4-3-1。

表 4-3-1 头影测量分析数据

测量指标	治疗前	治疗后	参考值
SNA（°）	81.94	81.28	82.8 ± 4.0
SNB（°）	79.70	79.09	80.1 ± 3.9
ANB（°）	2.23	2.19	2.7 ± 2.0
U1-NA（mm）	7.42	3.14	5.1 ± 2.4

续表

测量指标	治疗前	治疗后	参考值
U1–NA（°）	35.16	21.99	22.8 ± 5.7
L1–NB（mm）	7.89	3.05	6.7 ± 2.1
L1–NB（°）	30.08	21.16	30.3 ± 5.8
U1–L1（°）	112.53	134.66	124.2 ± 8.2
FMA（°）	26.22	24.42	31.3 ± 5.0
FMIA（°）	59.07	69.43	54.9 ± 6.1
IMPA（°）	94.71	86.15	93.9 ± 6.2

7 治疗小结

拔牙矫正中磨牙近中移动会引起垂直高度下降导致颞下颌关节间隙减少、髁突向后上移动关节受压，该患者通过在矫正的第一阶段和微调设计后牙的伸长，并在矫正中进行后牙的牵引，增加了垂直高度，关节间隙增宽髁突减压，有利于颅颌系统的平衡。

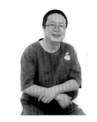

拔除上颌第二磨牙让智齿替代会刺激上颌后部的发育、增加后部垂直高度，整平后部𬌗平面，让下颌逆时针旋转，对抗上前牙内收的钟摆效应引起下颌顺时针旋转。

矫治完成人：樊成涛

基于 CT 指导下设计牙齿的转矩及运用牵引获得比较理想的牙齿根骨关系。

8 专家点评

此患者是安氏Ⅰ类错𬌗，双颌前突，A7C7、B7D7 跨𬌗的患者。

矫治计划是拔除龋坏 A7、B7，加上拔除 A4、B4、C4、D4 最大支抗关闭拔牙间隙，A8、B8 萌出后纳入牙弓。

本病例采用隐形矫治系统完成临床矫治。

在 CT 指导下设计牙齿的转矩及运用牵引获得比较理想牙齿根骨关系。

该病例应用隐形矫治属于比较复杂的病例，共拔除 6 颗牙齿，矫治后的咬合关系以及牙根的平行度都达到了较高的水准。

病例 4

1 基本资料

姓名：杨XX　性别：女　年龄：25 岁

主诉："牙齿不齐"求矫治。

现病史：自换牙后出现牙齿不齐，逐年加重，未曾治疗，现来我院求治。

既往史：患者既往体健，否认任何系统性疾病史及药物过敏史。

2 检 查

◎牙列式：恒牙列，A7~B7，C7~D7，A8、B8 垂直阻生，C8、D8 水平阻生。

◎磨牙关系：右侧安氏Ⅱ类，左侧安氏Ⅰ类。尖牙关系：右侧安氏Ⅰ类，左侧安氏Ⅰ类。

◎拥挤度：上牙弓 8.5mm，下牙弓 5.5mm。

◎中线：上中线基本居中，下中线右偏 1.0mm。

◎覆𬌗：2.5mm。覆盖：4mm。

◎ Bolton 指数：前牙比 75.6%，全牙比 92.46%。

◎关节无弹响和摩擦音。

◎全口曲面体层片显示双侧关节基本对称。

◎面型：正面观左右基本对称；侧面观直面型。

3 诊 断

1. 安氏Ⅱ类错𬌗

2. 骨性Ⅰ类错𬌗，均角

3. 上颌重度拥挤，下颌中度拥挤

4. A8、B8、C8、D8 阻生，A5 深龋近髓

4 治疗计划

◎全口直丝弓矫治技术。

◎拔牙矫治，拔除 A5、B4、D4。

◎排齐整平全牙列。

◎关闭拔牙间隙。

◎纠正下中线不齐。

◎精细调整，优化笑线。

◎最终右侧为Ⅱ类磨牙关系，左侧为Ⅰ类磨牙关系，双侧尖牙为Ⅰ类关系。

5 治疗过程

1. 拔除 A5、B4、D4。

2. 粘接 Insignia 个性化数字托槽，初期分别使用 0.014 英寸 Cu Ni-Ti 丝（含铜镍钛）、0.014 英寸 × 0.025 英寸 Cu Ni-Ti 丝、0.018 英寸 × 0.025 英寸 Cu Ni-Ti 丝排齐上下牙列，时间 6 个月。

3. 0.019 英寸 × 0.025 英寸 TMA 丝上下颌牙列精细排齐，时间 2 个月。

4. 上下颌：0.018 英寸 × 0.025 英寸 SS 丝关闭拔牙间隙，注意上下中线对齐居中，时间 6 个月。

5. 0.021 英寸 × 0.025 英寸 Cu Ni-Ti 丝上下牙列精细排齐，时间 2 个月。

6. 拆除全口托槽，取模制作压膜保持器进入保持阶段。

6 治疗效果

治疗前后面像对比见图4-4-1。

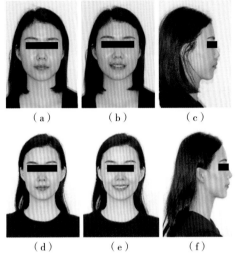

图4-4-1 治疗前后面像
（a~c）治疗前面像。（d~f）治疗后面像

治疗过程口内像对比见图4-4-2

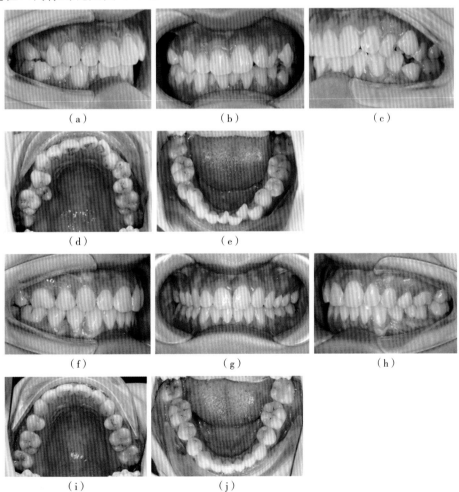

图4-4-2 治疗过程口内像
（a~e）治疗前口内像。（f~j）治疗后口内像

治疗前后全口曲面体层片对比见图4-4-3。

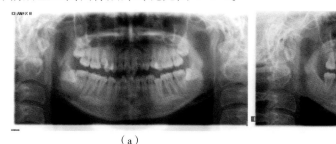

（a） （b）

图4-4-3 治疗前后全口曲面体层片
（a）治疗前全口曲面体层片。（b）治疗后全口曲面体层片

治疗前后头颅侧位片对比见图4-4-4。

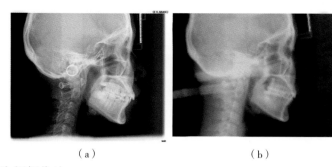

（a） （b）

图4-4-4 治疗前后头颅侧位片
（a）治疗前头颅侧位片。（b）治疗后头颅侧位片

治疗前后头影测量分析见图4-4-5、表4-4-1。

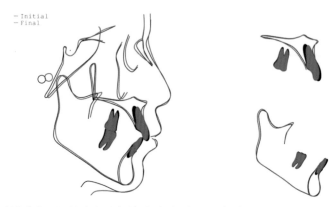

图4-4-5 头影测量分析重叠图（黑色代表治疗前，红色代表治疗后）

表4-4-1 头影测量分析数据

测量指标	治疗前	治疗后	参考值
SNA（°）	82.5	80.5	82.8±4.0
SNB（°）	80	78.6	80.1±3.9
ANB（°）	2.5	1.9	2.7±2.0
SN-MP（°）	32.7	36.4	32.7±6
U1-NA（mm）	5.2	4.8	5.1±2.4
U1-NA（°）	23	18	22.8±5.7

续表

测量指标	治疗前	治疗后	参考值
L1–NB（mm）	6.7	6.1	6.7 ± 2.1
L1–NB（°）	32.1	27.1	30.3 ± 5.8
U1–L1（°）	120.2	128.4	124.2 ± 8.2
FMA（°）	29	32	31.3 ± 5.0
FMIA（°）	53	53.6	54.9 ± 6.1
IMPA（°）	95.4	90.3	93.9 ± 6.2

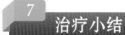

7 治疗小结

数字化矫治通过虚拟排牙，根据目标位设计生产出个性化数据的托槽，再借助间接粘接转移至口内。提高了临床操作的精准度，减少了复诊次数，缩短了治疗时间，精简了精细调整的时间。

根据患者设计动画的牙齿最终位置进行个性化的转矩设计尤为重要，转矩及转矩补偿功能的合理使用，可以减少后期调整，精准高效地完成矫治。

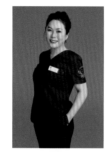

矫治完成人：刘名燕

8 专家点评

该病例为牙列拥挤伴有轻度前突的病例。该病例的亮点之一是在拔除 3 颗牙齿的情况下，一侧后牙建立Ⅰ类咬合关系，另一侧建立完全Ⅱ类咬合关系；另一亮点是采用数字化技术，即精准矫正，临床矫治的质量还是比较高的。

病 例 5

1 基本资料

姓名：刘 XX　性别：女　年龄：16 岁

主诉："嘴突，无下巴，牙齿不齐"求矫治。

现病史：患者近年来逐渐觉得嘴突，无下巴，面型不佳来我院就诊。

既往史：无正畸治疗史，无外伤史，无手术治疗史，否认系统性疾病史和过敏史。

遗传史：父亲面型类似。

2 检 查

◎牙列式：恒牙列，A7~B7，C7~D7。A8、B8、C8、D8 牙胚存在。

◎磨牙关系：右侧安氏Ⅰ类，左侧安氏Ⅰ类。尖牙关系：右侧安氏Ⅰ类，左侧安氏Ⅰ类。

◎拥挤度：上牙弓 2mm，下牙弓 5mm。

◎中线：上中线居中，下中线右偏 1.5mm。

◎覆𬌗：5mm。覆盖：4mm。

◎关节：右侧颞下颌关节弹响，无疼痛；CT 示：双侧髁突表面骨质光滑连续，关节间隙基本正常。

◎牙周：薄龈型，C3 龈炎，D3、D4 牙龈轻度退缩。

◎气道：无异常。

◎面型：正面观左右面部不对称，颏左偏，口角右低左高；侧面观凸面型，闭口时颏肌紧张，无正常颏部形态，颏颈角不明显。

3 诊 断

1. 安氏Ⅰ类错𬌗

2. 骨性Ⅱ类错𬌗：上颌前突，上前牙直立；下颌后缩：下颌体形态异常，位置靠后，顺时针旋转

3. 高角

4. 牙列拥挤

5. 中线偏斜

4 治疗计划

方案一：正畸正颌联合治疗：改善面型，排齐牙列（患者父母拒绝）。

方案二：正畸掩饰性治疗：

◎拔除 A4、B4、C4 和 D4。

◎矢状向：强支抗内收上前牙，直立下前牙，改善侧貌突度；上前牙唇倾度维持。

◎垂直向：上磨牙：压低或至少维持；上前牙：压低；下磨牙：远中直立；下前牙：直立并压低，整平 Spee 曲线。

5 治疗过程

1. 拔除 A4、B4、C4 和 D4，依次使用 0.014 英寸含铜镍钛丝、0.014 英寸 × 0.025 英寸含铜镍钛丝、0.018 英寸 × 0.025 英寸含铜镍钛丝、0.019 英寸 × 0.025 英寸镍钛丝排齐整平上下牙列。

2. 制作上颌第一磨牙横腭杆配合及上颌后牙区种植体支抗，上颌弓丝换至 0.019 英寸 × 0.025 英寸不锈钢方丝＋长牵引钩，矢状向内收上前牙，同时压低上后牙；下颌弓丝换至 0.018 英寸 × 0.025 英寸不锈钢方丝，直立下前牙。

3. 间隙关闭后，上、下颌换 0.017 英寸 × 0.022 英寸 TMA 丝精细调整。

4. 精细调整结束，建立功能𬌗，尖牙、磨牙中性关系，前牙覆𬌗、覆盖正常，中线居中，患者对疗效十分满意，拆除固定矫治器，上、下颌压膜保持器保持。

5. 定期复查。

6 治疗效果

治疗前后面像对比见图 4-5-1。

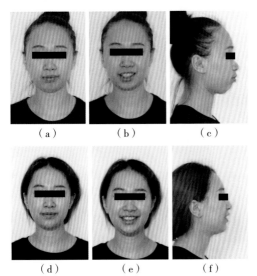

图 4-5-1　治疗前后面像
（a~c）治疗前面像。（d~f）治疗后面像

治疗过程口内像对比见图 4-5-2、图 4-5-3。

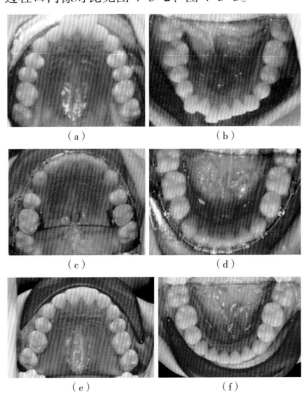

图 4-5-2　治疗过程口内像
（a，b）治疗前𬌗方像。（c，d）治疗中𬌗方像。（e，f）治疗后𬌗方像

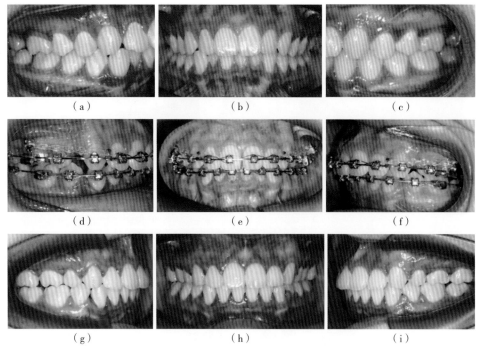

图 4-5-3 治疗过程口内像
（a~c）治疗前口内像。（d~f）治疗中口内像。（g~i）治疗后口内像

治疗前后全口曲面断层片对比见图 4-5-4。

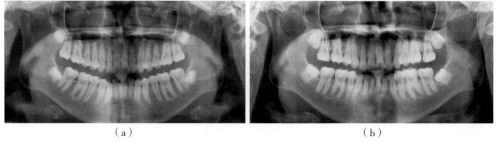

图 4-5-4 治疗前后全口曲面体层片
（a）治疗前全口曲面体层片。（b）治疗后全口曲面体层片

治疗前后头颅侧位片对比见图 4-5-5。

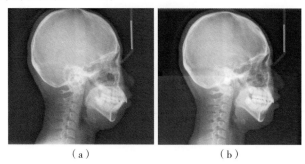

图 4-5-5 治疗前后头颅侧位片
（a）治疗前头颅侧位片。（b）治疗后头颅侧位片

治疗前后头影测量分析见图 4-5-6、表 4-5-1、表 4-5-2。

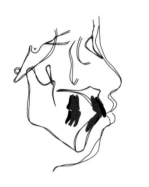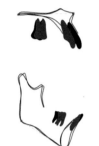

图 4-5-6　头影测量分析重叠图（黑色代表一期治疗前，红色代表治疗后）

表 4-5-1　头影测量 Jarabak 分析数据

测量指标	治疗前	治疗后	参考值
SNA（°）	85.8	84.0	83.0 ± 4.0
SNB（°）	76.7	77.2	80.0 ± 4.0
ANB（°）	9.1	6.8	3.0 ± 2.0
L1–MP（°）	101.9	93.8	97.0 ± 6.0
U1 – SN（°）	103.5	101.9	106.0 ± 6.0
U1 – L1（°）	111.4	122.3	124.0 ± 8.0
蝶鞍角（SN-Ar）（°）	118.8	117.6	123.0 ± 5.0
关节角（°）	161.1	164.8	143.0 ± 6.0
下颌角（Ar-Go-Me）（°）	124.6	120.3	130.0 ± 7.0
下颌上角（Ar-Go-Na）（°）	40.0	38.1	53.0 ± 2.0
下颌下角（Na-Go-Me）（°）	84.7	82.3	72.0 ± 2.0
前颅底长（SN）（mm）	58.8	59.9	71.0 ± 3.0
后颅底长（S-Ar）（mm）	28.6	28.6	32.0 ± 3.0
升支高（Ar-Go）（mm）	42.9	43.9	44.0 ± 5.0
下颌体长（Go-Me）（mm）	60.4	60.5	71.0 ± 5.0
前面高（NaMe）（mm）	115.7	115.7	112.0 ± 7.0
后面高（SGo）（mm）	70.6	71.9	80.0 ± 6.0
后面高 / 前面高（S-Go/N-Me）（%）	61.0	62.1	63.0 ± 2.0
MP-FH（°）	37.1	33.5	26.0 ± 4.0

表 4-5-2　头影测量 ABO 分析数据

测量指标	治疗前	治疗后	参考值
SNA（°）	85.8	84.0	83.0 ± 4.0
SNB（°）	76.7	77.2	80.0 ± 4.0
ANB（°）	9.1	6.8	3.0 ± 2.0
SN–MP（°）	43.1	41.9	30.0 ± 6

续表

测量指标	治疗前	治疗后	参考值
MP-FH（°）	37.1	33.5	26.0 ± 4.0
U1 – NA（mm）	4.1	1.0	5.0 ± 2.0
U1 – SN（°）	103.5	101.9	106.0 ± 6.0
L1 – NB（mm）	12.8	7.5	7.0 ± 2.0
L1–MP（°）	101.9	93.8	97.0 ± 6.0
UL– EP（mm）	5.5	0.1	−1.0 ± 1.0
LL – EP（mm）	9.7	3.1	1.0 ± 2.0

7 治疗小结

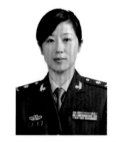

本病例为骨性错𬌗，正畸掩饰性治疗并不能改善上、下颌骨间不调，正畸医生在制订矫治方案时必须关注牙移动的界限，该手术时就手术，而不该正畸过度代偿，引起远期矫治效果的不稳定和过度代偿带来的牙周损害。

此病例成功主要归因于牙性指标的改变，特别是下前牙的直立，提示下前牙唇倾度在Ⅱ类错𬌗矫治中非常重要。

矫治完成人：徐 琳

8 专家点评

该病例为骨性Ⅱ类拔牙患者，实施常规拔除4颗牙的矫正方案。

矫正过程中由于是高角病例，要特别注重垂直方向的控制。通过改变𬌗平面的倾斜度，使𬌗平面发生逆时针旋转，颏部前移，加上颏部软组织代偿作用，使颏部形态发生显著变化。这是本病例最成功之处。

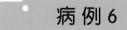

病 例 6

1 基本资料

姓名：高X　性别：女　年龄：33 岁

主诉：患有牙周病，牙齿不齐要求隐形矫治。

现病史：近年来牙周病，牙齿不齐，未曾治疗，现来我院求治。

既往史：年轻时因左侧尖牙突出而拔除，否认正畸治疗史，否认任何系统性疾病及药物过敏史。

2 检 查

◎牙列式：恒牙列，A8~B8，C8~D8，B3 缺失。

◎磨牙关系：右侧安氏Ⅰ类，左侧安氏Ⅰ类。尖牙关系：右侧安氏Ⅰ类。

◎拥挤度：上牙弓 0mm，下牙弓 4.5mm。

◎中线：上颌中线左偏 3mm，下颌中线基本居中。

◎覆𬌗：3mm。覆盖：1.5mm。

◎关节未见异常表现。

◎全口曲面体层片显示双侧关节基本对称。

◎关节 CT 显示双侧髁状突无明显吸收。

◎慢性牙周炎，C2~D2 Ⅰ° 松动。

◎面型：正面观左右面部基本对称；侧面观直面型。

3 诊 断

1. 安氏Ⅰ类错𬌗。

2. 骨性Ⅰ类错𬌗。

3. 牙列拥挤。

4. B3 缺失。

4 治疗计划

◎全口无托槽隐形矫治技术。

◎拔牙矫治，拔除 A4、C4、D4。

◎排齐整平上下牙列，纠正 B4 扭转。

◎纠正上颌中线偏斜，内收上下颌间隙，改善 Spee 曲线曲度。

◎牙周定期维护。

5 治疗过程

1. 矢状向关系：不移动后牙，维持磨牙中性关系，A3 移动 1/3 后移动前牙，维持右侧尖牙中性关系，B4 与 D3、D4 建立良好的咬合关系。

2. 垂直向关系：分步压低下前牙，将覆𬌗做到 2mm。

3. 横向关系：上颌扩弓，使其与下颌牙弓形态协调；下颌通过拔牙和扩弓解决牙列拥挤问题。

4. 保持器保持。

6 治疗效果

治疗前后面像对比见图 4-6-1。

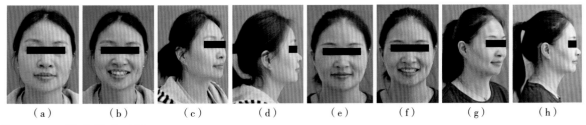

| （a） | （b） | （c） | （d） | （e） | （f） | （g） | （h） |

图 4-6-1 治疗前后面像

（a~d）治疗前面像。（e~h）治疗后面像

治疗过程口内像对比见图 4-6-2。

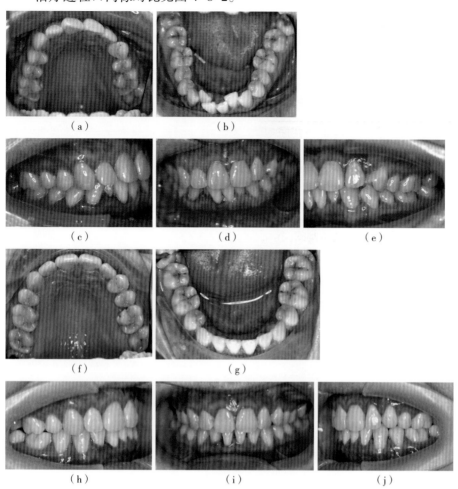

（a）　　　　　　　　（b）

（c）　　　　　（d）　　　　　（e）

（f）　　　　　　　　（g）

（h）　　　　　（i）　　　　　（j）

图 4-6-2　治疗过程口内像
（a~e）治疗前口内像。（f~j）治疗后口内像

治疗前后全口曲面体层片对比见图 4-6-3。

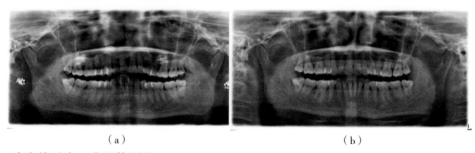

（a）　　　　　　　　　　　　　　　　　　（b）

图 4-6-3　治疗前后全口曲面体层片
（a）治疗前全口曲面体层片。（b）治疗后全口曲面体层片

治疗前后头颅侧位片对比见图 4-6-4。

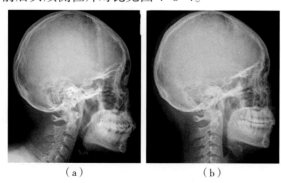

（a）　　　　　（b）

图 4-6-4　治疗前后头颅侧位片
（a）治疗前头颅侧位片。（b）治疗后头颅侧位片

治疗前后颞下颌关节对比见图 4-6-5。

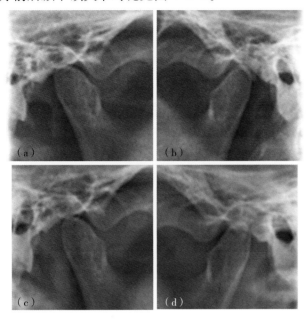

图 4-6-5 治疗前后关节片
（a，b）治疗前颞下颌关节片。
（c，d）治疗后颞下颌关节片

治疗前后头影测量分析见表 4-6-1。

表 4-6-1 头影测量分析数据

测量指标	治疗前	治疗后	参考值
SNA（°）	81.6	78.6	82.8 ± 4.0
SNB（°）	78.2	75.4	80.1 ± 3.9
ANB（°）	3.4	3.2	2.7 ± 2.0
SN-MP（°）	28.6	28.3	30.0 ± 6.0
U1-NA（mm）	5.0	4.2	5.1 ± 2.4
U1-NA（°）	32.8	28.9	22.8 ± 5.7
L1-NB（mm）	6.3	3.6	6.7 ± 2.1
L1-NB（°）	34.4	28.6	30.3 ± 5.8
U1-L1（°）	142.0	131.0	124.2 ± 8.2
UL-EP（mm）	-3.4	-3.0	-1.0 ± 1.0
LL-EP（mm）	-4.6	-3.9	1.0 ± 2.0

7 治疗小结

对于牙周状况不佳的患者，矫治器的边缘切割到釉牙骨质界避免进入倒凹区，从而减少摘戴对牙周的危害。

对于牙结石过多的患者先去除牙结石后再行取模，因牙套是包裹施力，舌侧牙结石会影响矫治器与牙齿的贴合度，造成牙齿移动效能降低。

患者坚持使用咬胶，可以使矫治器能更好与牙齿贴合，确保牙齿矫正的时候整个正畸力系统的平衡，从而实现较为理想的牙齿移动。

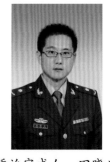

矫治完成人：田晓光

8 专家点评

该病例为安氏Ⅰ类错𬌗，骨性Ⅰ类错𬌗，上下牙弓狭窄，牙列拥挤（中度），B3缺失的病例。

本病例矫治方案是拔牙矫治（拔除A4、C4、D4），采用隐形矫治排齐整平上下牙列，纠正上颌中线偏斜，内收上下颌间隙，改善Spee曲线曲度，牙周定期维护。

建议前2幅矫治器不设计附件，以提高患者舒适度；拔牙患者建议最后附加3幅过矫正矫治器用来关闭有可能出现的拔牙散在间隙。该临床矫治确为比较复杂病例，矫治设计合理，使用隐形矫治达到固定矫治器才能达到的水平，说明术者在隐形矫治方面有较高的造诣。

病 例 7

1 基本资料

姓名：宋X　性别：女　年龄：31岁

主诉：牙齿不齐求隐形矫治。

现病史：换牙后出现牙齿不齐，未曾治疗，现来我院求治。

既往史：患者既往体健，否认正畸治疗史，否认任何系统性疾病及药物过敏史。

2 检 查

◎牙列式：恒牙列，A7~B7，C7~D7。C2C3、D2D3融合牙。

◎磨牙关系：右侧安氏Ⅰ类，左侧安氏Ⅰ类。尖牙关系：右侧安氏Ⅰ类，左侧安氏Ⅰ类。

◎拥挤度：上牙弓7mm，下牙弓3mm。

◎中线：上颌中线左偏3mm，下颌中线右偏1mm。

◎覆𬌗：3mm。覆盖：7mm。

◎双侧关节无弹响和摩擦音。

◎全口曲面体层片显示双侧关节基本对称。

◎关节片显示关节无吸收且基本位于关节窝正中。

◎面型：正面观左右面部基本对称；侧面观凸面型。

3 诊 断

1. 安氏Ⅰ类错𬌗

2. 骨性Ⅰ类错𬌗

3. B1扭转，异位萌出

4. 下颌轻度拥挤，上颌重度拥挤

4 治疗计划

◎全口无托槽隐形矫治技术。

◎拔牙矫治，拔除 A4、B4。

◎注意下颌融合牙的移动。

◎终末位双侧磨牙建立中性关系，下颌前牙邻面去釉，A3–C4、B3–D4 建立中性关系。

5 治疗过程

1. 双侧上颌磨牙远中移动 1mm，纠正上颌磨牙牙轴，与下颌磨牙建立良好的咬合关系。

2. 拔牙间隙用于排齐整平上颌牙列，配合种植支抗，纠正门牙扭转重叠，内收上颌前牙。

3. 下颌 C4~D4 增加 0.5mm 片切，解除下颌拥挤，内收下颌前牙。

4. 临床配合Ⅱ类颌间牵引。

5. 重启，精细调整达目标位。

6 治疗效果

治疗前后面像对比见图 4-7-1。

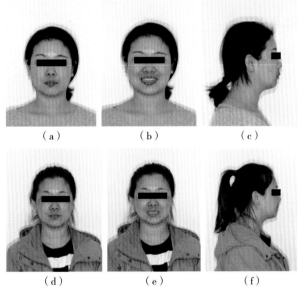

（a） （b） （c）

（d） （e） （f）

图 4-7-1 治疗前后面像
（a~c）治疗前面像。（d~f）治疗后面像

治疗过程口内像对比见图 4-7-2、图 4-7-3。

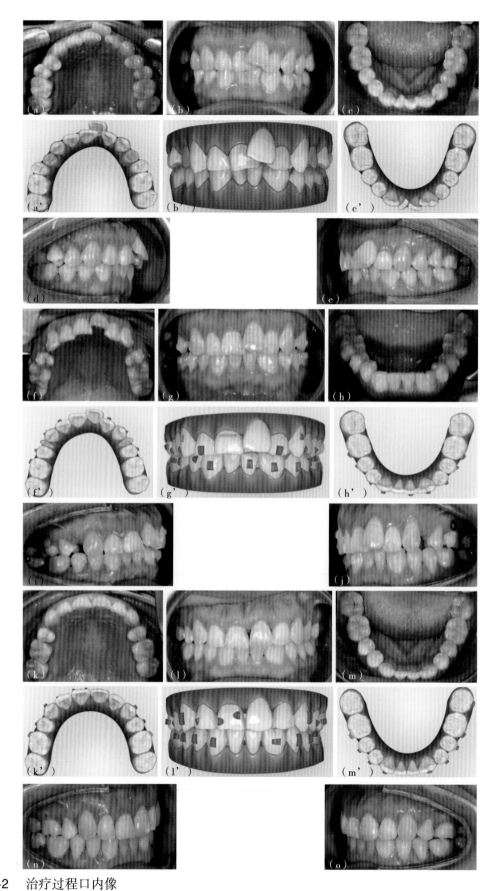

图 4-7-2　治疗过程口内像

（a~e）治疗前口内像。（a'~c'）ClinCheck 方案初始位示意图。（f~j）治疗中（31 副）口内像。（f'~h'）治疗中（31 副）ClinCheck 方案第 31 步示意图。（k~o）治疗后口内像。（k'~m'）ClinCheck 方案目标位示意图

治疗前后全口曲面体层片对比见图4-7-3。

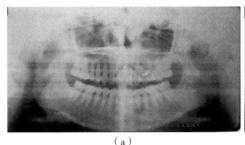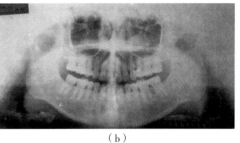

（a） （b）

图4-7-3 治疗前后全口曲面体层片
（a）治疗前全口曲面体层片。（b）治疗后全口曲面体层片

治疗前后头颅侧位片对比见图4-7-4。

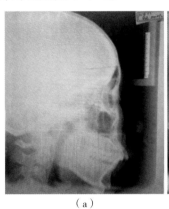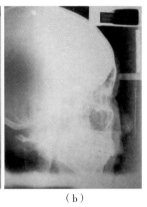

（a） （b）

图4-7-4 治疗前后头颅侧位片
（a）治疗前头颅侧位片。（b）治疗后头颅侧位片

7 治疗小结

此患者为单颌拔牙患者，在隐形矫正中，要考虑患者上下颌的牙量及骨量的匹配度。

微调后期磨牙区的咬合可以配合颌间牵引，使后牙区咬合关系紧密接触。

在正畸结束时，A1、B1牙龈未进一步萎缩，建议在矫正结束稳定后，行牙龈修整术。

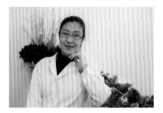

矫治完成人：朱 燕

8 专家点评

该患者为安氏Ⅰ类错殆畸形，B1扭转，异位萌出，下颌轻度拥挤，下颌有2颗牙齿为融合牙，上颌重度拥挤的病例。

采用隐适美隐形矫正治疗，拔除A4、B4，双侧上颌磨牙远中移1mm，纠正上颌磨牙牙轴，与下颌磨牙建立良好的咬合关系，拔牙间隙用于排齐整平上颌牙列，配合种植钉支抗。

下颌融合牙在移动过程中存在一定难度，隐形矫正依然可以做到排齐整平且达到理想目标位。

矫治完成后上颌个别地方出现间隙是美中不足。

病 例 8

1 基本资料

姓名：李 X 性别：女 年龄：22 岁

主诉：牙列不齐求治。

现病史：自换牙后出现牙齿不齐，逐年加重，未曾治疗，现来我院求治。

既往史：患者既往体健，否认任何系统性疾病史及药物过敏史。

2 检 查

◎牙列式：恒牙列，A7~ B7，C1~D7，C2、D2 先天缺失，B5 腭侧错位。

◎ A8、B8、C8、D8 牙胚存在。

◎磨牙关系：右侧安氏Ⅰ类，左侧安氏Ⅰ类。尖牙关系：右侧安氏Ⅲ类，左侧安氏Ⅲ类。

◎拥挤度：上牙弓 14mm，下牙弓 3mm。

◎中线：上颌中线左偏 1mm。

◎覆𬌗：Ⅰ度。覆盖：Ⅰ度。

◎关节未见异常表现。

◎全口曲面体层片显双侧关节基本对称。

◎面型：正面观左右面部基本对称，颏肌略紧张；侧面观直面型。

3 诊 断

1. 安氏Ⅰ类错𬌗畸形

2. 骨性Ⅰ类错𬌗畸形

3. 牙列拥挤

4. C2、D2 先天缺失

5. B5 腭侧错位

4 治疗计划

◎全口直丝弓固定矫治技术。

◎拔牙矫治，拔除 A4、B5。

◎ C3、C4、D3、D4 邻面去釉，去釉量约为 2mm。

◎建立尖牙、磨牙Ⅰ类关系（C4 代 C3，D4 代 D3）。

◎拔除 A8、C8、D8。

5 治疗过程

1. 0.45mm 直径不锈钢圆丝片段弓，牵引 A3 远中移动。
2. Ni-Ti 丝排齐整平上、下牙列。
3. 下前牙邻面去釉，关闭间隙。
4. 精细调整咬合关系及中线。
5. 上下颌 0.018 英寸 × 0.025 英寸不锈钢方丝标准弓形固定保持。
6. 制作上下颌压膜保持器进行保持。

6 治疗效果

治疗前后面像对比见图 4-8-1。

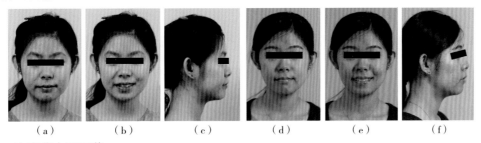

（a） （b） （c） （d） （e） （f）

图 4-8-1 治疗前中后面像
（a~c）治疗前面像。（d~f）治疗后面像

治疗过程口内像对比见图 4-8-2、图 4-8-3。

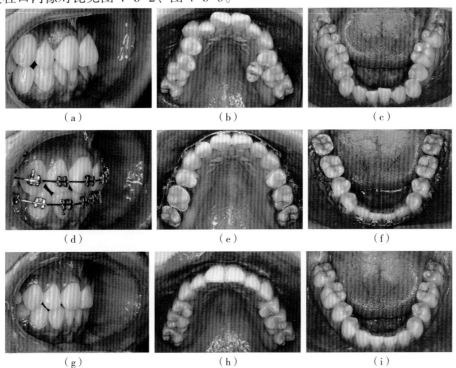

（a） （b） （c）

（d） （e） （f）

（g） （h） （i）

图 4-8-2 治疗过程口内像
（a）治疗前覆𬌗覆盖像。（b）治疗前上颌𬌗方像。（c）治疗前下颌𬌗方像。（d）治疗中覆𬌗覆盖像。（e）治疗中上颌𬌗方像。（f）治疗中下颌𬌗方像。（g）治疗后覆𬌗覆盖像。（h）治疗后上颌𬌗方像。（i）治疗后下颌𬌗方像

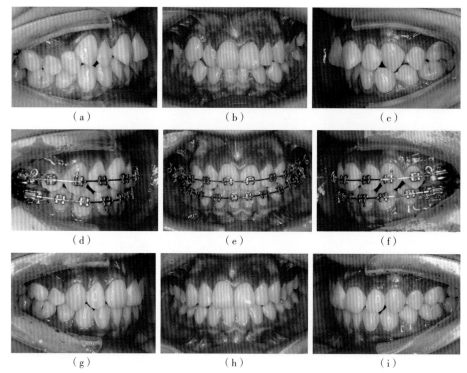

图 4-8-3　治疗过程口内像

（a~c）治疗前口内咬合像。（d~f）治疗中口内咬合像。（g~i）治疗后口内咬合像

　　治疗前后全口曲面体层片对比见图 4-8-4。

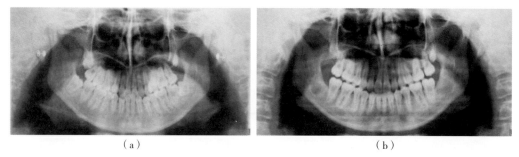

图 4-8-4　治疗前后全口曲面体层片

（a）治疗前全口曲面体层片。（b）治疗后全口曲面体层片

　　治疗前后头颅侧位片对比见图 4-8-5。

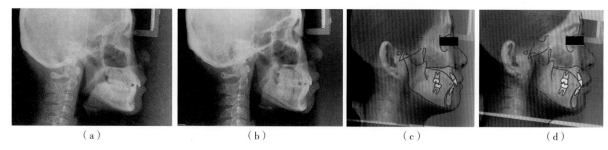

图 4-8-5　治疗前后头颅侧位片

（a，c）治疗前头颅侧位片。（b，d）治疗后头颅侧位片

治疗前后头影测量分析见图4-8-6、表4-8-1。

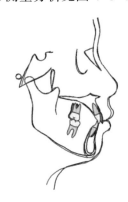

图4-8-6 头影测量分析重叠图（蓝色代表治疗前，红色代表治疗后）

表4-8-1 头影测量分析数据

测量指标	治疗前	治疗后	参考值
SNA（°）	85	84	82.8 ± 4.0
SNB（°）	83	82.3	80.1 ± 3.9
ANB（°）	2	3.7	2.7 ± 2.0
SND（°）	80	79.5	77.3 ± 3.8
U1-NA（mm）	4	2	5.1 ± 2.4
U1-NA（°）	19	15	22.8 ± 5.7
L1-NB（mm）	2	3.5	6.7 ± 2.1
L1-NB（°）	23	31.5	30.3 ± 5.8
U1-L1（°）	131	130	124.2 ± 8.2
FMA（°）	33.5	34.5	31.3 ± 5.0
FMIA（°）	78.5	89	54.9 ± 6.1
IMPA（°）	68	56.5	93.9 ± 6.2

7 治疗小结

下颌先天缺失两颗切牙，临床上的矫治思路：一是上颌拔除两颗第一前磨牙，后期调整Bolton指数；二是上颌不拔牙，开辟下颌缺牙间隙，后期通过种牙或者镶牙修复缺牙间隙。上颌牙列整齐，面型尚好的患者适合开辟缺牙间隙。而本病例上颌重度拥挤，需要通过拔牙解除拥挤，故采取第一种矫治思路。患者未因拔牙而改变面型。

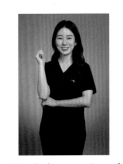

矫治完成人：张　惠

8 专家点评

安氏Ⅰ类错𬌗畸形，牙列拥挤，C2、D2先天缺失，B5腭侧移位。

采用治疗计划是直丝弓矫治技术，拔除A4、B5，下前牙邻面去釉，建立尖牙、磨牙Ⅰ类关系（C4代替C3，D4代替D3）。

本病例值得关注地方：一是早期使用了片段弓，效果良好；二是下颌缺牙，上颌拔牙，还需要下颌邻面去釉，进一步协调Bolton指数；三是在早期前牙先不粘托槽，患者感觉比较舒服美观，让牙齿进行自行调整，可简化临床矫治流程。

病例 9

1 基本资料

姓名：杨X　性别：女　年龄：11 岁

主诉："牙齿不齐"求矫治。

现病史：患者自替牙以来出现牙列拥挤现象，现来我院求矫治。

既往史：患者既往体健，否认正畸治疗史，否认任何系统性疾病史及药物过敏史。

2 检查

◎牙列式：恒牙列，A6~B6，C6~D7，A 区乳 V 滞留，A7、A5、B7、C7 未萌，A8、B8、C8、D8 牙胚存在。

◎磨牙关系：右侧安氏Ⅰ类，左侧安氏Ⅰ类。尖牙关系：右侧安氏Ⅰ类，左侧安氏Ⅰ类。

◎拥挤度：上牙弓 7mm，下牙弓 8mm。

◎中线：上、下颌中线居中

◎覆𬌗：0.5mm。覆盖：2mm。

◎关节未见异常表现。

◎全口曲面体层片显示双侧颌骨基本对称。

◎面型：正面观左右基本对称；侧面观凸面型。

3 诊断

1. 安氏Ⅰ类错𬌗

2. 牙列拥挤

4 治疗计划

◎全口直丝弓矫治技术。

◎拔牙矫治，拔除 A5、B5、C5、D5、A 区乳 V。

◎利用拔牙间隙排齐整平上下牙列，中等支抗内收前牙。

◎精细调整咬合关，建立双侧尖牙、磨牙中性关系，前牙正常覆𬌗覆盖。

◎配合唇肌训练，改善唇部形态。

5 治疗过程

1. 正畸前拔除 A5、B5、C5、D5、A 区乳 V。

2. 序列 Ni-Ti 丝排齐整平上、下牙列。

3. 中等支抗内收前牙。

4. 精细调整，建立标准咬合。

6 治疗效果

治疗前后面像对比见图 4-9-1。

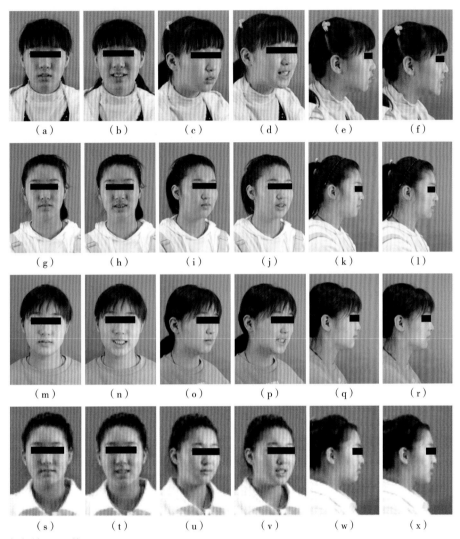

（a）　　（b）　　（c）　　（d）　　（e）　　（f）

（g）　　（h）　　（i）　　（j）　　（k）　　（l）

（m）　　（n）　　（o）　　（p）　　（q）　　（r）

（s）　　（t）　　（u）　　（v）　　（w）　　（x）

图 4-9-1　治疗前后面像
（a~f）治疗前面像。（g~l）治疗中面像。（m~r）治疗后面像。（s~x）保持 12 个月面像

治疗过程口内像对比见图 4-9-2、图 4-9-3。

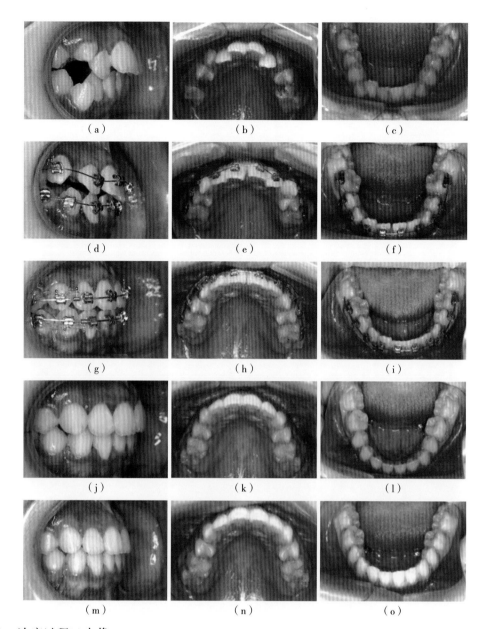

图 4-9-2　治疗过程口内像

（a）治疗前覆𬌗覆盖像。（b）治疗前上颌𬌗方像。（c）治疗前下颌𬌗方像。（d）治疗 7 个月覆𬌗覆盖像。（e）治疗 7 个月上颌𬌗方像。（f）治疗 7 个月下颌𬌗方像。（g）治疗 15 个月覆𬌗覆盖像。（h）治疗 15 个月上颌𬌗方像。（i）治疗 15 个月下颌𬌗方像。（j）治疗后覆𬌗覆盖像。（k）治疗后上颌𬌗方像。（l）治疗后下颌𬌗方像。（m）保持 12 个月覆𬌗覆盖像。（n）保持 12 个月上颌𬌗方像。（o）保持 12 个月下颌𬌗方像

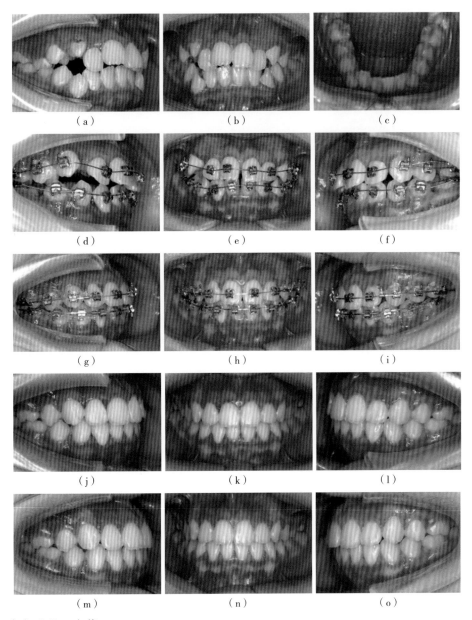

图 4-9-3 治疗过程口内像

（a~c）治疗前口内咬合像。（d~f）治疗 7 个月口内咬合像。（g~i）治疗 15 个月口内咬合像。（j~l）治疗后口内咬合像。（m~o）保持 12 个月口内咬合像

治疗前后全口曲面体层片对比见图 4-9-4。

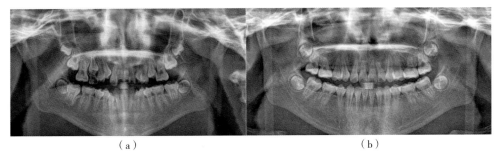

图 4-9-4 治疗前后全口曲面体层片

（a）治疗前全口曲面体层片。（b）治疗后全口曲面体层片

治疗前后头颅侧位片对比见图 4-9-5。

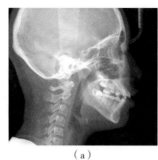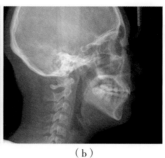

（a）　　　　　　　　　（b）

图 4-9-5　治疗前后头颅侧位片
（a）治疗前头颅侧位片。（b）治疗后头颅侧位片

治疗前后头影测量分析见图 4-9-6、表 4-9-1。

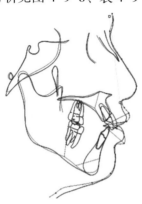

图 4-9-6　头影测量分析重叠图（红色代表治疗前，蓝色代表治疗后）

表 4-9-1　头影测量分析数据

测量指标	治疗前	治疗后	参考值
SNA（°）	76.07	77.27	82.8 ± 4.0
SNB（°）	72.84	75.25	80.1 ± 3.9
ANB（°）	3.23	2.02	2.7 ± 2.0
SND（°）	69.65	71.61	77.3 ± 3.8
U1-NA（mm）	8.35	6.9	5.1 ± 2.4
U1-NA（°）	36.53	28.51	22.8 ± 5.7
L1-NB（mm）	5.83	6.46	6.7 ± 2.1
L1-NB（°）	25.41	28.02	30.3 ± 5.8
U1-L1（°）	114.82	121.45	124.2 ± 8.2
FMA（°）	34.17	38.18	31.3 ± 5.0
FMIA（°）	56.71	55.05	54.9 ± 6.1
IMPA（°）	89.11	86.78	93.9 ± 6.2

7　**治疗小结**

　　经头颅侧位片颈椎分析法预测，该患者生长发育处于 Cvs 5 期（即生长发育高峰期已结束）。

　　牙列拥挤度较大，前牙唇倾较为明显，但从面型分析前牙不宜内收过多，故设计拔除 A5、B5、C5、D5。

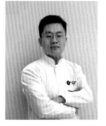

矫治完成人：万会龙

该患者唇肌较弱，唇态松弛，需指导患者进行针对性的唇肌训练。

8 专家点评

安氏 I 类错𬌗，牙列拥挤，深覆盖，C3、D3 扭转的病例。

矫治计划为自锁托槽矫正技术拔牙矫治，拔除 A5、B5、C5、D5、A 区乳 V。

利用拔牙间隙排齐上下牙列。选择中度支抗内收前牙达到正常覆𬌗覆盖关系。

后期配合唇肌训练，改善唇部形态。

该病例临床资料相当完整，矫治思路非常清晰，矫治达到很高的技术水准。

第5章 正畸拔牙矫治双颌前突

病 例 1

1 基本资料

姓名：李 X　性别：女　年龄：20 岁

主诉："嘴突" 求矫治。

现病史：自换牙后出现牙齿前突，未曾治疗，其父有相似面型，现来我院求治。

既往史：患者既往体健，否认任何系统性疾病史及药物过敏史，否认正畸治疗史。

2 检 查

◎牙列式：恒牙列，A7~B7，C7~D7，A8、B8、C8、D8 牙胚存在。

◎磨牙关系：右侧安氏Ⅰ类，左侧安氏Ⅰ类。尖牙关系：右侧安氏Ⅰ类，左侧安氏Ⅰ类。

◎拥挤度：上牙弓 2mm，下牙弓 1mm。

◎中线：上颌中线居中。

◎覆𬌗：浅覆𬌗。覆盖：浅覆盖。

◎关节未见异常表现。

◎全口曲面体层片显示双侧关节基本对称。

◎关节片显示关节无吸收且基本位于关节窝正中

◎面型：正面观左右面部基本对称；侧面观凸面型。

3 诊 断

1. 安氏Ⅰ类错𬌗
2. 骨性Ⅰ类错𬌗
3. 牙列拥挤

4 治疗计划

◎全口直丝弓矫治技术。

◎拔牙矫治，拔除 A4、B4、C4、D4。

◎排齐整平上下牙列，内收前牙、改善前突面型。

◎调整上下颌牙弓形态，使上下牙弓匹配。

◎调整上下牙列中线。

◎建立后牙稳定咬合。

5 治疗过程

1. 拔除 A4、B4、C4、D4，使用 Damon Q 高转矩自锁托槽矫治器，排齐整平牙列。
2. 序列 Ni-Ti 丝排齐整平上、下牙列。
3. 上下颌 0.019 英寸 ×0.025 英寸 SS 丝滑动法内收关闭拔牙间隙。
4. 精细调整咬合关系。
5. 拆除全口矫治器，制作透明保持器保持。疗程共 23 个月。

6 治疗效果

治疗前后面像对比见图 5-1-1。

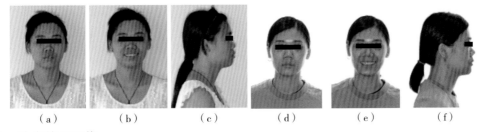

（a）　　　（b）　　　（c）　　　（d）　　　（e）　　　（f）

图 5-1-1　治疗前后面像
（a~c）治疗前面像。（d~f）治疗后面像

治疗过程口内像对比见图 5-1-2、图 5-1-3。

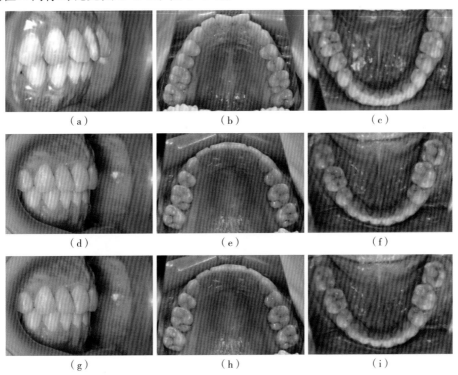

（a）　　　　　　　　（b）　　　　　　　　（c）

（d）　　　　　　　　（e）　　　　　　　　（f）

（g）　　　　　　　　（h）　　　　　　　　（i）

图 5-1-2　治疗过程口内像
（a）治疗前覆殆覆盖像。（b）治疗前上颌殆方像（c）治疗前下颌殆方像。（d）治疗中覆殆覆盖像。（e）治疗中上颌殆方像。（f）治疗中下颌殆方像。（g）治疗后覆殆覆盖像。（h）治疗后上颌殆方像。（i）治疗后下颌殆方像

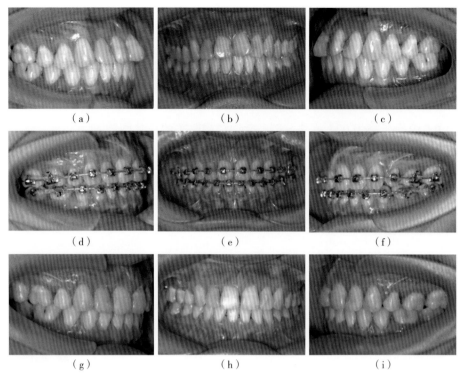

图 5-1-3　治疗过程口内像

（a~c）治疗前咬合像。（d~f）治疗中咬合像。（g~i）治疗后咬合像

治疗前后全口曲面体层片对比见图 5-1-4。

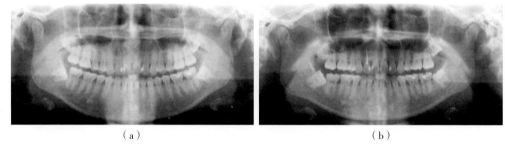

（a）　　　　　　　　　　　　　　　（b）

图 5-1-4　治疗前后全口曲面体层片

（a）治疗前全口曲面体层片。（b）治疗后全口曲面体层片

治疗前后头颅侧位片对比见图 5-1-5。

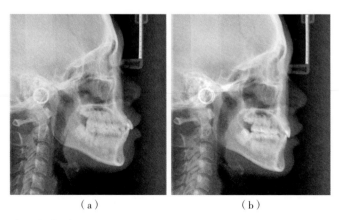

（a）　　　　　　　　　　（b）

图 5-1-5　治疗前后头颅侧位片

（a）治疗前头颅侧位片。（b）治疗后头颅侧位片

治疗前后头影测量分析见图 5-1-6、表 5-1-1。

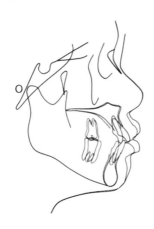

图 5-1-6 头影测量分析重叠图（蓝色代表治疗前，红色代表治疗后）

表 5-1-1 头影测量分析数据

测量指标	治疗前	治疗后	参考值
SNA（°）	80.5 79.6	79.8	82.8 ± 4.0
SNB（°）	79.2 76.7	78.3 76.3	80.1 ± 3.9
ANB（°）	3.0	2.6	2.7 ± 2.0
SN-MP（°）	35.9	36.2	30.0 ± 6.0
U1-NA（mm）	9.8	3.0	5.1 ± 2.4
U1-NA（°）	31.2 32.2	18.6	22.8 ± 5.7
L1-NB（mm）	10.1	4.5	6.7 ± 2.1
L1-NB（°）	28.5 30.8	20.5	30.3 ± 5.8
U1-L1（°）	114	139.1	124.2 ± 8.2
FMA（°）	27.8	28.0	31.3 ± 5.0
FMIA（°）	55.9	60.9	54.9 ± 6.1
IMPA（°）	96.3	87.2	93.9 ± 6.2

7 治疗小结

患者为安氏Ⅰ类双牙弓前突，前牙唇倾伴有轻度拥挤，为改善面型前突，对称拔除 A4、B4、C4、D4 矫治，通过拔牙间隙内收前牙，改善面型。应用高转矩自锁托槽可以在内收前牙时相对有效控制前牙转矩，但仍需对转矩及覆殆加以控制，避免钟摆效应导致的不良影响。

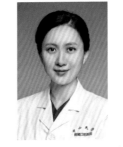

矫治完成人：谭家莉

8 专家点评

患者为安氏Ⅰ类错殆，骨性双颌前突，上、下牙列轻度拥挤的病例。

该病例的矫治计划是拔除 A4、B4、C4、D4，排齐整平上下牙列，内收前牙、改善前突面型，调整上下颌牙弓形态，使上下牙弓相匹配。

应用高转矩自锁托槽可以在内收前牙时有效控制前牙转矩，是本病例成功矫治的亮点。

矫治结束后，面型侧貌改善明显，牙列排列整齐，咬合关系良好，矫治达到预期疗效。应拔除上下颌第三磨牙，以确保疗效的稳定。

病例 2

1 基本资料

姓名：张 XX　性别：女　年龄：33 岁

主诉："面部前突" 求矫治。

现病史：自替牙后出现前牙前突、牙齿不齐。

既往史：患者既往体健，否认正畸治疗史，否认任何系统性疾病史及药物过敏史。

2 检 查

◎牙列式：恒牙列，A8~B8，C8~D8。

◎磨牙关系：右侧安氏Ⅰ类，左侧安氏Ⅰ类。尖牙关系：右侧安氏Ⅰ类，左侧安氏Ⅰ类。

◎拥挤度：上牙弓 2mm，下牙弓 3mm。

◎中线：基本居中。

◎覆𬌗：正常。覆盖：正常。

◎ Bolton 指数：前牙比 78.5%。

◎关节未见异常表现。

◎全口曲面体层片显示双侧关节基本对称。

◎面型：正面观左右基本对称；侧面观凸面型。

3 诊 断

1. 安氏Ⅰ类错𬌗

2. 凸面型

3. 上、下牙列轻度拥挤

4 治疗计划

◎拔牙矫治。

◎拔除 A4、B4、C4、D4。

◎全口标准直丝弓矫治技术。

◎利用拔牙间隙排齐上下牙列，通过种植钉整体内收上下前牙，保持磨牙中性关系，改善前突面型为直面型。

◎矫治时间约 2 年，保持时间为 2 年。

5 治疗过程

1. 初期 Ni-Ti 圆丝排齐整平，"Lace-back"至上下颌 0.017 英寸 × 0.025 英寸 Ni-Ti 丝（3~5 个月）。

2. 在上下颌第二前磨牙和第一磨牙之间植入 4 颗微螺钉种植体支抗。

3. 上下颌换 0.017 英寸 × 0.025 英寸不锈钢方丝，上、下颌侧切牙与尖牙之间置问号钩，通过种植支抗钉水平牵引，整体内收上下前牙。

4. 矫治过程中需时刻观察前牙的覆𬌗覆盖与上下前牙的轴倾度。

5. 固定保持 3 个月后拆除全口固定矫治器，佩戴 Hawley 保持器。

6. 定期复查。

6 治疗效果

治疗前后面像对比见图 5-2-1。

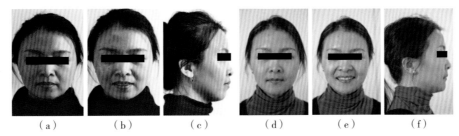

（a）　　　　　（b）　　　　　（c）　　　　　（d）　　　　　（e）　　　　　（f）

图 5-2-1　治疗前后面像
（a~c）治疗前面像。（d~f）治疗后面像

治疗过程口内像对比见图 5-2-2、图 5-2-3。

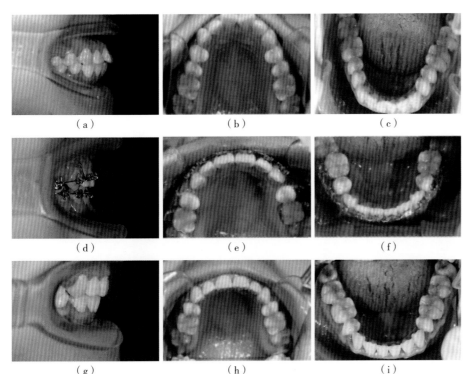

（a）　　　　　（b）　　　　　（c）

（d）　　　　　（e）　　　　　（f）

（g）　　　　　（h）　　　　　（i）

图 5-2-2　治疗过程口内像
（a）治疗前覆𬌗覆盖像。（b）治疗前上颌𬌗方像。（c）治疗前下颌𬌗方像。（d）治疗中覆𬌗覆盖像。（e）治疗中上颌𬌗方像。（f）治疗中下颌𬌗方像。（g）治疗后覆𬌗覆盖像。（h）治疗后上颌𬌗方像。（i）治疗后下颌𬌗方像

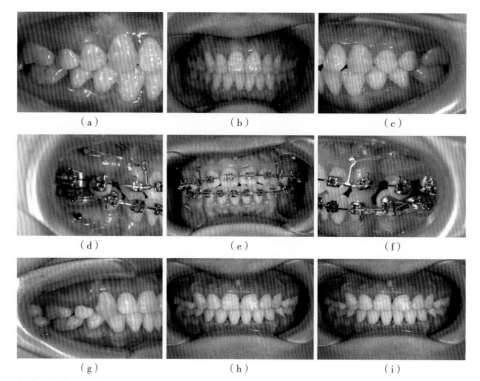

图 5-2-3　治疗过程口内像

（a~c）治疗前咬合像。（d~f）治疗中咬合像。（g~i）治疗后咬合像

治疗前后全口曲面体层片对比见图 5-2-4。

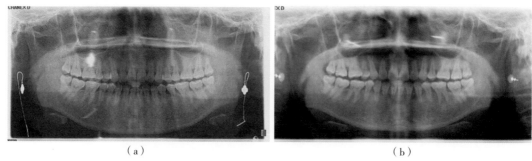

图 5-2-4　治疗前后全口曲面体层片

（a）治疗前全口曲面体层片。（b）治疗后全口曲面体层片

治疗前后头颅侧位片对比见图 5-2-5。

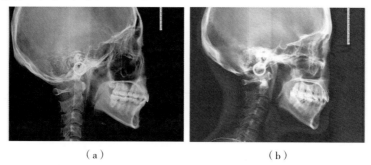

图 5-2-5　治疗前后头颅侧位片

（a）治疗前头颅侧位片。（b）治疗后头颅侧位片

治疗前后头影测量分析见图 5-2-6、表 5-2-1。

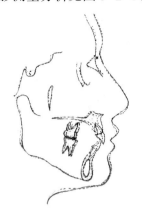

图 5-2-6 头影测量分析重叠图（实线代表治疗前，虚线代表治疗后）

表 5-2-1 头影测量分析数据

测量指标	治疗前	治疗后	参考值
SNA（°）	85	83	82.8 ± 4.0
SNB（°）	78	79	80.1 ± 3.9
ANB（°）	7	4	2.7 ± 2.0
SND（°）	74	76	77.3 ± 3.8
U1-NA（mm）	2	0	5.1 ± 2.4
U1-NA（°）	17	14	22.8 ± 5.7
L1-NB（mm）	5	4	6.7 ± 2.1
L1-NB（°）	36	35	30.3 ± 5.8
U1-L1（°）	119	124	124.2 ± 8.2
FMA（°）	31.0	32.0	31.3 ± 5.0
FMIA（°）	47.0	48.0	54.9 ± 6.1
IMPA（°）	102.0	100.0	93.9 ± 6.2

7 治疗小结

对于成年的Ⅱ类前突患者，我们矫治过程中要更加注重他们的牙周与牙槽骨吸收情况，要全程控制内收力值的大小。

内收过程中还要注意前牙覆𬌗覆盖情况，该患者做水平牵引。

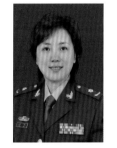

矫治完成人：冷　军

8 专家点评

双颌前突的病例，一般都需要拔牙矫治。严重双颌前突的病例甚至需要正颌手术才能达到比较好的矫治效果。

矫治此类患者的关键是应用强支抗。经验显示，种植钉支抗是非常有效的装置，以确保拔牙间隙最大限度的利用和前牙的有效内收，使患者的侧貌外形改变更加显著。本病例最后的结果也证明了种植钉的作用。

病 例 3

1 基本资料

姓名：丁 X　性别：女　年龄：14 岁

主诉："嘴突" 求矫治。

现病史：替牙后牙齿前突；C6 殆面大面积龋坏，3 年前于外院行根管治疗。

既往史：患者既往体健，否认任何系统性疾病史及药物过敏史，否认家族遗传史。

2 检 查

◎牙列式：恒牙列，A7~B7，C7~D7，C8、D8 牙胚存在。

◎磨牙关系：右侧安氏 Ⅰ 类，左侧安氏 Ⅱ 类。尖牙关系：右侧安氏 Ⅰ 类，左侧安氏 Ⅱ 类。

◎拥挤度：上牙弓 0mm，下牙弓 3mm。

◎中线：下颌中线左偏 0.5mm。

◎覆殆：6mm。覆盖：8mm

◎ Bolton 指数：前牙比 81.2%。

◎关节未见明显异常。

◎ A2、B2 过小牙，C7、D6、D7 龋坏，C6 根管治疗术后，殆面大面积银汞充填。

◎面型：正面观左右面部基本对称，休息位时唇无法自然闭合，颏肌紧张；侧面观突面型。

3 诊 断

1. 安氏 Ⅰ 类错殆畸形
2. 平均生长型
3. 牙性双颌前突
4. 深覆盖 Ⅲ 度
5. 深覆殆 Ⅱ 度
6. 下中线左偏
7. A2、B2 过小牙
8. C7、D6、D7 龋齿
9. C6 RCT 术后

4 治疗计划

◎全口方丝弓矫治技术。

◎拔牙矫治，拔除 A4、B4、D4、C6。

◎上颌强支抗。

◎排齐整平上下牙列，内收上下前牙。

◎ C8 助萌。

◎ A2、B2 畸形过小牙修复。

◎最终达尖牙中性，磨牙右侧完全远中，左侧中性关系 。

5 治疗过程

1. 粘接全口托槽，序列更换钛镍丝排齐整平上下牙列。

2. 0.016 英寸 × 0.025 英寸不锈钢丝上皮链拉上下颌尖牙远移，T 形曲整体前移 C7。

3. 0.018 英寸 × 0.025 英寸不锈钢丝闭隙曲内收上下切牙。

4. C8 助萌并排齐。

5. 0.018 英寸 × 0.025 英寸不锈钢理想弓结束。

6. A2、B2 过小牙临时树脂贴面修复，成人后更换永久修复材料。

6 治疗效果

治疗前后面像对比见图 5-3-1。

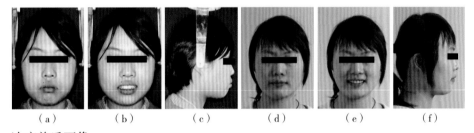

（a）　　　（b）　　　（c）　　　（d）　　　（e）　　　（f）

图 5-3-1　治疗前后面像
（a~c）治疗前面像。（d~f）治疗后面像

治疗前后口内像对比见图 5-3-2、图 5-3-3。

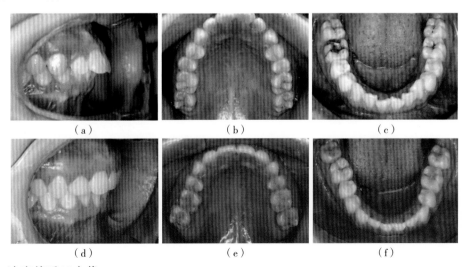

（a）　　　　　　（b）　　　　　　（c）

（d）　　　　　　（e）　　　　　　（f）

图 5-3-2　治疗前后口内像
（a）治疗前覆𬌗覆盖像。（b）治疗前上颌𬌗方像。（c）治疗前下颌𬌗方像。（d）治疗后覆𬌗覆盖像。
（e）治疗后上颌𬌗方像。（f）治疗后下颌𬌗方像

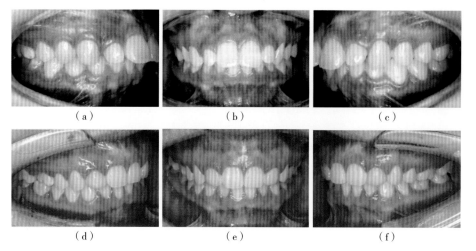

图 5-3-3　治疗前后口内像
（a~c）治疗前咬合像。
（d~f）治疗后咬合像

治疗过程口内像见图 5-3-4。

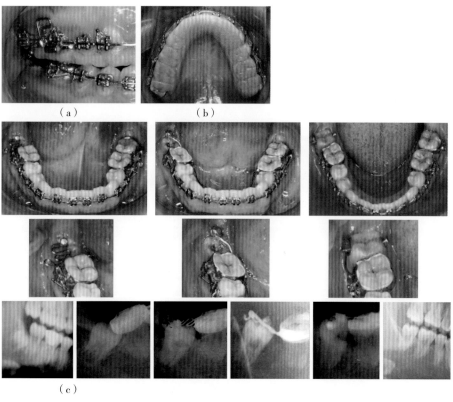

图 5-3-4　治疗过程口内像
（a）阶段性局部𬌗垫 C8 垂直向咬合打开像。（b）上颌局部𬌗垫像。（c）C8 竖直过程像

治疗前后全口曲面体层片对比见图 5-3-5。

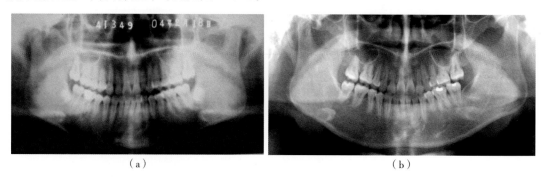

图 5-3-5　治疗前后全口曲面体层片
（a）治疗前全口曲面体层片。（b）治疗后全口曲面体层片

治疗前后头颅侧位片对比见图5-3-6。

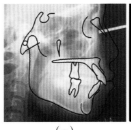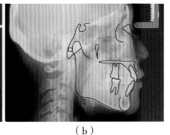
（a）　　　　　　　　　　　（b）

图 5-3-6 治疗前后头颅侧位片
（a）治疗前头颅侧位片。（b）治疗后头颅侧位片

治疗前后头影测量分析见图5-3-7、表5-3-1。

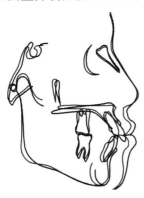

图 5-3-7 头影测量分析重叠图（蓝色代表治疗前，红色代表治疗后）

表 5-3-1 头影测量分析数据

测量指标	治疗前	治疗后	参考值
SNA（°）	83.5	83.2	82.8 ± 4.0
SNB（°）	80.1	80.1	80.1 ± 3.9
ANB（°）	3.4	3.1	2.7 ± 2.0
SND（°）	78.6	78.5	77.3 ± 3.8
U1-NA（mm）	10.5	4.0	5.1 ± 2.4
U1-NA（°）	34.0	20.1	22.8 ± 5.7
L1-NB（mm）	12.6	7.0	6.7 ± 2.1
L1-NB（°）	40	32.2	30.3 ± 5.8
U1-L1（°）	102	123.2	124.2 ± 8.2
FMA（°）	29.9	29.5	31.3 ± 5.0
FMIA（°）	55.1	58.5	54.9 ± 6.1
IMPA（°）	95	92.0	93.9 ± 6.2

7　治疗小结

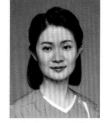

患者的主要问题在于面型前突，需要解决软组织侧貌美学问题。通过拔牙矫治配合强支抗，最大程度内收前牙，实现了面型改善目标。

对于早期严重龋坏的C6，利用C8牙根发育的恰当时机，近移C7代替C6，提供C8萌出间隙，促进C8近中移动萌出。后期配合局部𬌗板打

矫治完成人：韩　春

开垂直向咬合空间，利用双曲推簧，舌弓支架悬吊，镍钛丝排齐等方法助萌 C8，构建右侧后牙区的良好咬合关系。

A2、B2 畸形过小牙，正畸术后行树脂贴面修复，恢复牙冠宽度，实现前牙比协调一致。

8 专家点评

该病例采用拔牙矫治，上颌强支抗，内收上下前牙，改善前突面型。并对 C8 助萌，代替龋坏的 C6。最后进行 A2、B2 过小牙修复治疗，达到了理想的治疗效果。

本病例的亮点在于 C8 扶正和前移，代替 RCT 术后𬌗面大面积缺损的 C6。青少年中第一磨牙过早龋坏情况十分常见，通过正畸治疗的方法，以智齿近移替代大面积龋坏的磨牙，充分发挥正畸牙齿移动的优势，"以好代坏"值得尝试。该病例 A2、B2 为过小牙，正畸结束后，需要采用临时贴面的方式维持其间隙，成年后采用永久性修复替代之。

病例 4

1 基本资料

姓名：许 XX　性别：女　年龄：15 岁

主诉："牙列不齐且嘴突"求矫。

现病史：自换牙后出现牙齿不齐，嘴巴突，未曾治疗，现来我院求治。

既往史：患者既往体健，否认正畸治疗史，否认任何系统性疾病及药物过敏史。

2 检 查

◎牙列式：恒牙列，A7~B7，C7~D7。A8、B8、C8、D8 牙胚存在。

◎个别牙异常：C6 残冠。

◎磨牙关系：双侧中性关系。尖牙关系：双侧中性关系。

◎拥挤度：上牙列 3mm，下牙列 5mm。

◎中线：上牙列正，下牙列左偏 2.5mm。

◎覆𬌗：正常。覆盖：深覆盖 I 度。

◎ Bolton 指数：前牙比 80.5%。

◎关节未见异常表现。

◎全口曲面体层片显示双侧关节基本对称，C6 根分叉及根尖区阴影。

◎面型：正面观左右两侧面部软组织对称，颏点居中，颏肌紧张；侧面观凸面型，上唇前突，下颌及颏部后缩，颏唇沟浅。

3 诊 断

1. 安氏 I 类错𬌗畸形

2. 高角型骨性 II 类，上颌正常，下颌后缩

3. 牙列拥挤

4. 前牙深覆盖

4 治疗计划

◎全口方丝弓矫治技术。

◎拔牙矫治，拔除 A4、B4、C6、D4。

◎支抗设计：上颌 J 钩；下颌 J 钩。

◎利用拔牙间隙排齐整平上下牙列，内收上下前牙改善侧貌。

◎近移 C7 代替 C6。

◎矫治完成后右侧磨牙完全远中关系，左侧磨牙中性关系。

5 治疗过程

1. 粘接全口托槽，序列更换钛镍丝排齐整平上下牙列。

2. 上颌 0.017 英寸 × 0.025 英寸不锈钢丝，下颌 0.018 英寸 × 0.025 英寸不锈钢丝，J 钩远移尖牙。

3. 上颌更换 0.019 英寸 × 0.025 英寸不锈钢丝，闭隙曲内收切牙关闭间隙；下颌继续调整右侧间隙。

4. 上颌继续内收上切牙关闭间隙；下颌更换 0.020 英寸 × 0.025 英寸不锈钢丝，内收下切牙。

5. 关闭剩余间隙，精细调整咬合关系及中线。

6. 上下颌标准弓形固定保持。

7. 制作上下颌压膜保持器进行保持。

6 治疗效果

治疗前后面像对比见图 5-4-1。

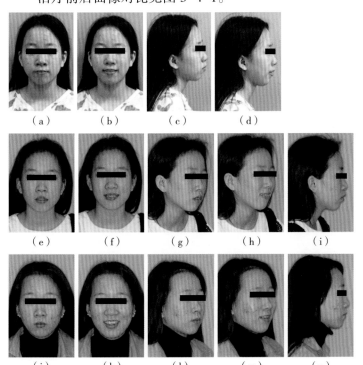

图 5-4-1 治疗前后面像
（a~d）治疗前面像。（e~i）治疗 8 个月后面像。（j~n）治疗后面像

107

治疗过程口内像对比见图 5-4-2、图 5-4-3。

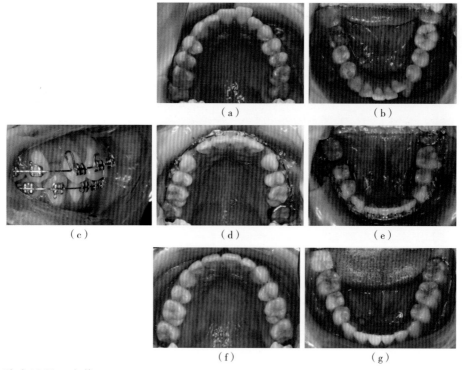

（a） （b）

（c） （d） （e）

（f） （g）

图 5-4-2 治疗过程口内像

（a）治疗前上颌𬌗方像。（b）治疗前下颌𬌗方像。（c）治疗 8 个月覆盖像。（d）治疗 8 个月上颌𬌗方像。
（e）治疗 8 个月下颌𬌗方像。（f）治疗后上颌𬌗方像。（g）治疗后下颌𬌗方像

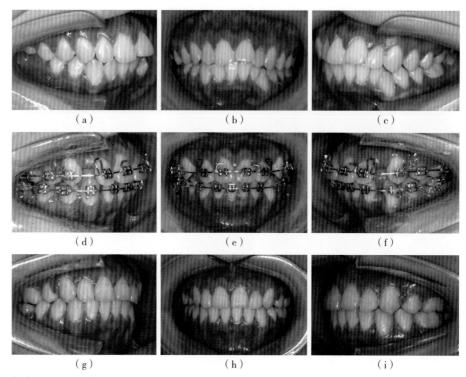

（a） （b） （c）

（d） （e） （f）

（g） （h） （i）

图 5-4-3 治疗过程口内像

（a~c）治疗前口内咬合像。（d~f）治疗 8 个月口内咬合像。（g~i）治疗后口内咬合像

治疗前后全口曲面体层片对比见图 5-4-4。

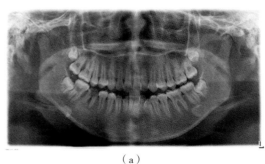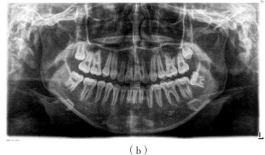
（a）　　　　　　　　　　　　　　　（b）

图 5-4-4　治疗前后全口曲面体层片
（a）治疗前全口曲面体层片。（b）治疗后全口曲面体层片

治疗前后头颅侧位片对比见图 5-4-5。

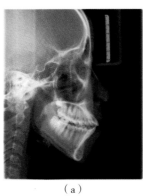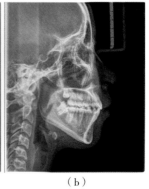
（a）　　　　　　　　　（b）

图 5-4-5　治疗前后头颅侧位片
（a）治疗前头颅侧位片。（b）治疗后头颅侧位片

治疗前后头影测量分析见表 5-4-1。

表 5-4-1　头影测量分析数据

测量项目	治疗前	治疗后	正常均值
SNA（°）	78.5	78.4	82.8±4.0
SNB（°）	73.1	75.0	80.1±3.9
ANB（°）	5.4	3.4	2.7±2.0
SND（°）	70.0	72.2	77.3±3.8
U1-NA（°）	34.2	18.9	22.8±5.7
U1-NA（mm）	8.0	3.5	5.1±2.4
L1-NB（°）	39.1	30.5	30.3±5.8
U1-NB（mm）	10.0	7.4	6.7±2.1
U1-L1（°）	103.0	125.3	124.2±8.2
FMA（°）	41.3	40.2	31.3±5.0
IMPA（°）	95.1	88.6	93.9±6.2
FMIA（°）	43.9	51.2	54.9±6.1

7 治疗小结

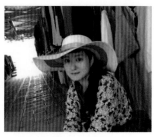

本病例使用高位头帽J钩远移尖牙，避免消耗磨牙支抗的同时，也对前牙有压低的作用。在内收阶段，有控制前牙转矩和加强支抗的双重作用，结合不锈钢方丝第二序列弯曲，对垂直向进行控制。

第一磨牙为残冠，同侧第三磨牙位置较好，选择拔除第一磨牙，建立完全远中的磨牙关系。

矫治完成人：康 婷

8 专家点评

该病例为安氏Ⅰ类错𬌗畸形，骨性Ⅱ类，上颌前突，下颌后缩，牙列拥挤，前牙深覆盖的患者。

正畸矫治采用方丝弓矫治技术，拔除A4、B4、C6、D4，支抗设计为上颌下颌均用J钩，内收上下前牙改善侧貌并平行近移C7、C8。矫治完成后右侧磨牙完全远中关系，左侧磨牙中性关系。A6与C7形成的咬合关系，需要调𬌗，加上自身磨合会更好。

病例 5

1 基本资料

姓名：李 X   性别：女   年龄：24 岁

主诉："牙不齐，嘴突"要求矫治。

现病史：自换牙后出现牙齿不齐，嘴巴突，未曾治疗，现来我院求治。自诉没有其他不良习惯。

既往史：患者否认正畸治疗史，否认任何系统性疾病及药物过敏史。

2 检 查

◎牙列式：恒牙列，A7~B7，C7~D7，C8、D8存在。

◎磨牙关系：右侧安氏Ⅰ类，左侧安氏Ⅰ类。尖牙关系：右侧安氏Ⅲ类，左侧安氏Ⅰ类。

◎拥挤度：上牙弓4mm，下牙弓8mm。

◎中线：上下颌中线右偏0.5mm。

◎覆𬌗：4mm。覆盖：3mm。

◎ Bolton指数：前牙比69.5%。

◎关节无弹响和摩擦音。

◎曲面体层片显示双侧关节基本对称。

◎关节片显示关节无吸收且基本位于关节窝正中。

◎面型：正面观左右面部基本对称；侧面观凸面型。

3 诊 断

1. 安氏I类错骀
2. 骨性II类错骀
3. 双颌前突
4. 均角
5. 深覆骀
6. 上下颌轻度拥挤

4 治疗计划

◎全口无托槽隐形矫治。

◎拔除 A4、B4、C4、D4。

◎排齐整平上下牙列，调整上下颌牙弓形态，使上下牙弓匹配。

◎关闭拔牙间隙，建立磨牙中性咬合关系。

◎内收上下颌前牙，改善前突侧貌。

◎压低上下颌前牙，建立正常覆骀覆盖。

◎调整上下颌牙列中线一致。

5 治疗过程

1. 初期拔牙后隐适美矫正排齐整平上下颌牙列。

2. 控根压低下颌前牙，整平 Spee 曲线。

3. 内收上颌前牙，改善凸面型。

4. 精细调整咬合，达到正常咬合。

5. 术后全口牙列排列整齐，尖牙磨牙中性关系，前牙覆骀覆盖基本正常，上下中线居中，患者对治疗效果十分满意，故拆除口内附件，抛光牙面，取模制作保持器，拍面相照片 +X 线片。

6. 定期复查治疗效果。

6 治疗效果

治疗前后面像对比见图 5-5-1。

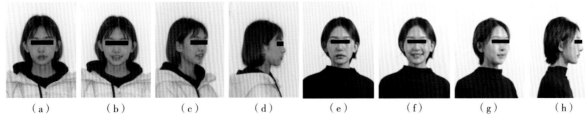

（a） （b） （c） （d） （e） （f） （g） （h）

图 5-5-1 治疗前后面像

（a~d）治疗前面像。（e~h）治疗后面像

治疗前后口内像见图 5-5-2、图 5-5-3。

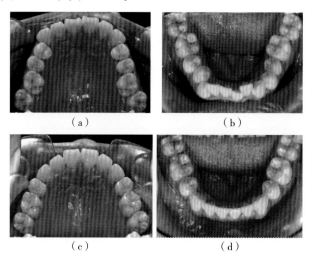

（a）　　　　　　　　　　　（b）

（c）　　　　　　　　　　　（d）

图 5-5-2　治疗前后口内像
（a）治疗前上颌𬌗方像。（b）治疗前下颌𬌗方像。（c）治疗后上颌𬌗方像。（d）治疗后下颌𬌗方像

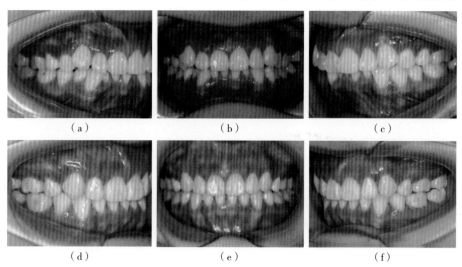

（a）　　　　　　　　　（b）　　　　　　　　　（c）

（d）　　　　　　　　　（e）　　　　　　　　　（f）

图 5-5-3　治疗前后口内像
（a~c）治疗前咬合像。（d~f）治疗后咬合像

治疗前后口内和 ClinCheck 方案对比见图 5-5-4。

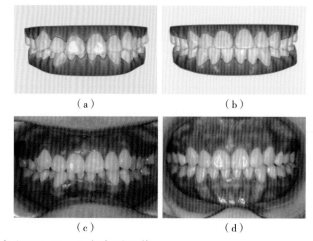

（a）　　　　　　　　　　　（b）

（c）　　　　　　　　　　　（d）

图 5-5-4　治疗前后口内和 ClinCheck 方案对比像
（a）治疗前 ClinCheck 方案正面咬合像。（b）治疗后 ClinCheck 方案正面咬合像。（c）治疗前口内正面咬合像。（d）治疗后口内正面咬合像

治疗前后口内和 ClinCheck 方案对比见图 5-5-5。

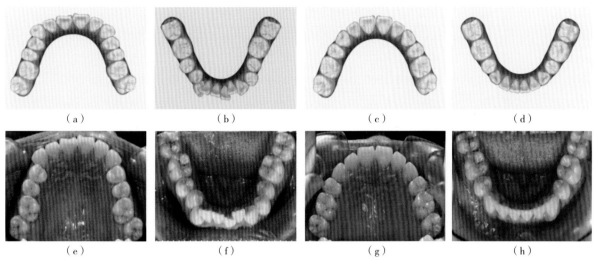

（a） （b） （c） （d）

（e） （f） （g） （h）

图 5-5-5 治疗前后口内和 ClinCheck 方案对比像

（a）治疗前 ClinCheck 方案上颌殆方像。（b）治疗前 ClinCheck 方案下颌殆方像。（c）治疗后 ClinCheck 方案上颌殆方像。（d）治疗后 ClinCheck 方案下颌殆方像。（e）治疗前口内上颌殆方像。（f）治疗前口内下颌殆方像。（g）治疗后口内上颌殆方像。（h）治疗后口内下颌殆方像

治疗前后全口曲面体层片见图 5-5-6。

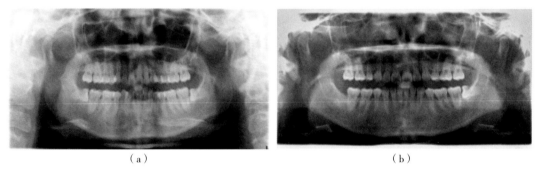

（a） （b）

图 5-5-6 治疗前后全口曲面体层片

（a）治疗前全口曲面体层片。（b）治疗后全口曲面体层片

治疗前后头颅定位侧位片见图 5-5-7。

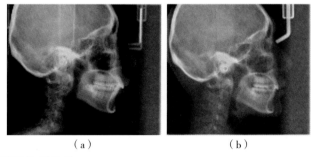

（a） （b）

图 5-5-7 治疗前后头颅定位侧位片

（a）治疗前头颅定位侧位片。（b）治疗后头颅定位侧位片

治疗前后头影测量分析见表 5-5-1

表 5-5-1 头影测量分析数据

测量指标	治疗前	治疗后	参考值
SNA（°）	76.33	76.81	82.0 ± 3.5
SNB（°）	74.04	74.69	77.7 ± 3.2
ANB（°）	2.29	2.11	4.0 ± 1.8
SND（°）	73.4	77.8	77.3 ± 3.8
U1 – NA（°）	6.05	36.1	5.1 ± 2.4
U1 – NA（mm）	6.05	8.8	5.1 ± 2.4
L1–NB（°）	51.5	30.9	30.3 ± 5.8
L1–NB（mm）	13.9	6.9	6.7 ± 2.1
U1–L1（°）	128	120	124.2 ± 8.2
OP–SN（°）	21.5	11.2	16.1 ± 5.0
GoGn–SN（°）	35.65	36.1	32.5 ± 5.2
FMA（°）	23.79	30.06	30.19 ± 4.0
IMPA（°）	35.3	84.19	95.59 ± 5.04
FMIA（°）	35.3	57.3	54.22 ± 4.44

7 治疗小结

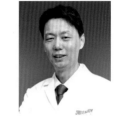

通过设计拔除上下颌第一前磨牙，解决本病例侧貌前突问题。

矫治的重点是拔牙间隙部分用于解除前牙拥挤，内收前牙，部分用于调整磨牙关系。

矫治过程配合Ⅱ类颌间牵引，调整上下颌支抗，有助于内收上颌前牙，改善侧貌，矫治磨牙关系为Ⅰ类咬合关系。

矫治完成人：马春敏

8 专家点评

该病例是安氏Ⅰ类错𬌗，骨性双颌前突，上、下牙列轻度拥挤的病例。

本病例设计拔除上下颌 4 颗第一前磨牙，通过正畸一定程度内收前牙，改善侧貌凸度，解决上颌前突的问题。

矫治采用隐适美隐形矫治系统，临床矫治过程配合Ⅱ类牵引，调整上下颌支抗，有助于内收上颌前牙，改善侧貌外形，矫治磨牙关系为标准的Ⅰ类咬合关系。矫治结果达到了较高的水平。

病 例 6

1 基本资料

姓名：周XX 性别：女 年龄：35 岁

主诉："嘴凸、牙齿不整齐" 求矫治。

现病史：患者嘴凸，有口呼吸病史，未曾治疗，现来我院求治。

既往史：患者既往体健，否认任何系统性疾病史及药物过敏史。

2 检 查

◎牙列式：恒牙列，A8~B7，C8~D8。

◎磨牙关系：右侧安氏Ⅰ类，左侧安氏Ⅰ类。尖牙关系：右侧安氏Ⅰ类，左侧安氏Ⅰ类。

◎拥挤度：上牙弓 4mm，下牙弓 7mm。

◎中线：上下中线均右偏 1.5mm。

◎覆殆：Ⅲ度。覆盖：深覆盖Ⅲ度。

◎关节未见异常表现。

◎全口曲面体层片显示双侧关节基本对称。

◎面型：正面观左右面部基本对称；侧面观凸面型。

3 诊 断

1. 安氏Ⅰ类错殆

2. 骨性Ⅱ类错殆

3. 前牙深覆殆Ⅲ度、深覆盖Ⅲ度

4. 上下牙列中度拥挤

4 治疗计划

◎全口直丝弓矫治技术。

◎拔除上下第一前磨牙及第三磨牙。

◎利用拔牙间隙排齐、整平、内收上下前牙，并调整后牙关系。

◎矫治目标：双侧尖牙中性关系，磨牙中性关系，上下中线端正，覆殆覆盖正常，面型改善。

◎支抗设计：上颌微螺钉种植体增强支抗。

5 治疗过程

1. 上颌第二双尖牙及第一磨牙间植入微螺钉种植体增强上后牙支抗。

2. 早期不粘下切牙托槽，利用推簧为下前牙提供间隙后再排齐。

3. 上下牙列排齐牙列后，上颌放置平面导板，并在下颌 0.018 英寸 ×0.025 英寸不锈钢方丝上打反 Spee 曲整平下牙列。

4. 利用种植体支抗，在 0.018 英寸 ×0.025 英寸不锈钢方丝上加冠唇向转矩，链状皮圈轻力内收上下前牙，关闭间隙并调整磨牙关系。

5. 精细调整。

6. 矫治疗程 27 个月，达到矫治目标，面型改善明显，拆除矫治器，并佩戴 Hawley 保持器。

7. 定期复查。

6 治疗效果

治疗前后面像对比见图 5-6-1。

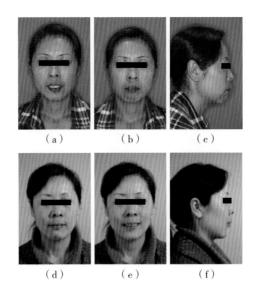

（a）　　　　　　（b）　　　　　　（c）

（d）　　　　　　（e）　　　　　　（f）

图 5-6-1　治疗前后面像
（a~c）治疗前面像。（d~f）治疗后面像

治疗过程口内像对比见图 5-6-2、图 5-6-3。

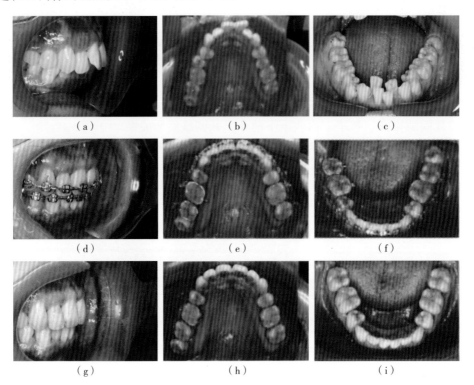

（a）　　　　　　（b）　　　　　　（c）

（d）　　　　　　（e）　　　　　　（f）

（g）　　　　　　（h）　　　　　　（i）

图 5-6-2　治疗过程口内像
（a）治疗前覆𬌗覆盖像。（b）治疗前上颌𬌗方像。（c）治疗前下颌𬌗方像。（d）治疗中覆𬌗覆盖像。
（e）治疗中上颌𬌗方像。（f）治疗中下颌𬌗方像。（g）治疗后覆𬌗覆盖像。（h）治疗后上颌𬌗方像。（i）治疗后下颌𬌗方像

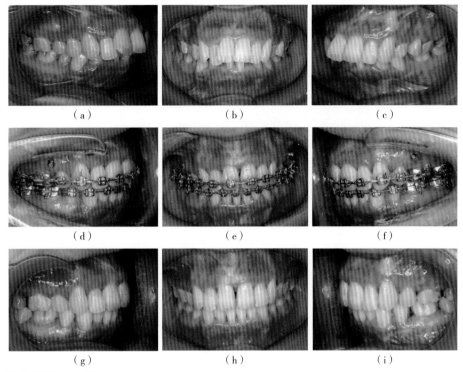

（a） （b） （c）

（d） （e） （f）

（g） （h） （i）

图 5-6-3 治疗过程口内像

（a~c）治疗前口内咬合像。（d~f）治疗中口内咬合像。（g~i）治疗后口内咬合像

治疗前后全口曲面体层片对比见图 5-6-4。

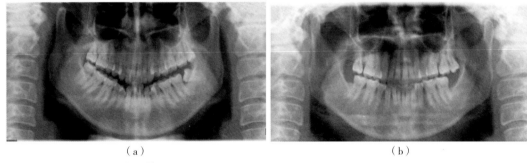

（a） （b）

图 5-6-4 治疗前后全口曲面体层片

（a）治疗前全口曲面体层片。（b）治疗后全口曲面体层片

治疗前后头颅侧位片对比见图 5-6-5。

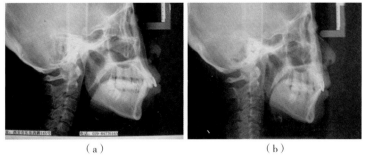

（a） （b）

图 5-6-5 治疗前后头颅侧位片

（a）治疗前头颅侧位片。（b）治疗后头颅侧位片

治疗前后头影测量分析见表 5-6-1。

表 5-6-1 头影测量分析数据

测量指标	治疗前	治疗后	参考值
SNA（°）	81.0	81.0	82.8 ± 4.0
SNB（°）	73.0	73.0	80.1 ± 3.9
ANB（°）	8.0	8.0	2.7 ± 2.0
WITS（mm）	5.0	1.5	−1.5 ± 2.1
U1-PP（°）	122.0	100.0	115.8 ± 5.7
L1-MP（°）	121.0	90.0	92.6 ± 7.1
PP-MP（°）	30.0	34.0	27.6 ± 4.6
N-ANS（mm）	54.0	49.0	52.4 ± 3.6
ANS-Me（mm）	68.0	64.5	65.0 ± 4.1
ANS-ME/N-Me	44.0	43.0	55.04 ± 2.52
L1-po（mm）	5.0	3.5	4.9 ± 2.1
Li-E（mm）	8.0	1.0	0.6 ± 1.9

7 治疗小结

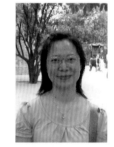

微螺钉种植体支抗增强了上后牙前后向及垂直向的控制，有利于前牙最大量的内收，并可控制上后牙的伸长，以防下颌平面向后下旋转。

下颌早期不粘切牙托槽，推簧开展前牙间隙，利用了左右侧牙列的相互支抗，保护了下后牙支抗。

早期将第二磨牙纳入矫治系统有利于牙列的整平。

矫治完成人：田美玉

8 专家点评

该病例为安氏Ⅰ类错𬌗，骨性Ⅱ类错𬌗，前牙深覆𬌗Ⅲ度，深覆盖Ⅲ度，上下牙列中度拥挤。

临床矫治采用直丝弓矫治器矫治。拔除上下第一前磨牙及第三磨牙。上颌微螺钉种植体增强支抗。利用拔牙间隙排齐、整平、内收上下前牙，并调整后牙关系。

微螺钉种植体支抗增强了后牙支抗及垂直向的控制，有利于前牙最大限度地内收，并可控制上后牙的伸长；下颌早期不粘切牙托槽，推簧开展前牙间隙，利用了左右相互支抗，保护了下后牙支抗。该病例在牙周状况不佳的前提下，取得了良好的矫治效果。

病例 7

1 基本资料

姓名：刘XX　性别：女　年龄：14 岁

主诉："嘴突"求矫治。

现病史：患者述自替牙后出现牙齿不齐，前突不美观。曾就诊于外院行非拔牙固定矫治1年余，仍觉得前突，遂拆除矫治器于我科就诊。

既往史：患者既往体健，否认任何系统性疾病史及药物过敏史。

2 检 查

◎牙列式：A7~B7 C7~D7；A8、B8、C8、D8牙胚存在，C8、D8近中阻生。
◎磨牙关系：右侧安氏Ⅰ类，左侧安氏Ⅰ类。尖牙关系：右侧安氏Ⅰ类，左侧安氏Ⅰ类。
◎拥挤度：上牙弓2mm，下牙弓4mm。
◎中线：上中线右偏1mm。
◎覆殆：Ⅰ度深覆殆。覆盖：Ⅱ度深覆盖。
◎牙列唇颊面见粘接剂及轻度脱矿现象。
◎Bolton指数：前牙比78.1%。
◎关节无弹响。
◎CBCT显示双侧关节基本对称，关节无吸收且基本位于关节窝正中。
◎面型：正面观右侧面部略丰满；侧面观凸面型。

3 诊 断

1. 安氏Ⅰ类错殆
2. 骨性双颌前突
3. 上、下牙列轻度拥挤
4. A5、B5横向扭转，牙面轻度脱矿

4 治疗计划

◎个性化数字化精准矫治。
◎拔除A5、B5、C4、D4（因A5、B5严重扭转）。
◎排齐整平上下牙列，调整上下颌牙弓形态，使上下牙弓匹配。
◎精准控制上下前牙转矩，内收上下前牙，减小深覆盖，最大程度改善前突，在内收过程中控制前牙牙根在牙槽骨中的位置，避免骨开窗骨开裂。
◎精准调整笑线，减小前牙覆殆。
◎精准调整咬合关系，达到尖窝锁结。
◎尽量缩短矫治疗程，以防脱矿现象加重，医嘱患者认真刷牙。

5 治疗过程

1. 初期圆丝排齐整平至上颌定制0.019英寸×0.025英寸TMA弓丝；下颌定制0.018英寸×0.025英寸Cu Ni-Ti弓丝（8个月），在此过程中，同时轻力远中移动A4、B4。

2. 第8个月开始上下颌更换为0.019英寸×0.025英寸SS方丝，开始内收上下前牙。

3.第 8 个月进入内收阶段，因疫情影响，患者第一次间隔 3 个月复诊，第二次间隔 2 个月复诊，拔牙间隙只剩 B2 远中 0.5mm 间隙，及 C5 近中 1.5mm 间隙。双侧尖牙尖窝关系略偏远中，前牙覆𬌗略深。

4.第 13 个月采用了颌间 Ⅱ 类牵引利用剩余间隙调整咬合关系。

5.第 14 个月采用定制 0.021 英寸 × 0.021 英寸 TMA 弓丝，控制前牙转矩，配合三角牵引。

6.牙列无间隙，咬合关系良好后，连扎保持 1 个月，换用压膜保持器（总疗程 16 个月，包括疫情不能按时复诊阶段）。

6 治疗效果

治疗前后面像对比见图 5-7-1。

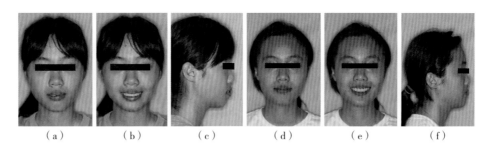

（a）　　（b）　　（c）　　（d）　　（e）　　（f）

图 5-7-1　治疗前后面像
（a~c）治疗前面像。（d~f）治疗后面像

治疗过程口内像对比见图 5-7-2、图 5-7-3。

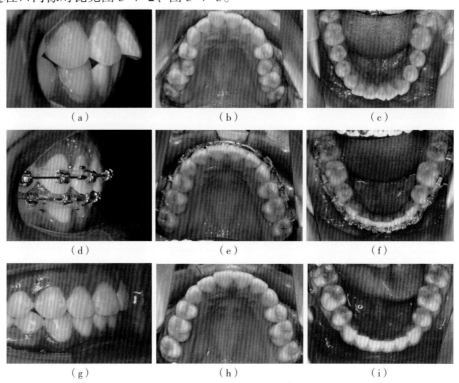

（a）　　　　　（b）　　　　　（c）

（d）　　　　　（e）　　　　　（f）

（g）　　　　　（h）　　　　　（i）

图 5-7-2　治疗过程口内像
（a）治疗前覆𬌗覆盖像。（b）治疗前上颌𬌗方像。（c）治疗前下颌𬌗方像。（d）治疗 1 年覆𬌗覆盖像。（e）治疗 1 年上颌𬌗方像。（f）治疗 1 年下颌𬌗方像。（g）治疗后覆𬌗覆盖像。（h）治疗后上颌𬌗方像。（i）治疗后下颌𬌗方像

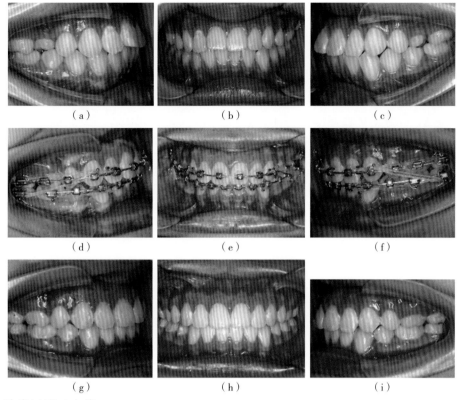

（a）　　　　　　　　（b）　　　　　　　　（c）

（d）　　　　　　　　（e）　　　　　　　　（f）

（g）　　　　　　　　（h）　　　　　　　　（i）

图 5-7-3　治疗过程口内像

（a~c）治疗前咬合像。（d~f）治疗 1 年中咬合像。（g~i）治疗后咬合像

治疗前后全口曲面体层片对比见图 5-7-4。

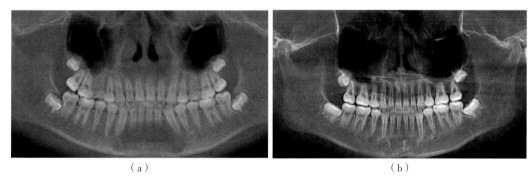

（a）　　　　　　　　　　　　　　　　（b）

图 5-7-4　治疗前后全口曲面体层片

（a）治疗前全口曲面体层片。（b）治疗后全口曲面体层片

治疗前后头颅侧位片对比见图 5-7-5。

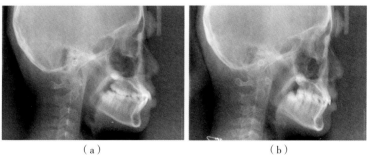

（a）　　　　　　　　　　　　（b）

图 5-7-5　治疗前后头颅侧位片

（a）治疗前头颅侧位片。（b）治疗后头颅侧位片

治疗前后头影测量分析见图 5-7-6、表 5-7-1。

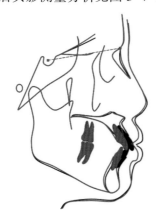

图 5-7-6 头影测量分析重叠图（黑色代表治疗前，红色代表治疗后）

表 5-7-1 头影测量分析数据

测量指标	治疗前	治疗后	参考值
SNA（°）	82	80.4	82.8 ± 4.0
SNB（°）	79.9	78.9	80.1 ± 3.9
ANB（°）	2	1.4	2.7 ± 2.0
U1-NA（mm）	4.2	2.8	5.1 ± 2.4
U1-NA（°）	30.1	28	22.8 ± 5.7
L1-NB（mm）	4	2	6.7 ± 2.1
L1-NB（°）	31.9	23.8	30.3 ± 5.8
U1-L1（°）	116	126.7	124.2 ± 8.2
FMA（°）	23.2	23.7	31.3 ± 5.0
FMIA（°）	56	63.1	54.9 ± 6.1
IMPA（°）	100.8	92.2	93.9 ± 6.2

7 治疗小结

对于双颌前突的拔牙病例，后牙支抗的控制及前牙转矩的控制是矫治成功的关键因素。

个性化精准矫治，可以针对各个牙位初始及终末状态位置的调整变化，设计前牙所需表达的特殊转矩，给后期内收阶段奠定了必要的基础。

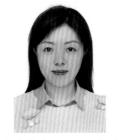

矫治完成人：王海燕

8 专家点评

该病例为安氏Ⅰ类错𬌗，骨性双颌前突，上、下牙列轻度拥挤，A5、B5 横向扭转，牙面轻度脱矿的患者。

该病例矫治方案：个性化，数字化精准矫治，拔除 A5、B5、C4、D4（因 A5、B5 严重扭转），排齐整平上下牙列，调整上下颌牙弓形态，使上下牙弓匹配，精准控制上下前牙转矩，内收上下前牙，最大程度改善侧貌外形。

精准定制矫治可以通过 3D 排牙，精准调整笑线，减小了精细调整阶段拆除重粘托槽的概率，缩短了疗程。矫治达到较高的临床效果。

第 3 篇

安氏 Ⅱ 类错𬌗矫治病例

第 6 章 推上颌磨牙远移

病 例 1

1 基本资料

姓名：李 X   性别：女   年龄：22 岁

主诉："牙齿不齐，上牙突" 求矫治。

现病史：自换牙后出现牙齿不齐，逐年加重，未曾治疗，现来我院求治。

既往史：患者既往体健，否认任何系统性疾病史及药物过敏史。

2 检 查

◎牙列式：恒牙列，A7~B7，C7~D7，A8、B8、C8、D8 阻生。

◎磨牙关系：右侧安氏 Ⅱ 类，左侧安氏 Ⅱ 类。尖牙关系：右侧安氏 Ⅱ 类，左侧安氏 Ⅱ 类。

◎拥挤度：上牙弓 3.5mm，下牙弓 2.5mm。

◎中线：上颌中线基本居中。

◎覆𬌗：7mm。覆盖：3mm。

◎关节未见异常表现。

◎全口曲面体层片显示双侧关节基本对称。

◎面型：正面观左右面部基本对称；侧面观直面型。

3 诊 断

1. 骨性 Ⅱ 类

2. 安氏 Ⅱ 类 2 分类错𬌗

3. 深覆𬌗

4. 牙列拥挤

5. A8、B8、C8、D8 阻生

4 治疗计划

◎全口直丝弓拔牙矫治，拔除 A8、B8、C8、D8。

◎排齐上下牙列。

◎上颌种植体支抗远中移动上牙列。

◎打开咬合。

◎矫治目标：尖牙、磨牙中性关系，中线对正。

5 治疗过程

1. 拔除 A8、B8、C8、D8。

2. 粘接上半口托槽，序列钛镍丝排齐整平（7 个月）。

3. 上颌双侧颧牙槽嵴打支抗钉，0.019 英寸 × 0.025 英寸不锈钢方丝，全牙列远移（12 个月）。

4. 粘接下半口托槽，上颌全牙列远移的同时，序列钛镍丝排齐整平下颌牙列。

5. 精细调整，建立尖、磨牙中性关系（3 个月）。

6. 固定保持 2 个月，拆除托槽，保留支抗钉，压膜保持器保持。

6 治疗效果

治疗前后面像对比见图 6-1-1。

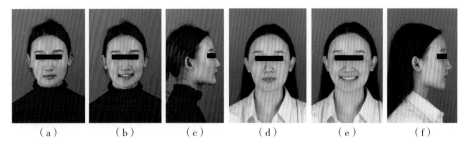

（a）　　　（b）　　　（c）　　　（d）　　　（e）　　　（f）

图 6-1-1 治疗前后面像

（a~c）治疗前面像。（d~f）治疗后面像

治疗过程口内像对比见图 6-1-2、图 6-1-3。

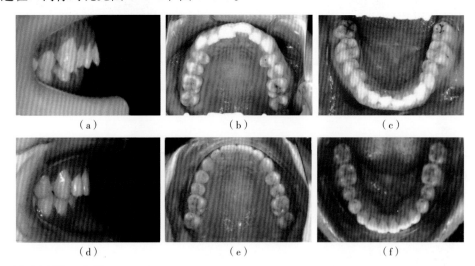

（a）　　　　　　（b）　　　　　　（c）

（d）　　　　　　（e）　　　　　　（f）

图 6-1-2 治疗过程口内像

（a）治疗前覆𬌗覆盖像。（b）治疗前上颌𬌗方像。（c）治疗前下颌𬌗方像。（d）治疗后覆𬌗覆盖像。
（e）治疗后上颌𬌗方像。（f）治疗后下颌𬌗方像

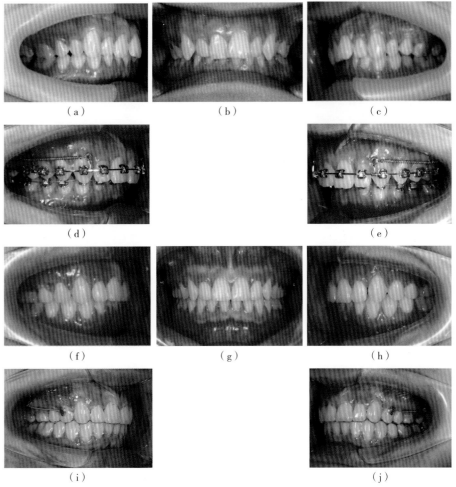

（a）　　　　　　　　　（b）　　　　　　　　　（c）

（d）　　　　　　　　　　　　　　（e）

（f）　　　　　　　　　（g）　　　　　　　　　（h）

（i）　　　　　　　　　　　　　　（j）

图 6-1-3　治疗过程口内像

（a~c）治疗前咬合像。（d）（e）治疗中咬合像。（f~h）治疗后咬合像。（i,j）保持阶段咬合像

治疗前后全口曲面体层片对比见图 6-1-4。

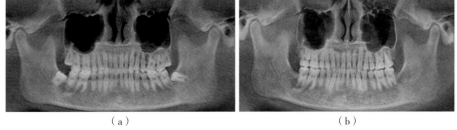

（a）　　　　　　　　　　　　　　（b）

图 6-1-4　治疗前后全口曲面体层片

（a）治疗前全口曲面体层片。（b）治疗后全口曲面体层片

治疗前后头颅侧位片对比见图 6-1-5。

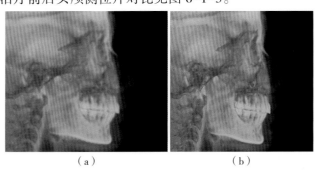

（a）　　　　　　　　（b）

图 6-1-5　治疗前后头颅侧位片

（a）治疗前头颅侧位片。（b）治疗后头颅侧位片

治疗前后头影测量分析见表 6-1-1。

表 6-1-1 头影测量分析数据

测量指标	治疗前	治疗后	参考值
SNA（°）	84.7	82.3	82.8 ± 4.0
SNB（°）	77.0	74.9	80.1 ± 3.9
ANB（°）	7.7	7.4	2.7 ± 2.0
SND（°）	74.7	72.7	77.3 ± 3.8
U1-NA（mm）	−0.6	−1.6	5.1 ± 2.4
U1-NA（°）	6.9	10.8	22.8 ± 5.7
L1-NB（mm）	5.2	7.7	6.7 ± 2.1
L1-NB（°）	29.5	33.7	30.3 ± 5.8
U1-L1（°）	135.9	128.1	124.2 ± 8.2
FMA（°）	17.2	15.1	31.3 ± 5.0
FMIA（°）	54.8	52.2	54.9 ± 6.1
IMPA（°）	108.0	112.6	93.9 ± 6.2

7　治疗小结

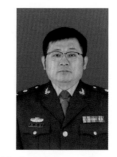

本病例上前牙较直立，远中移动上牙列时注意上前牙的转矩控制（选用 DAMON Q 高转矩矫治器、摇椅弓）。

上牙列远中移动时容易使上磨牙颊倾，注意在磨牙区加负转矩，或加用 TPA。

保持时，暂时保留种植钉，应用种植体支抗辅助保持 6 个月。

矫治完成人：曾照斌

8　专家点评

该病例为骨性Ⅱ类，安氏Ⅱ类 2 分类错𬌗的患者，前牙深覆𬌗，牙列拥挤，A8、B8、C8、D8 阻生。

该病例的矫治计划是采用直丝弓拔牙矫治，拔除 A8、B8、C8、D8，排齐上下牙列，上颌种植体支抗协助远中移动上牙列，并协助打开咬合，最终尖牙、磨牙均达中性关系。

本病例成功之处是上牙列远中移动，实施前需要提前拔除 A8、B8；上颌支抗钉植入于上颌第二磨牙颊侧根方牙槽骨，不影响上牙列远中移动。本病例资料完整，矫治思路清晰，治疗结果达到较高的技术水平。

病例 2

1　基本资料

姓名：李XX　性别：女　年龄：12 岁

主诉："牙齿不齐" 求矫治。

现病史：患儿和家长自觉牙齿不齐，前来我科就诊。

既往史：患者否认正畸治疗史，否认任何系统性疾病史及药物过敏史。

2 检 查

◎牙列式：恒牙列，A7~B7，C7~D7，A8、B8、C8、D8 牙胚存在。

◎磨牙关系：右侧安氏Ⅰ类，左侧安氏Ⅱ类。尖牙关系：右侧安氏Ⅲ类，左侧安氏Ⅱ类。

◎拥挤度：上牙弓 8mm，下牙弓 6mm。

◎中线：上牙列中线右偏 2mm，下牙列左偏 2mm。

◎覆𬌗：正常。覆盖：正常。

◎关节未见异常表现，全口曲面体层片显示双侧关节基本对称。

◎面型：正面观左右两侧面部软组织对称，颏点居中，颏肌紧张；侧面观凸面型，上唇前突，下颌及颏部后缩，颏唇沟浅。

◎ Bolton 指数：前牙比 78.5%。

3 诊 断

1. 安氏Ⅱ类 1 分类亚类错𬌗

2. 骨性Ⅱ类错𬌗均角

3. 上颌正常，下颌后缩

4. 上牙列Ⅲ度拥挤，下牙列Ⅱ度拥挤

4 治疗计划

◎全口直丝弓矫治技术。

◎非拔牙矫治。

◎支抗设计：上颌在 A5、A6 和 B5、B6 之间植入支抗钉，推双侧磨牙远中移动，提供排齐间隙调整上下颌牙弓形态，使上下牙弓匹配。

◎排齐整平上下牙列，调整上下颌牙弓形态，使上下牙弓匹配。

◎精细调整咬合关系。

◎矫治完成后，尖牙、磨牙呈中性关系。

5 治疗过程

1. 初期圆丝排齐整平至上颌 0.018 英寸 Ni-Ti 丝；下颌 0.018 英寸 Ni-Ti 丝，A3 暂不纳入矫治体系，序列 Ni-Ti 丝排齐整平上、下牙列。

2. 上下颌逐渐更换弓丝至 0.018 英寸 × 0.025 英寸 SS 方丝。

3. 在 A5、A6 之间和 B5、B6 之间分别植入正畸支抗钉，推双侧上颌磨牙远中移动，提供排齐间隙。

4. 待 A3 间隙充足后，粘 A3 托槽，Ni-Ti 圆丝进一步排齐整平上颌牙列。

5. 精细调整咬合。

6. 制作上下颌压膜保持器进行保持。

治疗效果

治疗前后面像对比见图6-2-1。

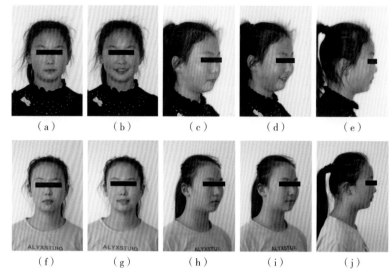

（a）　　　（b）　　　（c）　　　（d）　　　（e）

（f）　　　（g）　　　（h）　　　（i）　　　（j）

图6-2-1　治疗前后面像
（a~e）治疗前面像。（f~j）治疗后面像

治疗过程口内像对比见图6-2-2、图6-2-3。

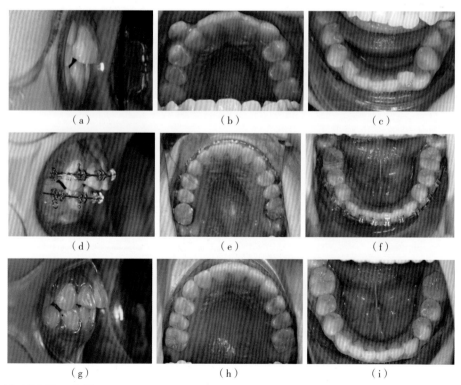

（a）　　　　　　　（b）　　　　　　　（c）

（d）　　　　　　　（e）　　　　　　　（f）

（g）　　　　　　　（h）　　　　　　　（i）

图6-2-2　治疗过程口内像
（a）治疗前覆𬌗覆盖像。（b）治疗前上颌𬌗方像。（c）治疗前下颌𬌗方像。（d）治疗中覆𬌗覆盖像。（e）治疗中上颌𬌗方像。（f）治疗中下颌𬌗方像。（g）治疗后覆𬌗覆盖像。（h）治疗后上颌𬌗方像。（i）治疗后下颌𬌗方像

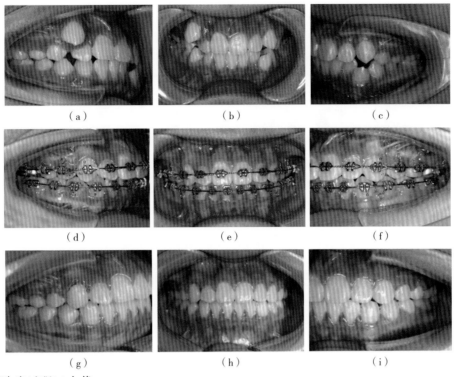

图 6-2-3　治疗过程口内像

（a~c）治疗前咬合像。（d~f）治疗中咬合像。（g~i）治疗后咬合像

　　治疗前后全口曲面体层片对比见图 6-2-4。

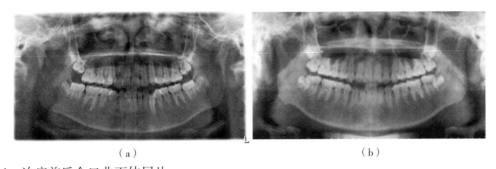

图 6-2-4　治疗前后全口曲面体层片

（a）治疗前全口曲面体层片。（b）治疗后全口曲面体层片

　　治疗前后头颅侧位片对比见图 6-2-5。

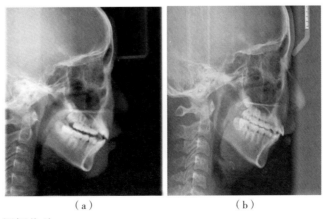

图 6-2-5　治疗前后头颅侧位片

（a）治疗前头颅侧位片。（b）治疗后头颅侧位片

治疗前后头影测量分析见图 6-2-6、表 6-2-1。

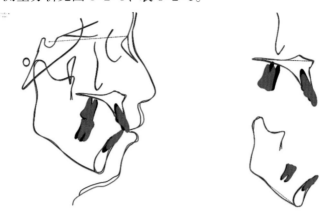

图 6-2-6　头影测量分析重叠图（蓝色代表治疗前，红色代表治疗后）

表 6-2-1　头影测量分析数据

测量指标	治疗前	治疗后	参考值
SNA（°）	78.5	79.6	82.8 ± 4.0
SNB（°）	73.0	73.8	80.1 ± 3.9
ANB（°）	5.5	5.8	2.7 ± 2.0
SND（°）	75.0	75.8	77.3 ± 3.8
U1-NA（mm）	5.2	6.7	5.1 ± 2.4
U1-NA（°）	24.8	25.3	22.8 ± 5.7
L1-NB（mm）	11.1	13.2	6.7 ± 2.1
L1-NB（°）	34.3	34.5	30.3 ± 5.8
U1-L1（°）	117.4	115.2	124.2 ± 8.2
FMA（°）	31.3	31.7	31.3 ± 5.0
FMIA（°）	48.5	47.8	54.9 ± 6.1
IMPA（°）	100.2	100.5	93.9 ± 6.2

7　治疗小结

　　该患者处于生长发育期。对于严重拥挤但是面型不佳的患者，采用支抗钉推磨牙远移，非拔牙矫治是非常不错的解决方案。

　　通过良好的支抗控制实现了较理想的推上颌磨牙远移的效果，且没有增加下颌平面角以及上下前牙的唇倾度，为建立稳定的咬合关系建立了基础。

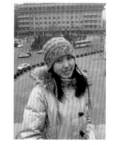

矫治完成人：薛　慧

8　专家点评

　　该病例为安氏Ⅱ类1分类亚类错合，上颌正常，下颌后缩，上牙列重度拥挤，下牙列轻度拥挤的患者。

　　该病例的矫治计划是推双侧磨牙向远中，分别植入正畸支抗钉，使Ⅱ类咬合变为Ⅰ类咬合并提供足够的间隙矫治牙列拥挤。

　　本矫治的亮点是上颌重度拥挤也可以不拔牙通过推磨牙远移来排齐牙列。上颌第三磨牙应在术前拔除为好。遇到合适的患者，也有学者建议拔除第二磨牙、先保障牙列远移的疗效，让第三磨牙自行调整至第二磨牙的位置。

病例 3

1 基本资料

姓名：艾 X　性别：女　年龄：16 岁

主诉："前牙咬合深，牙齿有间隙" 求矫治。

现病史：自换牙后出现牙齿咬合深，牙列有间隙，未曾治疗，现来我院求治。

既往史：患者既往体健，否认任何系统性疾病史及药物过敏史。

2 检　查

◎牙列式：恒牙列，A7~B7，C7~D7。A5、B5 缺失，A8、B8、C8、D8 牙胚存在。

◎磨牙关系：右侧安氏Ⅱ类，左侧安氏Ⅱ类。尖牙关系：右侧安氏Ⅰ类，左侧安氏Ⅰ类。

◎拥挤度：下牙弓 2mm。

◎中线：上下中线基本居中。

◎覆殆：深覆殆Ⅲ度。覆盖：正常。

◎关节未见异常表现。

◎全口曲面体层片显示双侧关节基本对称。

◎面型：正面观左右面部基本对称；侧面观直面型。

3 诊　断

1. 安氏Ⅱ类错殆

2. 骨性Ⅰ类错殆

3. 前牙深覆殆Ⅲ度

4. 下牙列轻度拥挤

5. A5、B5 先天缺失

4 治疗计划

◎无托槽隐形矫治技术。

◎非拔牙矫治。

◎隐形矫治器序列远中移动 B6 、B7，开辟 B5 间隙。唇倾排齐上下前牙后并压低上下前牙纠正深覆殆。

◎矫治目标：右侧磨牙远中关系，左侧磨牙中性关系，双侧尖牙中性关系，前牙覆殆覆盖基本正常，上下中线正。B5 缺牙间隙，保持到 18 岁后行种植牙修复。

5 治疗过程

上颌

隐形矫治器序列远移 B6、B7 及 A4，并唇展压低上前牙。

下颌

1. 唇展下前牙解除拥挤。

2. 分步压低下前牙，并配合 bite ramp 打开前牙咬合。

3. 一期全程共 52 步矫治器，患者满意，没有进行二期微调。

6 治疗效果

治疗前后面像对比见图 6-3-1。

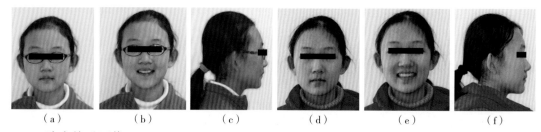

（a） （b） （c） （d） （e） （f）

图 6-3-1 治疗前后面像

（a~c）治疗前面像。（d~f）治疗后面像

治疗前后口内像和 Clincheck 方案对比见图 6-3-2。

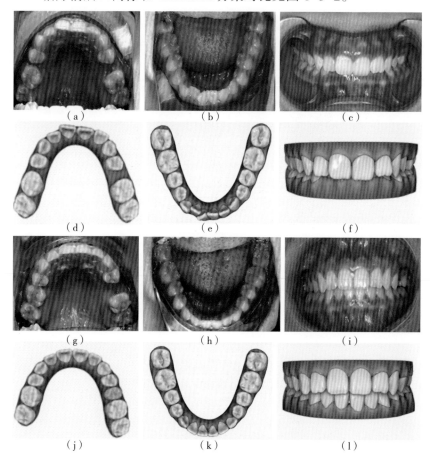

（a） （b） （c）

（d） （e） （f）

（g） （h） （i）

（j） （k） （l）

图 6-3-2 口内像和 Clincheck 方案对比

（a~c）治疗前口内𬌗面像及咬合像。（d~f）治疗前 Clincheck 口内𬌗面像及咬合像。（g~i）治疗后口内𬌗面像及咬合像。（j~l）治疗后 Clincheck 口内𬌗面像及咬合像

治疗前后口内像对比见图6-3-3。

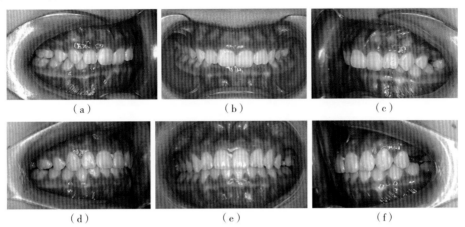

（a） （b） （c）

（d） （e） （f）

图6-3-3 治疗前后口内像

（a~c）治疗前口内咬合像。（d~f）治疗后口内咬合像

治疗前后全口曲面断层片对比见图6-3-4。

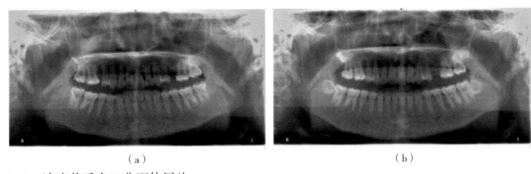

（a） （b）

图6-3-4 治疗前后全口曲面体层片

（a）治疗前全口曲面体层片。（b）治疗后全口曲面体层片

治疗前后头颅侧位片对比见图6-3-5。

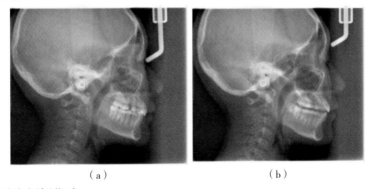

（a） （b）

图6-3-5 治疗前后头颅侧位片

（a）治疗前头颅侧位片。（b）治疗后头颅侧位片

治疗前后头影测量分析见表6-3-1。

表6-3-1 头影测量分析数据

测量指标	治疗前	治疗后	参考值
SNA（°）	83.0	73.0	82.8±4.0
SNB（°）	82.0	81.5	80.1±3.9
ANB（°）	1.0	1.5	2.7±2.0

续表

测量指标	治疗前	治疗后	参考值
SND（°）	75.0	74.5	77.3 ± 3.8
U1-NA（mm）	1.5	4.6	5.1 ± 2.4
U1-NA（°）	9.0	21.0	22.8 ± 5.7
L1-NB（mm）	0.0	5.6	6.7 ± 2.1
L1-NB（°）	9.0	29.0	30.3 ± 5.8
U1-L1（°）	160.0	125.0	124.2 ± 8.2
FMA（°）	31.0	35.0	31.3 ± 5.0
FMIA（°）	55.0	50.0	54.9 ± 6.1
IMPA（°）	94.0	95.0	93.9 ± 6.2

7　治疗小结

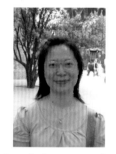

矫治完成人：田美玉

　　本病例深覆𬌗的矫治是通过唇倾并压低前牙，纠正了前牙Ⅲ度深覆𬌗。

　　下前牙的压低需要分次压低，先切牙、后尖牙。覆盖小的深覆𬌗，配合使用 bite ramp，取得了较好的效果。

8　专家点评

　　本病例存在安氏Ⅱ类错𬌗，骨性Ⅰ类错𬌗，前牙深覆𬌗Ⅲ度，下牙列轻度拥挤，A5、B5 先天缺失。

　　该病例采用隐形矫治器序列远中移动 B6、B7，开辟 B5 间隙。唇展排齐上下前牙后并压低上下前牙纠正深覆𬌗。最终建立右侧磨牙远中关系，左侧磨牙中性关系。

　　隐形矫治实施下前牙的压低需要分次压低，先切牙，后尖牙。深覆𬌗的矫治配合使用 bite ramp，取得了较好的效果。

病 例 4

1　基本资料

　　姓名：XX　性别：男　年龄：28 岁

　　主诉："牙齿咬合不住" 求治。

　　现病史：患者长年前后牙咬合不住，伴夜磨牙前来求治。

　　既往史：患者否认正畸治疗史，否认任何系统性疾病史及药物过敏史。

2　检　查

　　◎牙列式：恒牙列，A8~B8，C7~D8。

◎磨牙关系：右侧安氏Ⅱ类，左侧安氏Ⅰ类。尖牙关系：右侧安氏Ⅱ类，左侧安氏Ⅱ类。

◎拥挤度：上牙弓 6mm，下牙弓 7mm。

◎中线：上中线居中，下中线右偏 2mm。

◎覆殆：前后牙开殆，仅 A7–C7、B7–D7、B8–D8 有咬合接触。

◎关节无弹响和摩擦音。

◎关节 CBCT 显示：双侧髁状突前斜面变平。

◎下颌位置：不稳定

◎面型：正面观左右基本对称；侧面观直面型。

3 诊 断

1. 安氏Ⅱ类 1 分类错殆
2. 前后牙开殆
3. 上下牙弓狭窄
4. 上下牙列中度拥挤
5. 夜磨牙

4 治疗计划

◎全口无托槽隐形矫治技术。

◎拔除 A8、B8、D8。

◎戴稳定性殆板，使下颌达到稳定的位置。

◎隐适美扩大上下颌牙弓，序列远移并压低上颌两侧磨牙，纠正Ⅱ类关系的同时纠正开殆。

5 治疗过程

1. 拔除 A8、B8、D8。

2. 获取颌位记录，面弓转移上颌关系，模型上殆架，制作稳定性殆板。全天戴用稳定殆板，定期复诊调磨，使下颌达到稳定的位置。

3. 隐形矫治。

4. 上颌：后牙段扩弓，序列远移并压低上颌两侧磨牙，内收上前牙的同时加根舌向转矩。

5. 下颌：后牙段扩弓，下前牙进行 IPR 排齐。

6 治疗效果

治疗前后面像对比见图 6-4-1。

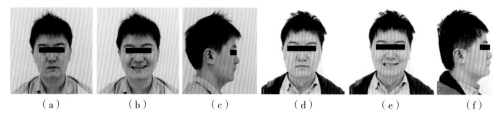

（a） （b） （c） （d） （e） （f）

图 6-4-1 治疗前后面像
（a~c）治疗前面像。（d~f）治疗后面像

治疗过程口内像对比见图 6-4-2、图 6-4-3。

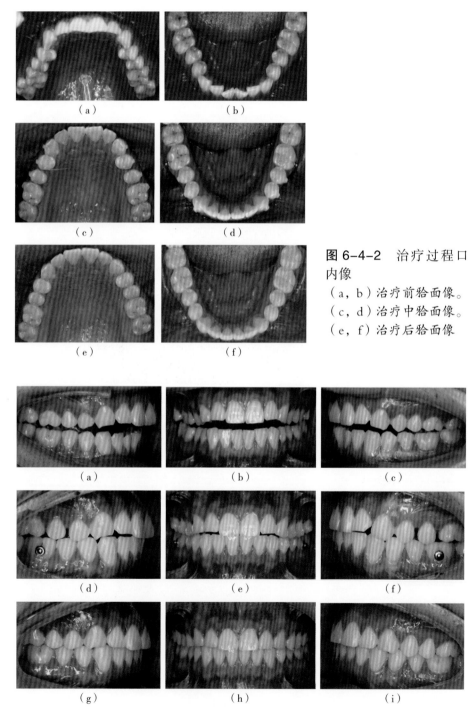

（a） （b）

（c） （d）

（e） （f）

图 6-4-2 治疗过程口
内像
（a，b）治疗前𬌗面像。
（c，d）治疗中𬌗面像。
（e，f）治疗后𬌗面像

（a） （b） （c）

（d） （e） （f）

（g） （h） （i）

图 6-4-3 治疗过程口内像
（a~c）治疗前咬合像。（d~f）治疗中咬合像。（g~i）治疗后咬合像

治疗前后全口曲面断层片对比见图6-4-4。

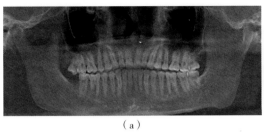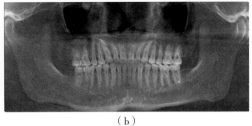

（a）　　　　　　　　　　　　　　　　　　　（b）

图 6-4-4　治疗前后全口曲面体层片
（a）治疗前全口曲面断层片。（b）治疗后全口曲面断层片

治疗前后颞颌关节CBCT对比见图6-4-5。

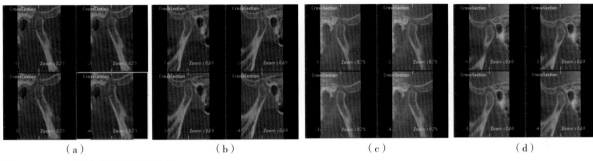

（a）　　　　　　（b）　　　　　　（c）　　　　　　（d）

图 6-4-5　治疗前后颞颌关节CBCT
（a，b）治疗前颞下颌关节CBCT。（c，d）治疗后颞下颌关节CBCT

治疗前后头颅侧位片对比见图6-4-6。

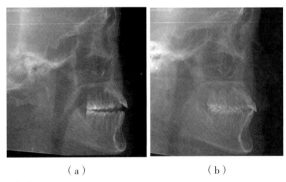

（a）　　　　　　　　　　　　（b）

图 6-4-6　治疗前后头颅侧位片
（a）治疗前头颅侧位片。（b）治疗后头颅侧位片

治疗前后头影测量分析见表6-4-1。

表 6-4-1　治疗前后头影测量分析表

测量指标	治疗前	治疗后	参考值
SNA（°）	79.6	79.6	82.8±4.0
SNB（°）	78.2	78.4	80.1±3.9
ANB（°）	1.4	1.2	2.7±2.0
SN-MP（°）	28.6	28.3	30.0±6.0
Y-Axis（°）	63.1	62.3	64.0±2.0
U1-L1（°）	136.6	126.0	124.0±8.0

续表

测量指标	治疗前	治疗后	参考值
U1-NA（mm）	8.0	6.2	5.1 ± 2.4
U1-NA（°）	32.8	28.9	22.8 ± 5.7
L1-NB（mm）	4.3	3.6	6.7 ± 2.1
L1-NB（°）	24.8	26.7	30.3 ± 5.8
UL-EP（mm）	−3.4	−3.0	−1.0 ± 1.0
LL-EP（mm）	−4.6	−3.9	1.0 ± 2.0

7 治疗小结

此病例入选隐适美全球优秀病例库，是陕西省首例入选该国际病例库的病例。

由于患者治疗前下颌位置不稳定，所以制作稳定性𬌗板，使下颌达到稳定的位置，从而确定正确的咬合关系，作为牙齿矫治的起点。

咬合关系确定后，充分利用隐形矫治器的优势，在三维方向上同时对牙弓进行控制：扩大上颌后段牙弓，分步压低和远移上颌两侧磨牙，内收上前牙，在纠正Ⅱ类关系的同时纠正开𬌗；下颌在扩大牙弓的同时进行 IPR 排齐。方案设计了垂直方向上的咬合跳跃。

矫治完成人：钱 红

8 专家点评

治疗前由于长期的开𬌗引起患者下颌位置不稳定，上𬌗架制作了稳定性𬌗板，使下颌达到稳定的位置后再开始正常正畸矫治；

利用隐形矫治器的优势，分步压低和远移上颌两侧磨牙的同时对下前牙进行邻面去釉（IPR）实施排齐；

通过术前术后关节 CBCT 的对比观察，双侧颞颌关节的情况有了一定的改善。开𬌗矫治是临床矫治的难点，该病例应用隐形矫治器所达到的矫治效果为治疗开𬌗畸形提供了新思路。

第7章 引导下颌向前

病例1

1 基本资料

姓名：李 XX　性别：女　年龄：20 岁

主诉：上牙外突要求矫治。

现病史：患者替牙后即出现上前牙突出，上唇覆盖下唇，随年龄增大有加重趋势，遂来我院就诊。

既往史：患者既往体健，否认任何系统性疾病史及药物过敏史，否认外伤史及家族遗传史。

2 检　查

◎牙列式：恒牙列，A7~B7，C7~C2，D2~D7，A8、B8、C8、D8 牙胚存在。

◎磨牙关系：右侧安氏Ⅱ类，左侧安氏Ⅱ类。尖牙关系：右侧安氏Ⅱ类，左侧安氏Ⅱ类。

◎拥挤度：上牙弓 –2mm、下牙弓 3mm。Spee 曲度：3mm。

◎中线：上、下牙列中线与面中线基本一致。

◎覆拾：Ⅲ度深覆拾。覆盖：Ⅲ度深覆盖。

◎关节未见异常。

◎全口曲面体层片显示双侧关节基本对称。

◎ Bolton 指数：前牙比 57.4%，全牙比：80.2%

◎面型：正面观面型基本对称，开唇露齿；侧面观上颌前突，下颌后缩。

3 诊　断

1. 安氏Ⅱ类 1 分类错拾

2. 骨性Ⅱ类

3. 上颌前突（前牙唇倾）

4. 下颌后缩

5. Ⅲ度深覆拾，Ⅲ度深覆盖

6. C1、D1 先天缺失

7. B5 釉质发育不全

4 治疗计划

◎先尝试导下颌向前，并密切关注患者颞下颌关节情况，如无明显症状则前导下颌至正常位置后再行固定矫治，如症状明显则建议手术治疗。

◎拔牙矫治：拔除 A5、B5。

◎上颌拔牙间隙用于内收上前牙，纠正上颌前突。

◎上颌第一磨牙与第二磨牙之间种植钉强支抗。

◎后期根据情况片切下前牙，C3、D3 适度改形，建立磨牙中性关系。

5 治疗过程

1. 取模型制作上颌固定斜面导板，导板斜面边缘位于下前牙切缘咬合后方共 6 个月。

2. 上下颌装配固定矫治器，去除导板。B5 釉质发育不全，根据病牙优先拔除原则拔除 B5 并对称拔除 A5。

3. 利用种植钉支抗内收上颌，充分利用拔牙间隙，纠正上前牙唇倾度，解除上颌前突。

4. 上切牙舌侧粘接树脂平导，配合Ⅱ类牵引调整咬合关系，并进行垂直向控制。

5. 前导及牵引过程中密切观察患者的颞颌关节情况。

6. 片切下颌切牙并修改尖牙形态，使上下颌建立良好的尖窝锁结关系．

7. 矫治时间：30 个月。

6 治疗效果

治疗前后面像对比见图 7-1-1。

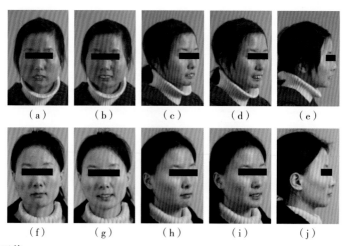

（a） （b） （c） （d） （e）

（f） （g） （h） （i） （j）

图 7-1-1 治疗前后面像
（a~e）治疗前面像。（f~j）治疗后面像

治疗前后口内像见图 7-1-2、图 7-1-3。

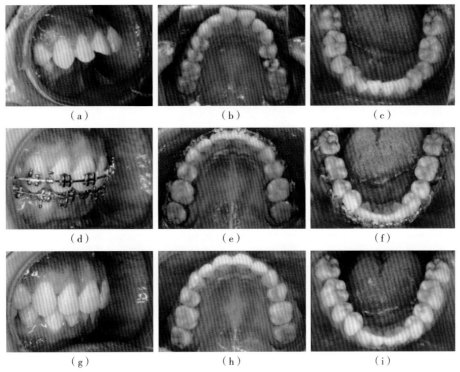

（a）　　　　　　　　　（b）　　　　　　　　　（c）

（d）　　　　　　　　　（e）　　　　　　　　　（f）

（g）　　　　　　　　　（h）　　　　　　　　　（i）

图 7-1-2　治疗前后口内像

（a）治疗前覆𬌗覆盖像。（b）治疗前上颌𬌗方像。（c）治疗前下颌𬌗方像。（d）治疗中覆𬌗覆盖像。（e）治疗中上颌𬌗方像。（f）治疗中下颌𬌗方像。（g）治疗后覆𬌗覆盖像。（h）治疗后上颌𬌗方像。（i）治疗后下颌𬌗方像

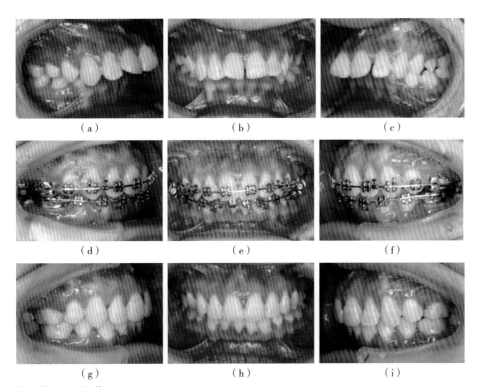

（a）　　　　　　　　　（b）　　　　　　　　　（c）

（d）　　　　　　　　　（e）　　　　　　　　　（f）

（g）　　　　　　　　　（h）　　　　　　　　　（i）

图 7-1-3　治疗前后口内像

（a~c）治疗前咬合像。（d~f）治疗中咬合像。（g~i）治疗后咬合像

治疗前后全口曲面体层片见图7-1-4。

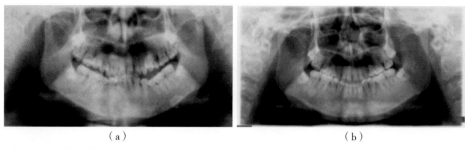

（a） （b）

图7-1-4 治疗前后全口曲面体层片
（a）治疗前全口曲面体层片。（b）治疗后全口曲面体层片

治疗前后关节（许勒位X线片）见图7-1-5。

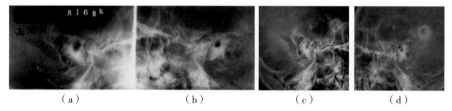

（a） （b） （c） （d）

图7-1-5 治疗前后关节片
（a）治疗前右侧关节。（b）治疗前左侧关节。（c）治疗后后右侧关节。（d）治疗后左侧关节

治疗前后头颅侧位片见图7-1-6。

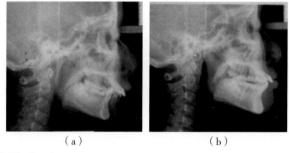

（a） （b）

图7-1-6 治疗前后头颅侧位片
（a）治疗前头颅侧位片。（b）治疗后头颅侧位片

治疗前后头影测量分析见图7-1-7、表7-1-1。

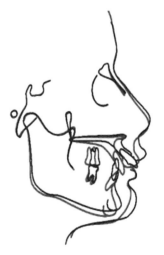

图7-1-7 头影测量分析重叠图（蓝色代表治疗前，红色代表治疗后）

表 7-1-1　头影测量分析数据

测量指标	治疗前	治疗后	参考值
SNA（°）	83.1	81.0	82.8 ± 4.0
SNB（°）	76.3	78.1	80.1 ± 3.9
ANB（°）	7.2	2.9	2.7 ± 2.0
SND（°）	74.6	80.3	77.3 ± 3.8
U1-NA（mm）	7.9	3.2	5.1 ± 2.4
U1-NA（°）	33.6	17.9	22.8 ± 5.7
L1-NB（mm）	4.0	4.8	6.7 ± 2.1
L1-NB（°）	11.5	28.7	30.3 ± 5.8
U1-L1（°）	120.3	115.4	124.2 ± 8.2
FMA（°）	23.3	25.5	31.3 ± 5.0
FMIA（°）	71.9	54.1	54.9 ± 6.1
IMPA（°）	84.8	100.4	93.9 ± 6.2

7　治疗小结

对于成人下颌后缩的患者而言，前导下颌一直是研究的热点和难点。本病例先通过前导患者下颌 6 个月，纠正下颌后缩，同时垂直向打开咬合，改善面下 1/3 高度，矫治结束后患者侧貌改善明显。但该患者使用斜导过程中下切牙发生较为明显的唇倾，同时下颌发生一定顺时针旋转。该患者治疗时年龄已满 20 岁，治疗后关节及咬合的长期稳定性需要进一步临床观察。

对于该患者，本着病牙优先拔除的原则选择拔除 A5、B5，如果想充分内收上前牙，有效改善患者侧貌，采用种植钉强支抗非常必要。

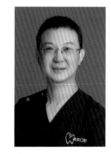

矫治完成人：何玉宏

8　专家点评

本例为安氏Ⅱ类 1 分类上颌前突，下颌后缩，上前牙唇倾明显，下颌 2 颗切牙先天缺失的病例。

患者治疗时已是成年，因此先试导下颌向前 2 周，观察下颌变化及患者颞下颌关节的情况。下颌引导向前且关节无异常后再实施导下颌矫治，防范正畸治疗的风险。

成人下颌后缩的患者，前导下颌一直存在争议，该病例获得较好的效果。当然，正颌手术也可以考虑。为确保上颌磨牙不移动，使用种植钉支抗是必要的，除较好的内收外，同时兼有压低上颌前牙的作用。

该病例虽然是拔除 2 颗牙，但存在调整上下前牙区 Bolton 指数的问题。

病例 2

1 基本资料

姓名：魏XX　性别：男　年龄：15 岁

主诉："嘴突"求矫治。

现病史：自换牙后出现牙齿不齐，嘴巴突，未曾治疗，现来我院求治。自述有口呼吸不良习惯。

既往史：患者既往体健，否认正畸治疗史，否认任何系统性疾病史及药物过敏史。

2 检查

◎牙列式：恒牙列，A7~B7，C7~D7。A8、B8、C8、D8 牙胚存在。

◎磨牙关系：右侧安氏Ⅱ类，左侧安氏Ⅱ类。尖牙关系：右侧安氏Ⅱ类，左侧安氏Ⅱ类。

◎拥挤度：上、下牙列轻度拥挤。

◎中线：基本居中。

◎覆𬌗：Ⅱ度。覆盖：Ⅲ度。

◎关节未见异常表现。

◎ Bolton 指数：前牙比 78.6%，全牙比 92.1%

◎全口曲面体层片显示双侧关节基本对称。

◎面型：正面观左右面部基本对称；侧面观凸面型，下颌后缩。

3 诊断

1. 安氏Ⅱ类错𬌗

2. 骨性Ⅱ类错𬌗

3. 下颌后缩

4. 上下颌牙列轻度拥挤

5. Ⅱ度深覆𬌗，Ⅲ度深覆盖

6. 口呼吸习惯

4 治疗计划

◎直丝弓金属自锁托槽固定矫治。

◎序列换丝，排齐整平上下颌牙列，调整上下颌牙弓形态，使上下颌牙弓匹配。

◎上颌前牙舌侧佩戴舌侧斜面导板，配合Ⅱ类牵引，引导下颌向前。

◎下颌配合摇椅弓丝整平 Spee 曲线。

◎前磨牙及磨牙区垂直牵引调整磨牙建立咬合。

◎建议择期拔除阻生牙。

◎舌侧固定保持丝及活动保持器保持。

5 治疗过程

1. 初期排齐整平，上下颌序列换丝至上颌 0.019 英寸 ×0.025 英寸 Ni-Ti 方丝；下颌 0.019 英寸 ×0.02S 英寸 Ni-Ti 方丝。

2. 上颌前牙舌侧佩戴舌侧斜面导板，配合Ⅱ类牵引，引导下颌向前；下颌配合 0.019 英寸 ×0.025 英寸 Ni-Ti 摇椅弓丝整平 Spee 曲线。

3. 上下颌置换 0.019 英寸 ×0.025 英寸麻花丝嘱患者自行挂牵引（前磨牙及磨牙区垂直牵引）调整磨牙建立咬合。

4. 20 个月后全口牙列排列整齐，尖牙磨牙中性关系，前牙覆殆覆盖基本正常，上下中线居中，咬合关系稳定，下颌后缩得到明显改善，患者对矫治效果满意，故拆除全口矫治器，抛光牙面，上下颌粘接舌侧固定保持器，拍口内、面相照片及 X 线片。

5. 定期复查（建议拔除阻生牙）。

6 治疗效果

治疗前后面像对比见图 7-2-1。

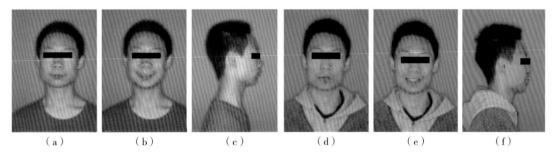

（a） （b） （c） （d） （e） （f）

图 7-2-1 治疗前后面像
（a~c）治疗前面像。（d~f）治疗后面像

治疗过程口内像对比见图 7-2-2、图 7-2-3。

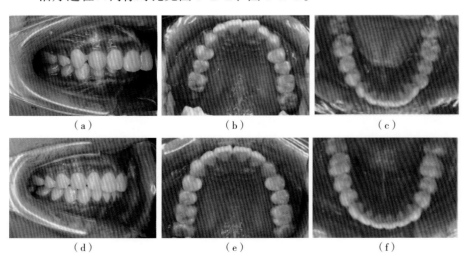

（a） （b） （c）

（d） （e） （f）

图 7-2-2 治疗过程口内像
（a）治疗前覆殆覆盖像。（b）治疗前上颌殆方像。（c）治疗前下颌殆方像。（d）治疗后覆殆覆盖像。（e）治疗后上颌殆方像。（f）治疗后下颌殆方像

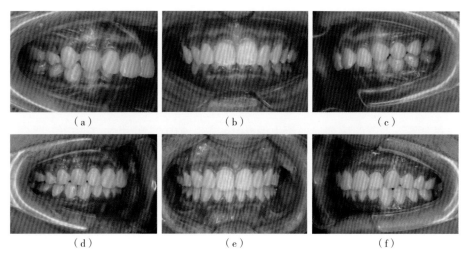

（a） （b） （c）

（d） （e） （f）

图 7-2-3 治疗过程口内像
（a~c）治疗前咬合像。（d~f）治疗后咬合像

治疗前后全口曲面体层片对比见图 7-2-4。

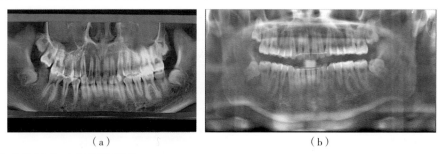

（a） （b）

图 7-2-4 治疗前后全口曲面体层片
（a）治疗前全口曲面体层片。（b）治疗后全口曲面体层片

治疗前后头颅侧位片对比见图 7-2-5。

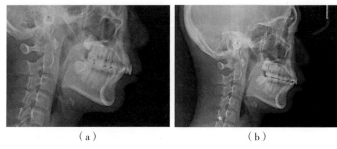

（a） （b）

图 7-2-5 治疗前后头颅侧位片
（a）治疗前头颅侧位片。（b）治疗后头颅侧位片

治疗前后头影测量分析见表 7-2-1。

表 7-2-1 头影测量分析数据

测量指标	治疗前	治疗后	参考值
SNA（°）	84.04	81.71	82.8±4.0
SNB（°）	77.29	78.03	80.1±3.9
ANB（°）	6.74	3.68	2.7±2.0
SND（°）	74.25	74.92	77.3±3.8

续表

测量指标	治疗前	治疗后	参考值
U1-NA（mm）	1.76	6.59	5.1±2.4
U1-NA（°）	14.57	23.27	22.8±5.7
L1-NB（mm）	4.45	8.8	6.7±2.1
L1-NB（°）	22.87	32.88	30.3±5.8
U1-L1（°）	135.8	120.16	124.2±8.2
FMA（°）	25.12	27.17	31.3±5.0
FMIA（°）	61.79	47.72	54.9±6.1
IMPA（°）	93.09	90	93.9±6.2

7 治疗小结

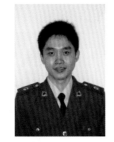

均角下颌颌位性后缩，上颌骨发育正常，齿槽性改变，下颌殆面平坦，是引导下颌向前的适应证。

调整上下颌牙弓形态，横向宽度正常，使之上下颌牙弓匹配；压低上下颌前牙，整平下颌 Spee 曲线及上颌补偿曲线；控制后牙垂直向，维持正常下颌平面，改善面型。

矫治完成人：　胡　伟

8 专家点评

该病例为下颌后缩，上颌发育基本正常，上下牙列轻度拥挤的错殆畸形患者。

治疗计划：调整上下颌牙弓形态，使牙列横向宽度协调，上下颌牙弓匹配，压低上下颌前牙，整平下颌 Spee 曲线及上颌补偿曲线。

该病例成功之处是采用简便的斜面导板引导下颌向前，并使关节完成改建，达到比较满意的疗效。

引导下颌向前成功之处是需要足够长的时间固定下颌向前，以确保关节改建顺利完成（儿童需要 6 个月，成人则需要更长的时间）。

病 例 3

1 基本资料

姓名：张 X　性别：男　年龄：20 岁

主诉："牙齿不齐" 求矫治。

现病史：自换牙后出现牙齿不齐，逐年加重，未曾治疗，现来我院求治。

既往史：患者既往体健，否认任何系统性疾病史及药物过敏史。

2　检　查

◎牙列式：恒牙列，A7~B7，C7~D7 。A8、B8、C8、D8 牙胚存在。

◎磨牙关系：右侧安氏Ⅱ类，左侧安氏Ⅱ类。尖牙关系：右侧安氏Ⅱ类，左侧安氏Ⅱ类。

◎拥挤度：上牙弓 4mm，下牙弓 3mm。

◎中线：基本居中。

◎覆𬌗：内倾型深覆𬌗Ⅲ度。覆盖：Ⅱ度。

◎关节未见异常表现。

◎全口曲面体层片显示双侧关节基本对称。

◎面型：正面观左右面部基本对称；侧面观凸面型，下颌后缩。

3　诊　断

1. 安氏Ⅱ类 2 分类错𬌗

2. 骨性Ⅱ类错𬌗

3. 下颌后缩

4. 上、下牙列轻度拥挤

4　治疗计划

◎全口直丝弓矫治技术。

◎非拔牙矫治。

◎排齐整平上下牙列，调整上下颌牙弓形态，使上下牙弓匹配。

◎佩戴 Forsus 固定功能矫治器。

◎精细调整，固定保持。

5　治疗过程

1. 排齐整平至上颌 0.018 英寸 ×0.025 英寸 SS 方丝；下颌 0.019 英寸 ×0.025 英寸 SS 方丝（5个月）。

2. 佩戴 Forsus 固定功能矫治器（7.5 个月）。

3. 不锈钢圆丝（0.5mm）三角牵引和短Ⅱ类牵引维持尖窝关系（3.5 个月）。

4. 固定保持（2 个月）。

5. 全口牙列排列整齐，尖牙磨牙中性关系，前牙部覆𬌗覆盖基本正常，上下中线居中，患者对治疗效果十分满意，签署拆除知情同意书，拆除全口矫治器，抛光牙面，取模制作保持器，保持器前牙区加小斜导维持治疗效果，拍面相照片 +X 线片。

6. 定期复查。

6 治疗效果

治疗前后面像对比见图7-3-1。

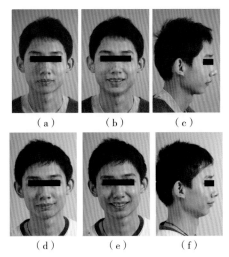

（a）　　　（b）　　　（c）

（d）　　　（e）　　　（f）

图7-3-1　治疗前后面像
（a~c）治疗前面像。（d~f）治疗后面像

治疗过程口内像对比见图7-3-2、图7-3-3。

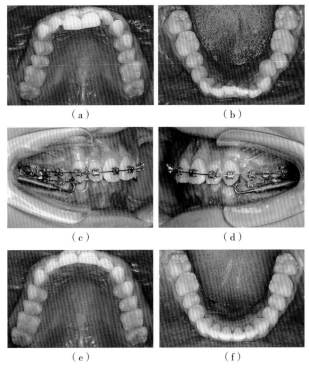

（a）　　　　　　　（b）

（c）　　　　　　　（d）

（e）　　　　　　　（f）

图7-3-2　治疗过程口内像
（a）治疗前上颌𬌗方像。（b）治疗前下颌𬌗方像（c）治疗中右侧咬合像。（d）治疗中左侧咬合像。
（e）治疗后上颌𬌗方像。（f）治疗后下颌𬌗方像

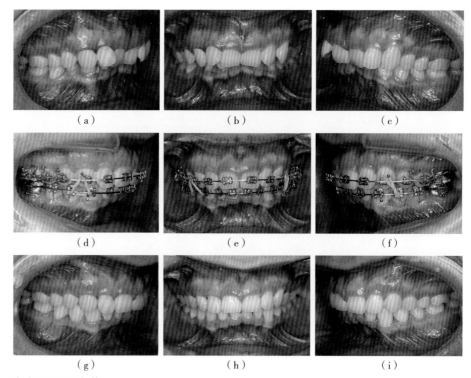

图 7-3-3　治疗过程口内像

（a~c）治疗前咬合像。（d~f）治疗中咬合像。（g~i）治疗后咬合像

治疗前后全口曲面体层片对比见图 7-3-4。

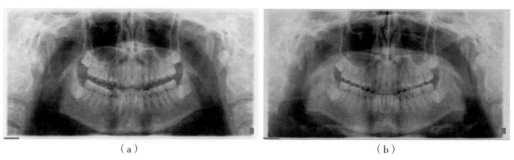

图 7-3-4　治疗前后全口曲面体层片

（a）治疗前全口曲面体层片。（b）治疗后全口曲面体层片

治疗前后头颅侧位片对比见图 7-3-5。

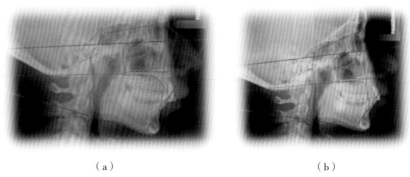

图 7-3-5　治疗前后头颅侧位片

（a）治疗前头颅侧位片。（b）治疗后头颅侧位片

治疗前后头影测量分析见表7-3-1。

表7-3-1 头影测量分析数据

测量指标	治疗前	治疗后	参考值
SNA（°）	81.2	83.1	82.8±4.0
SNB（°）	75.6	78.6	80.1±3.9
ANB（°）	5.9	4.5	2.7±2.0
U1-NA（mm）	2.8	7.2	5.1±2.4
U1-NA（°）	13.5	17.4	22.8±5.7
L1-NB（mm）	7.1	9.1	6.7±2.1
L1-NB（°）	29.0	34.5	30.3±5.8
U1-L1（°）	142.6	119.2	124.2±8.2
FMA（°）	26.0	28.0	31.3±5.0
FMIA（°）	46.0	42.0	54.9±6.1
IMPA（°）	108.0	110.0	93.9±6.2

7 治疗小结

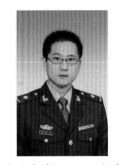

Forsus 固定式的半刚性结构，口内舒适度好，矫治力柔和，持续均匀，易被患者接受。

最好将第二磨牙（因上下牙弓不匹配往往第二磨牙是反𬌗牙）纳入矫正体系，既利于打开咬合又可防止第一磨牙的扭转或前倾。

尽早使用较粗较硬的方丝，并在下前牙段加冠舌向转距，防止下前牙唇倾。

如果因为长时间Ⅱ类牵引导致第一磨牙舌倾、前倾或者扭转很难纠正，可以考虑在其近中使用 L 或者 T 形曲并加冠颊向转距。

矫治完成人：田晓光

导下颌向前易复发应配合翼外肌训练维持治疗效果。

Forsus 矫治器矫治下颌后缩的Ⅱ类错𬌗畸形机制是颌骨改变和牙代偿共同作用的结果，Forsus 矫治器使下颌骨产生逆时针的旋转。

对于年轻成人则以牙－牙槽骨的改变为主，包括上切牙内收、下切牙唇倾的代偿，同时也有部分骨改变，如抑制上颌骨的生长，促进下颌骨逆时针旋转，以及颞下颌关节的改建。

8 专家点评

引导下颌向前实施生长改良，主要用于具有生长潜力的儿童和青少年。本患者为成人患者，引导下颌向前是一种新尝试，但具有一定的风险。

该病例应用 Forsus 矫治器尝试矫治下颌后缩畸形获得了满意和稳定的矫治效果。

Forsus 矫治器使下颌骨产生逆时针的旋转，关节得到了很好的改建。尽管正畸矫治取得了很好的疗效，若与正颌手术相比，还是稍逊一些。

应建议患者择机拔除 4 颗智齿。

病例 4

1 基本资料

姓名：李 XX　　性别：女　　年龄：23 岁

主诉："牙齿不整齐，咬合深" 求矫治。

现病史：双侧颞下颌关节偶有弹响和疼痛。

既往史：患者既往体健，否认正畸治疗史，否认任何系统性疾病史及药物过敏史。

2 检查

◎牙列式：恒牙列 A1~A7，B1~B7，C1~C7，D1~D7。

◎磨牙关系：右侧安氏Ⅱ类，左侧安氏Ⅱ类。尖牙关系：右侧安氏Ⅱ类，左侧安氏Ⅱ类。

◎拥挤度：上下颌牙列重度拥挤。

◎中线：基本居中。

◎覆𬌗：前牙深覆𬌗Ⅲ度。覆盖：Ⅰ度。

◎上下颌牙弓形态不对称。

◎面型：Ⅱ类骨面型。正面观面下 1/3 短，颏唇沟较深；侧面观下颌略显后缩。

3 诊断

1. 安氏Ⅱ类 1 分类错𬌗
2. 骨性Ⅱ类
3. 上下颌牙列重度拥挤
4. 前牙深覆𬌗、深覆盖

4 治疗计划

◎全口直丝弓矫治技术。

◎非拔牙矫治，建议拔除 A8、B8、C8、D8。

◎利用自锁托槽排齐整平上颌牙列。

◎上颌牙列排齐整平后佩戴活动式平面导板打开咬合排齐整平下牙列。

◎滑动法关闭前牙散隙。

◎精细调整前牙覆𬌗覆盖关系和双侧磨牙关系。

◎压膜保持器保持。

5 治疗过程

1. 起始序列镍钛丝排齐至上颌 0.019 英寸 ×0.025 英寸 Ni–Ti 方丝。

2. 换至上颌 0.019 英寸 ×0.025 英寸不锈钢方丝佩戴上颌活动式平面导板，打开咬合，排齐整平下牙列。

3. 序列镍钛丝排齐整平下牙列。

4. 关闭上颌前牙散隙。

5. 精细调整前牙覆殆覆盖关系，双侧磨牙关系保持中性关系。

6. 活动保持器保持。

6 治疗效果

治疗前后面像对比见图 7-4-1。

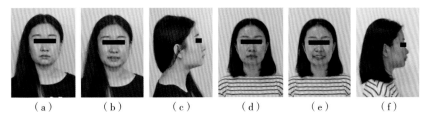

（a） （b） （c） （d） （e） （f）

图 7-4-1 治疗前后面像
（a~c）治疗前面像。（d~f）治疗后面像

治疗过程口内像对比见图 7-4-2、图 7-4-3。

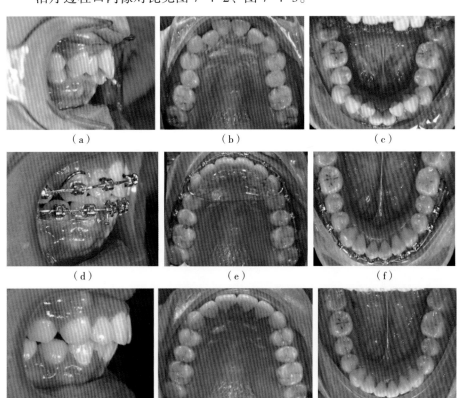

（a） （b） （c）

（d） （e） （f）

（g） （h） （i）

图 7-4-2 治疗过程口内像

（a）治疗前覆殆覆盖像。（b）治疗前上颌殆方像。（c）治疗前下颌殆方像。（d）治疗中覆殆覆盖像。（e）治疗中上颌殆方像。（f）治疗中下颌殆方像。（g）治疗后覆殆覆盖像。（h）治疗后上颌殆方像。（i）治疗后下颌殆方像

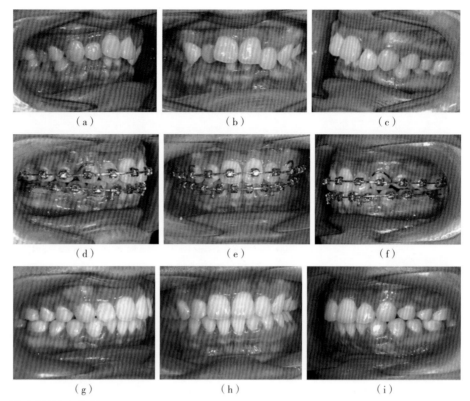

图 7-4-3　治疗过程口内像

（a~c）治疗前咬合像。（d~f）治疗中咬合像。（g~i）治疗后咬合像

治疗前后全口曲面体层片对比见图 7-4-4。

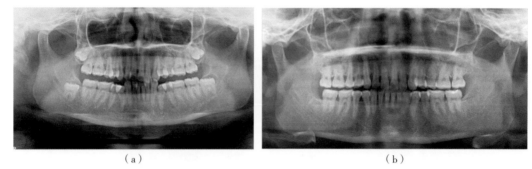

图 7-4-4　治疗前后全口曲面体层片

（a）治疗前全口曲面体层片。（b）治疗后全口曲面体层片

治疗前后头颅侧位片对比见图 7-4-5。

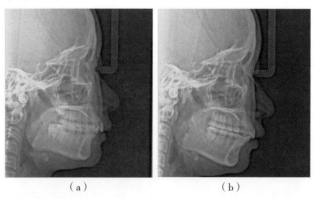

图 7-4-5　治疗前后头颅侧位片

（a）治疗前头颅侧位片。（b）治疗后头颅侧位片

治疗前后头影测量分析见图7-4-6、表7-4-1。

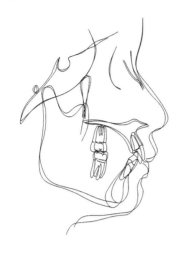

图7-4-6 头影测量分析重叠图（蓝色代表治疗前，红色代表治疗后）

表7-4-1 头影测量分析数据

测量指标	治疗前	治疗后	参考值
SNA（°）	84.3	83.3	82.8 ± 4
SNB（°）	78.7	76.6	80.1 ± 3.9
ANB（°）	5.6	6.5	2.7 ± 2.0
U1–NA（°）	20.1	16.6	22.8 ± 5.7
L1–NB（°）	28.6	42.1	30.3 ± 5.8
U1–L1（°）	125.7	114.7	125.4 ± 7.9
U1–SN（°）	104.4	99.9	105.7 ± 6.3
L1–MP（°）	103.6	114.7	92.6 ± 7.0
FH–MP（°）	14.8	39.2	31.1 ± 5.6
Y轴角（°）	72.5	75.6	66.3 ± 7.1

7 治疗小结

该病例充分利用自锁矫治器低摩擦力采用非拔牙矫治，解除上下颌牙列拥挤；

安氏骨性Ⅱ类1分类深覆𬌗患者，拥挤得到改善，深覆𬌗咬合打开，下颌位置适当向下、向前移动，患者由原来的Ⅱ类骨面型变为Ⅰ类直面型。

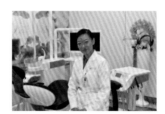

矫治完成人：徐璐璐

8 专家点评

安氏骨性Ⅱ类错𬌗，上下颌牙列中度拥挤，前牙深覆𬌗Ⅲ度。

矫治疗前先拔除A8、B8、C8、D8，利用自锁托槽排齐整平上颌牙列；佩戴活动式斜面导板打开咬合并适度引导下颌向前，由原来的Ⅱ类咬合变为Ⅰ类咬合关系。

患者为低角病例，应用导板打开咬合效果满意。患者伴有下颌角肥大症，建议术后实施双下颌角修整术。

第8章　骨性Ⅱ类拔牙矫治

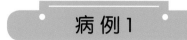

病 例 1

1　基本资料

姓名：林XX　性别：男　年龄：12周岁

主诉："嘴突"求矫治。

现病史：自换牙后自觉嘴巴突，未曾治疗，现来我院求治。自述有口呼吸史，睡觉打鼾。

既往史：患者既往体健，中切牙外伤史。否认任何系统性疾病史及药物过敏史。否认正畸治疗史。

2　检　查

◎牙列式：恒牙列，A6~B6，C6~D6。A7、B7、C7、D7牙胚存在。

◎磨牙关系：右侧安氏Ⅱ类，左侧安氏Ⅰ类。尖牙关系：右侧安氏Ⅱ类，左侧安氏Ⅰ类。

◎上下牙列轻度拥挤。

◎中线：上下牙列中线与面中线基本一致。

◎覆𬌗：2mm。覆盖：3.5mm。

◎关节未见异常表现。全口曲面体层片显示双侧关节基本对称。

◎面型：正面观面型左右基本对称，面下1/3高度增加，唇闭合时颏肌明显紧张；侧面观凸面型，鼻唇角增大，下颌后缩，颏肌明显紧张。

3　诊　断

1.安氏Ⅱ类1分类亚类（右侧）

2.骨性Ⅱ类，下颌后缩

3.凸面型，高角

4　治疗计划

◎全口直丝弓矫治技术。

◎拔牙矫治，拔除 A4、B4、C4、D4。

◎排齐整平上下牙列，内收间隙，建立尖牙、磨牙中性关系。

◎垂直向控制：TPA+ 高位头帽，关闭间隙时配合头帽 J 钩。

◎支抗设计：必要时上颌后牙区种植支抗钉在垂直向和矢状向加强支抗。

5 治疗过程

1.治疗早期上颌第一磨牙装配横腭杆。并戴高位头帽口外弓，上下颌弓丝后牙段都加后倾弯。同时进行舌肌训练。控制上下颌磨牙。

2.尖牙基本远移到位后，上颌换 0.019 英寸 × 0.025 英寸的不锈钢方丝梯形曲，上前牙加正转矩，后牙段加负转矩，前牙配合头帽 J 钩，对上切牙，一边压低，一边控根内收。下颌弓丝加后倾弯，始终保持关闭间隙时下后牙的牙冠稍远中倾斜。

3.到 30 个月，上颌剩余一点小间隙，但上前牙比较直立，将上颌弓丝换成 0.020 英寸 × 0.025 英寸的不锈钢方丝梯形曲，继续一边压低，一边控根内收上切牙。

4.34 个月，间隙基本关闭，换成平丝进行定位牵引，精细调整。

6 治疗效果

治疗前后面像对比见图 8-1-1。

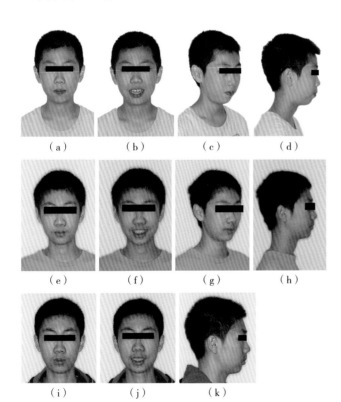

图 8-1-1 治疗前后面像
（a~d）治疗前面像。（e~h）治疗后面像。
（i~k）保持 1 年面像

治疗过程口内像对比见图 8-1-2、图 8-1-3。

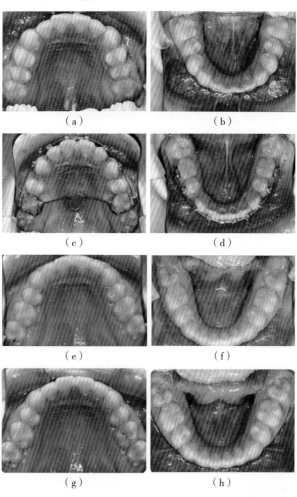

（a）

（b）

（c）

（d）

（e）

（f）

（g）

（h）

图 8-1-2 治疗过程口内像

（a，b）治疗前上下颌殆方像。（c，d）治疗中上下颌殆方像。（e，f）治疗后上下颌殆方像。（g，h）保持 1 年殆方像

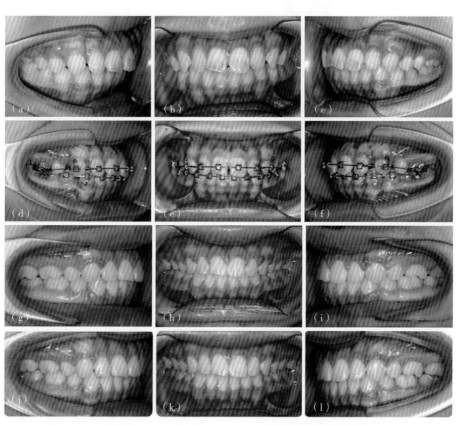

（a）（b）（c）（d）（e）（f）（g）（h）（i）（j）（k）（l）

图 8-1-3 治疗过程口内像

（a~c）治疗前口内咬合像。（d~f）治疗中口内咬合像。（g~i）治疗后口内咬合像。（j~l）保持 1 年口内咬合像

治疗前后全口曲面体层片对比见图8-1-4。

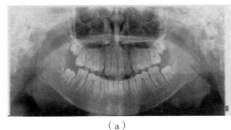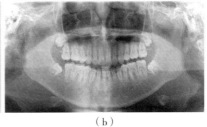

（a）　　　　　　　　　　　　　　　　（b）

图8-1-4　治疗前后全口曲面体层片
（a）治疗前全口曲面体层片。（b）治疗后全口曲面体层片

治疗前后头颅侧位片对比见图8-1-5。

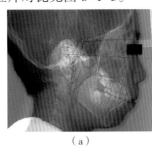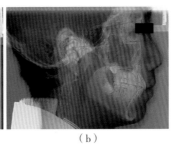

（a）　　　　　　　　　　　　　　（b）

图8-1-5　治疗前后头颅侧位片
（a）治疗前头颅侧位片。（b）治疗后头颅侧位片

治疗前后头影测量分析见图8-1-6、表8-1-1。

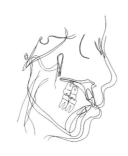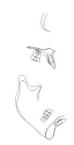

图8-1-6　头影测量分析重叠图（黑色代表治疗前，红色代表治疗后）

表8-1-1　头影测量分析数据

测量指标	治疗前	治疗后	参考值
SNA（°）	78.0	78.1	82.0±3.5
SNB（°）	71.9	74.4	77.7±3.2
ANB（°）	6.1	3.7	4.0±1.8
L1-MP（°）	108.9	98.0	96.8±6.4
U1-SN（°）	107.5	106.2	103.2±5.5
U1-FH（°）	114.8	112.3	109.8±5.3
蝶鞍角（SN-Ar）（°）	122.0	121.3	124.0±5.0
关节角（°）	163.4	161.7	138.0±6.0
下颌角（Ar-Go-Me）（°）	119.9	117.8	124.2±6.7
下颌上角（Ar-Go-Na）（°）	41.5	41.3	51.0±7.0

续表

测量指标	治疗前	治疗后	参考值
下颌下角（Na-Go-Me）（°）	78.4	76.5	78.0±6.0
前颅底长（SN）（mm）	66.1	68.0	63.3±3.0
后颅底长（S-Ar）（mm）	30.8	35.1	31.2±4.0
升支高（Ar-Go）（mm）	36.2	39.9	38.6±4.5
下颌体长（Go-Me）（mm）	64.0	68.9	71.0±5.0
前面高（NaMe）（mm）	115.3	120.4	107.7±5.0
后面高（SGo）（mm）	66.3	74.2	66.7±5.0
后面高/前面高（S-Go/N-Me）（%）	57.5	61.6	65.0±4.0
MP-FH（°）	37.1	35.9	31.3±5.0

7 治疗小结

　　垂直向问题是这个患者矫治的核心问题，高角及下颌顺时针旋转生长型，要求我们做好垂直向控制，要进行上颌磨牙垂直向控制，直立或略压低下颌磨牙，内收直立下切牙，控根内收并压低上切牙。同时要求患者纠正不良口腔习惯。

　　矢状向问题和软组织问题，我们通过垂直向控制，逆时针旋转下颌，改善下颌后缩，改善凸面型。

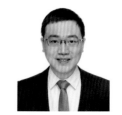

矫治完成人：陈学鹏

8 专家点评

　　该病例为安氏Ⅱ类1分类亚类（右侧），骨性Ⅱ类，下颌后缩，高角，凸面型。

　　矫治方案是拔牙矫治，拔除A4、B4、C4、D4。垂直向控制：TPA+高位头帽，关闭间隙时配合头帽J钩。

　　矫治思路清晰，矫治过程强调垂直向控制，并获得显著疗效。矫治质量达到了优秀标准。同时展示了完成后1年的复诊结果，矫治效果非常稳定。

病 例 2

1 基本资料

　　姓名：张X　性别：女　年龄：35岁

　　主诉：嘴突且下巴缩要求矫正。

　　现病史：自替牙嘴突，1年前因龋坏拔除双侧上颌第二前磨牙，1月前在外院拔除双侧下颌第二前磨牙拟正畸治疗，因个人原因转至我院求治。有夜间打鼾、憋气症状。

　　既往史：患者否认正畸治疗史，否认任何系统性疾病及药物过敏史。

2 检查

◎牙列式：恒牙列，A8~B8，C8~D8。

◎磨牙关系：左侧磨牙Ⅰ类，右侧磨牙Ⅰ类。尖牙关系：右侧安氏Ⅱ类，左侧安氏Ⅱ类。

◎拥挤度：上牙弓 2mm，下牙弓 3mm。

◎中线：上、下中线居中。

◎覆𬌗：6mm。覆盖：2mm。

◎右上中切牙已做过根管治疗。右下第一磨牙大面积充填。

◎颞下颌关节影像未见明显异常。

◎曲面体层片显示双侧关节及下颌骨升支、体部不对称。

◎面型：正面观面部基本对称；侧面观凸面型，双唇前突，颏部后缩。

3 诊断

1. 安氏Ⅱ类 1 分类

2. 骨性Ⅱ类

3. 上颌前突，下颌后缩

4. 深覆𬌗

5. 上气道狭窄

6. C6 牙体缺损，A1 根管治疗后

4 治疗计划

1. 直丝弓矫治技术。

2. 拔牙矫治，拔除 A5、B5、C5、D5。

3. 排齐整平上下牙列。

4. 内收上下前牙。

5. 上前牙控根移动。

6. 垂直向控制逆旋下颌骨。

7. 精细调整，建立标准咬合。

8. A1、C6 修复治疗。

5 治疗过程

1. 排齐整平上下牙列，上下主弓丝至 0.019 英寸 × 0.025 英寸 SS 丝。

2. 进入关闭间隙阶段后，上前牙控根和上牙弓整体压入同时进行。上前牙控根：上颌颧牙槽种植钉高位整体内收上牙列，上前牙唇侧种植钉加大上前牙正转矩，巧用牵引钩对主弓丝产生唇龈向扭力，上颌水平曲预制加大的正转矩。上牙弓颊腭侧、前后部整体压入：上颧牙槽种植钉联合腭托形成整体框架压低上后牙，上颌腭托离开腭黏膜 6mm，上颌前牙区植入种植钉压低上前牙，上下前牙水平曲台阶进一步压低上下前牙。

3.整体压入上牙弓后，下颌骨获得足够的空间发生往前、往上的逆旋，结合内收上下前牙的拔牙矫治，患者鼻唇、颏唇关系极大改善，夜间打鼾症状消失。

4.拆除矫治器后，全口洁治，A1、C6烤瓷修复治疗。

5.定期复查。

6 治疗效果

治疗前后面像对比见图8-2-1。

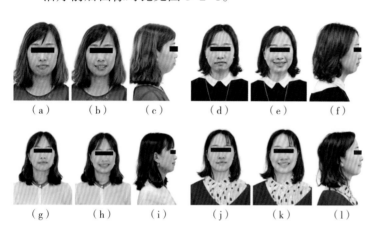

（a） （b） （c） （d） （e） （f）

（g） （h） （i） （j） （k） （l）

图 8-2-1 治疗前后面像
（a~c）治疗前面像。（d~f）治疗 22 个月面像。（g~i）36 个月治疗完成面像。（j~l）保持 6 个月面像

治疗过程口内像对比见图8-2-2、图8-2-3。

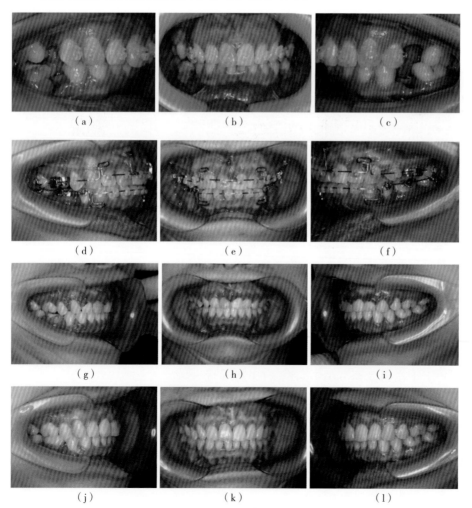

（a） （b） （c）

（d） （e） （f）

（g） （h） （i）

（j） （k） （l）

图 8-2-2 治疗过程口内像
（a~c）治疗前口内咬合像。（d~f）治疗 22 个月口内咬合像。（g~i）治疗完成口内咬合像。（j~l）保持 6 个月口内咬合像

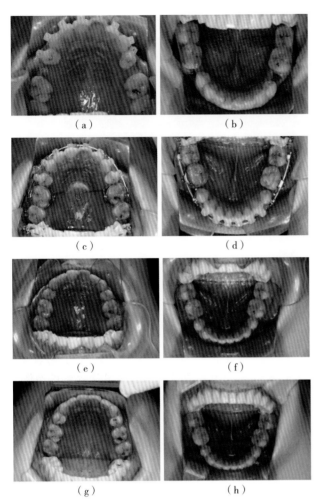

(a)   (b)

(c)   (d)

(e)   (f)

(g)   (h)

图 8-2-3 治疗过程口内像

（a，b）治疗前口内𬌗方像。（c，d）治疗后 22 个月口内𬌗方像。（e，f）治疗完成口内𬌗方像。（g，h）保持 6 个月口内𬌗方像

治疗前后全口曲面体层片对比见图 8-2-4。

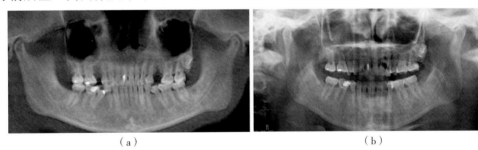

(a)   (b)

图 8-2-4 治疗前后全口曲面体层片

（a）治疗前全口曲面体层片。（b）治疗后全口曲面体层片

治疗前后头颅侧位片对比见图 8-2-5。

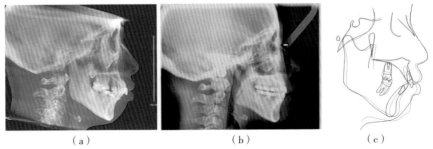

(a)   (b)   (c)

图 8-2-5 治疗前后头颅侧位片

（a）治疗前头颅侧位片。（b）治疗后头颅侧位片。（c）头影测量分析重叠图（黑色代表治疗前，红色代表治疗后）

治疗前后 CBCT 前牙区截图见图 8-2-6。

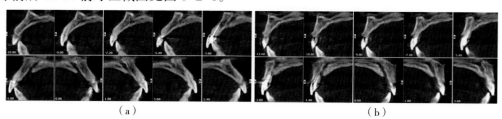

（a） （b）

图 8-2-6 治疗前后 CBCT 前牙区截图
（a）治疗前牙列 CT。（b）治疗后牙列 CT

治疗前后头影测量分析见表 8-2-1。

表 8-2-1 头影测量分析数据

测量指标	治疗前	治疗后	参考值
SNA（°）	86.0	84.7	83.1 ± 2.7
SNB（°）	75.5	79.7	80.3 ± 2.6
ANB（°）	10.5	5.0	2.7 ± 1.8
MP-SN（°）	44.9	41.1	32.6 ± 6.9
FH-MP（°）	35.0	30.6	25.5 ± 4.8
U1-SN（°）	94.0	100.1	103.4 ± 5.5
L1-MP（°）	98.0	84.1	96.3 ± 5.4
U1-L1（°）	127.3	132.0	129.1 ± 7.1
OP-SN（°）	22.2	18.9	14.4 ± 2.5
U1-PP（mm）	36.1	28.8	28.0 ± 3.0
U6-PP（mm）	26.9	23.3	23.0 ± 2.0
L1-MP（mm）	52.3	48.9	40.0 ± 2.0

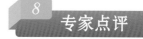

7 治疗小结

高角病例的全方位垂直向控制是一项艰巨而复杂的工作，上牙弓的整体压入是下颌逆旋成功的基础，精准施策，治疗效果稳定可期。

8 专家点评

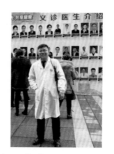

矫治完成人：潘 杰

该病例为凸面型，高角，双颌前突，颏部后缩畸形的病例。

采用的矫治计划是拔除 A5、B5、C5、D5。上颌种植钉加强支抗，同时压低上前牙。为垂直控制后牙应用 TPA。该病例资料收集完整，病例分析透彻，矫治结果完美，是上乘之作。关节、牙列使用 CT，特别分析了术前术后及保持后的鼻咽气道也是亮点之一。尤其是颏部形态的改变几乎达到了手术的效果。

1 基本资料

姓名：刘 XX　　性别：男　　年龄：13 岁

主诉："上颌牙齿突出"求矫。

现病史：自换牙后出现牙齿不齐，部分恒牙未萌，未曾治疗，现来我院求治。

既往史：患者既往体健，否认任何系统性疾病及药物过敏史。

2 检 查

◎牙列式：恒牙列，A7~A4，A2~B7，C7~C4，C2~D7。A3 埋藏牙，C3 缺失；釉质发育不全。

◎磨牙关系：左侧磨牙Ⅱ类，右侧磨牙Ⅱ类。尖牙关系：右侧安氏Ⅱ类，左侧安氏Ⅱ类。

◎拥挤度：上牙列 4mm，下牙列 1.5mm。

◎中线：上牙列右偏 4mm，下中线右偏 6mm。

◎覆𬌗：下前牙咬于上颌腭黏膜。覆盖：16mm。

◎颞下颌关节检查未见异常。

◎面型：正面观左右两侧面部软组织基本对称，开唇露齿；侧面观下颌后缩。

◎不良习惯：咬下唇。

◎ Bolton 指数：前牙比 67.1%。

◎全口曲面体层片示：A3 埋藏，萌出间隙不足，C3 缺失，D 区乳 V 暂未替换；第三磨牙均有牙胚。

3 诊 断

1. 安氏Ⅱ类错𬌗畸形
2. 骨性Ⅱ类错𬌗，上颌正常，下颌后缩
3. 前牙深覆𬌗深覆盖
4. A3 阻生，C3 缺失

4 治疗计划

◎全口方丝弓矫治技术。

◎拔牙矫治：拔除 A4、B4，为右上尖牙提供萌出间隙，并调整上中线及内收上前牙。

◎协调横向关系：四眼簧扩大上颌牙弓，并促进下颌生长。

◎纠正深覆𬌗深覆盖：内收上前牙。

◎使用下颌唇挡纠正咬下唇习惯。

5 治疗过程

1. 拔除 A4、75，让 A3、D5 自行调整萌出，戴用下颌唇挡，纠正咬下唇不良习惯（4 个月）。

2. 粘接托槽，序列排齐上下牙列，上颌四眼簧扩弓，下颌继续戴用唇挡（4个月）。

3. 更换不锈钢丝，调整上下中线（3个月）。

4. Ni-Ti 方丝充分排齐整平上下牙列（3个月）。

5. 不锈钢方丝弯制闭隙曲关闭上、下牙列剩余间隙（5个月）。

6. 精细调整咬合关系及中线（4个月）。

7. 上、下颌 0.018 英寸 × 0.025 英寸 不锈钢方丝标准弓固定保持（2个月）。

8. 上、下颌 Hawley 保持器保持（共25个月）。

6 治疗效果

治疗前后面像对比见图 8-3-1。

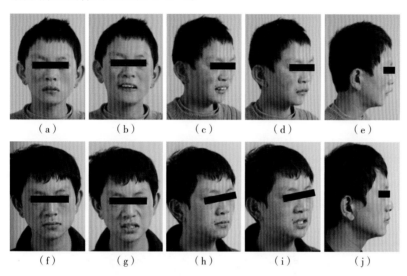

（a） （b） （c） （d） （e）

（f） （g） （h） （i） （j）

图 8-3-1 治疗前后面像
（a~e）治疗前面像。
（f~j）治疗后面像

治疗过程口内像对比见图 8-3-2、图 8-3-3。

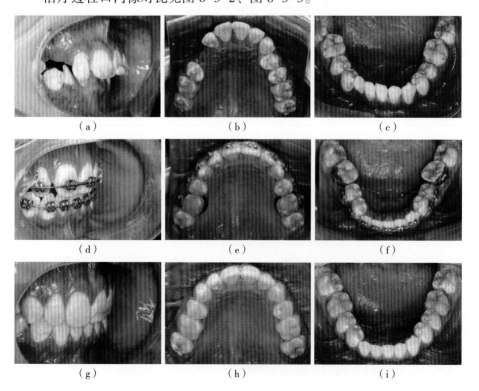

（a） （b） （c）

（d） （e） （f）

（g） （h） （i）

图 8-3-2 治疗过程口内像
（a）治疗前覆𬌗覆盖像。（b）治疗前上颌𬌗方像。（c）治疗前下颌𬌗方像。（d）治疗中覆𬌗覆盖像。（e）治疗中上颌𬌗方像。（f）治疗中下颌𬌗方像。（g）治疗后覆𬌗覆盖像。（h）治疗后上颌𬌗方像。（i）治疗后下颌𬌗方像

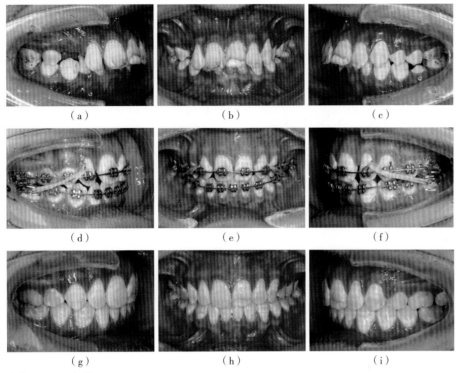

图 8-3-3 治疗过程口内像

（a~c）治疗前口内咬合像。（d~f）治疗中口内咬合像。（g~i）治疗后口内咬合像

治疗前后全口曲面体层片对比见图 8-3-4。

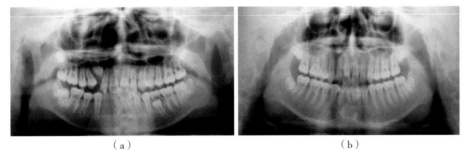

图 8-3-4 治疗前后全口曲面体层片

（a）治疗前全口曲面体层片。（b）治疗后全口曲面体层片

治疗前后头颅侧位片对比见图 8-3-5。

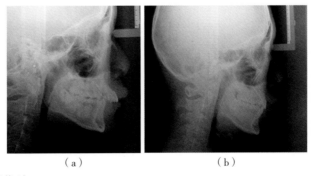

图 8-3-5 治疗前后头颅侧位片

（a）治疗前头颅侧位片。（b）治疗后头颅侧位片

治疗前后头影测量分析见表 8-3-1。

表 8-3-1　头影测量分析数据

测量指标	治疗前	治疗后	参考值
SNA（°）	74.8	75.9	82.8 ± 4.0
SNB（°）	72.8	75.1	80.1 ± 3.9
ANB（°）	2.0	0.8	2.7 ± 2.0
SND（°）	71.3	73.3	77.3 ± 3.8
U1-NA（mm）	10.7	6.3	5.1 ± 2.4
U1-NA（°）	38.2	19.9	22.8 ± 5.7
L1-NB（mm）	3.6	4.0	6.7 ± 2.1
L1-NB（°）	20.5	22.1	30.3 ± 5.8
U1-L1（°）	108.7	125.8	124.2 ± 8.2
FMA（°）	28.4	29.7	31.3 ± 5.0
FMIA（°）	59.6	56.6	54.9 ± 6.1
IMPA（°）	92.0	93.7	93.9 ± 6.2

7　治疗小结

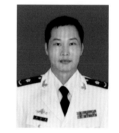

安氏Ⅱ类1分类错𬌗畸形，常表现为上颌前突和（或）下颌后缩、前牙深覆𬌗深覆盖。该患者以下颌后缩为主，并伴有咬下唇不良习惯，造成上前牙唇倾明显，破除不良习惯，促进下颌生长发育是重要矫治目的。

矫治完成人：黄世友

该患者上牙列拥挤，牙弓前突，故设计拔除上颌第一前磨牙，以解除拥挤，调整中线，并内收上前牙。下颌向前生长，内收上前牙，最终获得正常覆𬌗覆盖关系。

8　专家点评

对于具有生长发育潜力的下颌后缩患者，上颌扩弓对促进下颌生长有积极作用。该患者使用下颌唇挡纠正咬下唇不良习惯，四眼簧扩大上颌牙弓，促进下颌生长。由于先天缺失 C3，最终一侧为完全Ⅱ类磨牙关系，另一侧为标准Ⅰ类咬合关系。该病例资料完整，矫治思路清晰，病例分析缜密，矫治结果质量较高，非常难得的是保证了上下牙列中线端正，实属不易。

病 例 4

1　基本资料

姓名：胡 X　性别：女　年龄：12 岁
主诉："嘴突"要求治疗。

现病史：患者换牙后自觉"嘴突"，未曾治疗，现来我院求治。

既往史：患者既往体健，否认正畸史，否认任何系统性疾病及药物过敏史。

2 检 查

◎牙列式：恒牙列，A6，A4~B6，C6~D6，A5 先天缺失，A7、B7、C7、D7 未萌。

◎磨牙关系：左侧磨牙Ⅱ类，右侧磨牙Ⅱ类。尖牙关系：右侧安氏Ⅱ类，左侧安氏Ⅱ类。

◎拥挤度：上牙列 1mm，下牙列 3.5mm。

◎中线：上牙列右偏 2mm，下中线左偏 1.5mm。

◎覆𬌗：7mm。覆盖：5mm。

◎颞下颌关节检查：左侧颞下颌关节弹响，无压痛。

◎面型：正面观下颌左偏；侧面观直面型。

◎全口曲面体层片显示右侧髁状突长度大于左侧。

3 诊 断

1. 安氏Ⅱ类错𬌗
2. 下颌后缩
3. A5 先天缺失

4 治疗计划

◎全口方丝弓矫治技术。

◎拔牙矫治，拔除 B4。

◎排齐整平上颌牙列，内收拔牙间隙，调整中线及双侧磨牙关系。

◎打开咬合，排齐下颌牙列。

◎精细调整，建立尖牙Ⅰ类、磨牙完全Ⅱ类咬合关系。

5 治疗过程

1. 粘上半口托槽，序列钛镍丝排齐整平，换至 0.019 英寸 ×0.025 英寸 SS 方丝。
2. 颌内牵引关闭间隙，同时控制中线及磨牙关系。
3. 上颌平面导板打开咬合，同时排齐整平下颌牙列。
4. 精细调整，建立尖牙Ⅰ类，磨牙完全Ⅱ类的咬合关系。

6 治疗效果

治疗前后面像对比见图 8-4-1。

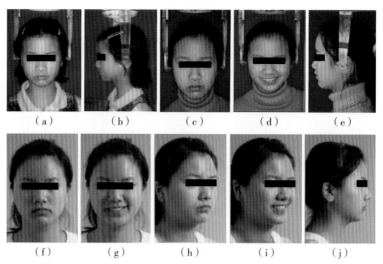

图 8-4-1　治疗前后面像

（a，b）治疗前面像。（c~e）治疗后面像。（f~j）10年后面像

治疗前后口内像见图 8-4-2、图 8-4-3。

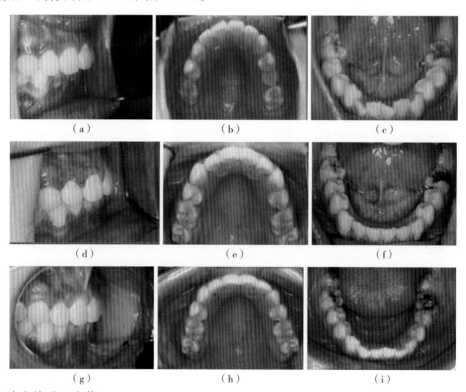

图 8-4-2　治疗前后口内像

（a）治疗前覆𬌗覆盖像。（b）治疗前上颌𬌗方像。（c）治疗前下颌𬌗方像。（d）治疗后覆𬌗覆盖像。（e）治疗后上颌𬌗方像。（f）治疗后下颌𬌗方像。（g）10年后覆𬌗覆盖像。（h）10年后上颌𬌗方像。（i）10年后下颌𬌗方像

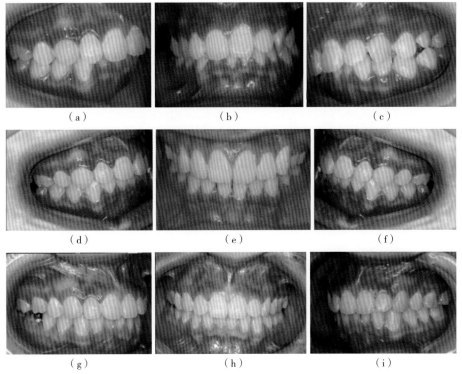

（a）　　　　　　　　　　（b）　　　　　　　　　　（c）

（d）　　　　　　　　　　（e）　　　　　　　　　　（f）

（g）　　　　　　　　　　（h）　　　　　　　　　　（i）

图 8-4-3　治疗前后口内像

（a~c）治疗前口内咬合像。（d~f）治疗后口内咬合像。（g~i）10 年后口内咬合像

治疗前后全口曲面体层片见图 8-4-4。

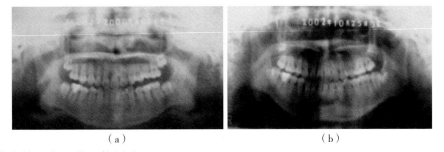

（a）　　　　　　　　　　　　　　　　　（b）

图 8-4-4　治疗前后全口曲面体层片

（a）治疗前全口曲面体层片。（b）治疗后全口曲面体层片

治疗前后头影测量分析见图 8-4-5、表 8-1-1。

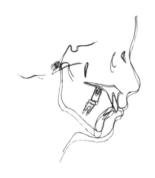

图 8-4-5　头影测量分析重叠图（蓝色代表治疗前，红色代表治疗后）

表 8-4-1　头影测量分析数据

测量指标	治疗前	治疗后	参考值
SNA（°）	83.0	82.1	82.8±4.0
SNB（°）	78.0	79.0	80.1±3.9
ANB（°）	5.0	3.1	2.7±2.0
SND（°）	75.1	77.5	77.3±3.8
U1-NA（mm）	4.0	5.0	5.1±2.4
U1-NA（°）	20.9	26.0	22.8±5.7
L1-NB（mm）	1.5	5.5	6.7±2.1
L1-NB（°）	25.5	29.5	30.3±5.8
U1-L1（°）	127	121.5	124.2±8.2
FMA（°）	28.5	32.2	31.3±5.0
FMIA（°）	55.3	66.2	54.9±6.1
IMPA（°）	96.2	81.6	93.9±6.2

7　治疗小结

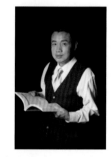

Ⅱ类错𬌗拔牙矫治的模式较多，上颌拔除两个前磨牙，矫治后磨牙并非中性关系，但从矫治十年后结果看，矫治结果稳定。

术中采用平面导板，打开咬合，增加患者面下 1/3 高度。

利用Ⅱ类牵引刺激下颌生长。

矫治完成人：刘　鑫

8　专家点评

患者为安氏Ⅱ类错𬌗，上颌前突，下颌后缩的病例。

采用的矫治计划是拔除 B4（A5 先天缺失），双侧磨牙建立完全Ⅱ类关系。打开咬合，排齐下颌牙列。

本病例的亮点是观察了术后 10 年的临床疗效，资料的获取是非常难得的，同时也证明临床矫治结果是非常稳定的。

病 例 5

1　基本资料

姓名：崔 X　性别：女　年龄：11 岁

主诉："牙齿不齐" 求矫治。

现病史：自换牙后出现牙齿不齐，未曾治疗，现来到我院求治。

既往史：患者既往体健，否认任何系统性疾病史及药物过敏史，否认家族遗传史。否认正畸治疗史。

2 检 查

◎牙列式：恒牙列，A7~B7，C7~D7。A8、B8、C8、D8牙胚存在。

◎磨牙关系：右侧安氏Ⅱ类，左侧安氏Ⅱ类。尖牙关系：右侧安氏Ⅱ类，左侧安氏Ⅱ类。

◎拥挤度：上牙弓11mm，下牙弓2mm。

◎中线：下颌中线右偏2mm。

◎关节未见异常表现。

◎全口曲面体层片显示双侧关节基本对称。

◎面型：正面观左右面部基本对称；侧面观微突面型，下颌后缩。

3 诊 断

1. 安氏Ⅱ类1分类错𬌗畸形

2. 骨性Ⅱ类

3. 上颌前突，下颌后缩

4. 上牙列重度拥挤

5. 前牙局部反𬌗

6. D6根尖周炎

4 治疗计划

◎全口直丝弓固定矫治技术。

◎拔牙矫治，拔除A6、B6、C6、D6。

◎排齐上下牙列，适当近移A7、B7、C7、D7。

◎建立尖牙、磨牙Ⅰ类关系。

◎支抗设计：Nance腭托＋口外弓。

5 治疗过程

1. 0.45mm不锈钢圆丝随形弓，推簧开辟A3~B3间隙。

2. Ni-Ti丝排齐整平上下牙列。

3. 0.45mm不锈钢圆丝调整下中线。

4. 0.018英寸×0.025英寸不锈钢方丝关闭拔牙间隙，T形曲近移并直立A7、B7、C7、D7。

5. A7、B7、C7、D7交互牵引，纠正后牙反𬌗。

6. 关闭剩余散隙，精细调整咬合关系及中线。

7. 上下颌不锈钢方丝标准弓形固定保持。

6 治疗效果

治疗前后面像对比见图8-5-1。

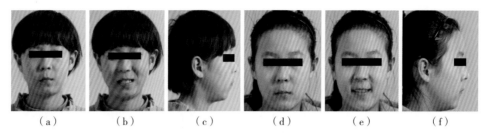

（a）　　　（b）　　　（c）　　　（d）　　　（e）　　　（f）

图 8-5-1　治疗前后面像
（a~c）治疗前面像。（d~f）治疗后面像

治疗过程口内像对比见图 8-5-2、图 8-5-3。

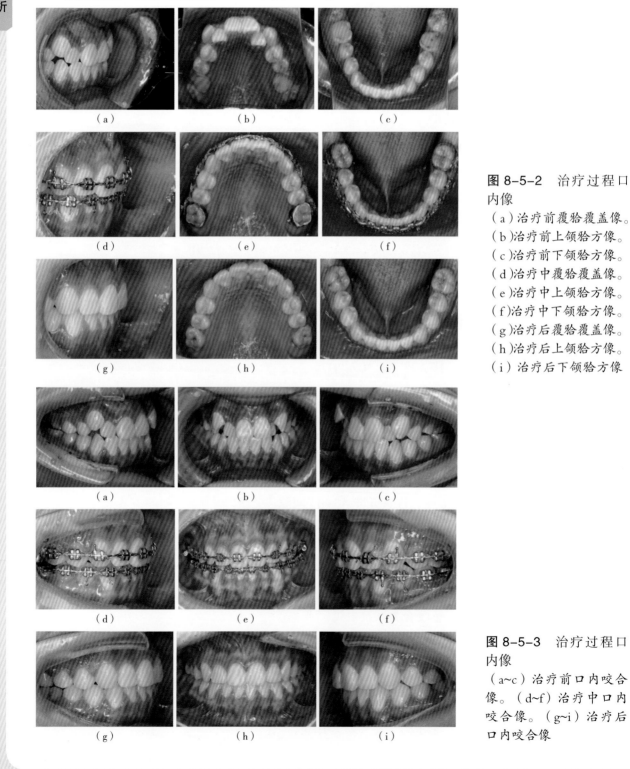

（a）　　　（b）　　　（c）

（d）　　　（e）　　　（f）

图 8-5-2　治疗过程口内像
（a）治疗前覆𬌗覆盖像。
（b）治疗前上颌𬌗方像。
（c）治疗前下颌𬌗方像。
（d）治疗中覆𬌗覆盖像。
（e）治疗中上颌𬌗方像。
（f）治疗中下颌𬌗方像。
（g）治疗后覆𬌗覆盖像。
（h）治疗后上颌𬌗方像。
（i）治疗后下颌𬌗方像

（g）　　　（h）　　　（i）

（a）　　　（b）　　　（c）

（d）　　　（e）　　　（f）

图 8-5-3　治疗过程口内像
（a~c）治疗前口内咬合像。（d~f）治疗中口内咬合像。（g~i）治疗后口内咬合像

（g）　　　（h）　　　（i）

治疗前后全口曲面体层片对比见图 8-5-4。

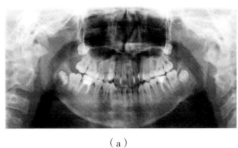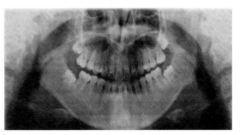

（a） （b）

图 8-5-4 治疗前后全口曲面体层片
（a）治疗前全口曲面体层片。（b）治疗后全口曲面体层片

治疗前后头颅侧位片对比见图 8-5-5。

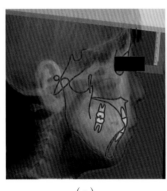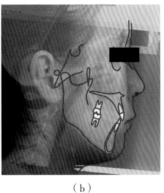

（a） （b）

图 8-5-5 治疗前后头颅侧位片
（a）治疗前头颅侧位片。（b）治疗后头颅侧位片

治疗前后头影测量分析见图 8-5-6、表 8-5-1。

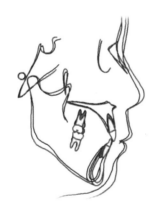

图 8-5-6 头影测量分析重叠图（蓝色代表治疗前，红色代表治疗后）

表 8-5-1 头影测量分析数据

测量指标	治疗前	治疗后	参考值
SNA（°）	83.0	81.5	82.8±4.0
SNB（°）	79.5	79.0	80.1±3.9
ANB（°）	3.5	2.5	2.7±2.0
SND（°）	76.5	77.0	77.3±3.8

续表

测量指标	治疗前	治疗后	参考值
U1-NA（mm）	2.0	3.0	5.1 ± 2.4
U1-NA（°）	16	18.0	22.8 ± 5.7
L1-NB（mm）	4.5	3.0	6.7 ± 2.1
L1-NB（°）	26.0	18.5	30.3 ± 5.8
U1-L1（°）	135.0	142.5	124.2 ± 8.2
FMA（°）	39.0	37.0	31.3 ± 5.0
FMIA（°）	58.0	66.0	54.9 ± 6.1
IMPA（°）	83.0	77.0	93.9 ± 6.2

7 治疗小结

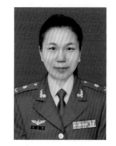

本例患者第一磨牙大面积缺损，根尖周炎，高角，拥挤，并且可从全景片中目测第三磨牙自行调整位置良好，故选择拔除 4 个第一磨牙。但需要告知患者治疗可能分两期，第三磨牙自行调整情况待查，若萌出后建𬌗不良，需做进一步治疗。

患者为高角患者，拔除第一磨牙有利于下颌的逆时针旋转，改善面下 1/3 的垂直高度，改善颏部形态。

矫治完成人：夜文敏

8 专家点评

本例为安氏 Ⅱ 类 1 分类错𬌗畸形，上牙列重度拥挤，前牙局部反𬌗，D6 根尖周炎的患者。

治疗方案是采用直丝弓矫治技术，拔牙矫治，拔除 A6、B6、C6、D6，排齐上下牙列，适当近移 A7、B7、C7、D7，建立尖牙、磨牙 Ⅰ 类关系。支抗设计：Nance 腭托 + 口外弓。

该病例是拔除 4 颗第一磨牙的复杂病例，成功的关键是支抗的选择和正确使用。该病例的成功治疗对正畸临床有普遍的指导意义。

病 例 6

1 基本资料

姓名：卢 XX   性别：男   年龄：21 岁

主诉："关闭右下后牙缺牙间隙" 求矫治。

现病史：既往体健，多年前因龋坏拔除右下第一磨牙。

既往史：患者否认正畸治疗史，否认任何系统性疾病史及药物过敏史。

2 检 查

◎牙列式：恒牙列，A8~B7，C7~D7，C6 缺失，B8、C8、D8 阻生。

◎磨牙关系：右侧安氏Ⅱ类，左侧安氏Ⅰ类。尖牙关系：右侧安氏Ⅱ类，左侧安氏Ⅰ类。

◎拥挤度：上牙弓 3mm，下牙弓 4mm。

◎中线：下颌中线右偏 2mm。

◎覆𬌗：1.5mm。覆盖：3mm。

◎关节未见异常表现。

◎正面下颌不对称，左边下颌角更丰满。

◎面型：正面观左侧面颊部较右侧丰满；侧面观直面型。

3 诊　断

1. 安氏Ⅱ类亚类错𬌗
2. 牙列拥挤
3. 骨性Ⅱ类错𬌗
4. C6 缺失

4 治疗计划

◎正畸拔牙矫治，拔除 A4。

◎利用 A4、C6 间隙排齐整平上下牙列。

◎ C8 尝试手术暴露、扶正、近中移动代替 C7。

◎术后磨牙关系：左侧保持中性，右侧完全远中。

◎拔除 A8、B8、D8。

5 治疗过程

1. 序列镍钛丝排齐整平上下牙列。
2. T 型曲近中移动 C7，移动期间保持正确轴倾。
3. 内收上前牙，调整中线。
4. 精细调整咬合关系。

6 治疗效果

治疗前后面像对比见图 8-6-1。

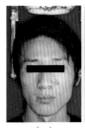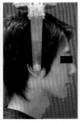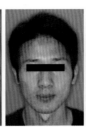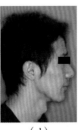

（a）　　　　　（b）　　　　　（c）　　　　　（d）

图 8-6-1　治疗前后面像

（a）治疗前正面像。（b）治疗前侧面像。（c）治疗后正面像。（d）治疗后侧面像

治疗过程中口内装置见图 8-6-2。

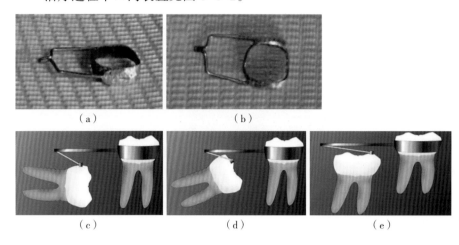

（a）　　　　　　　　　　（b）

（c）　　　　　　（d）　　　　　　（e）

图 8-6-2　治疗过程中口内装置
（a）C8 扶正时，C7 上自制牵引支架侧面观。（b）C8 扶正时，C7 上自制牵引支架𬌗面观。（c~e）自制牵引支架扶正 C8 过程示意图

治疗前后口内像对比见图 8-6-3。

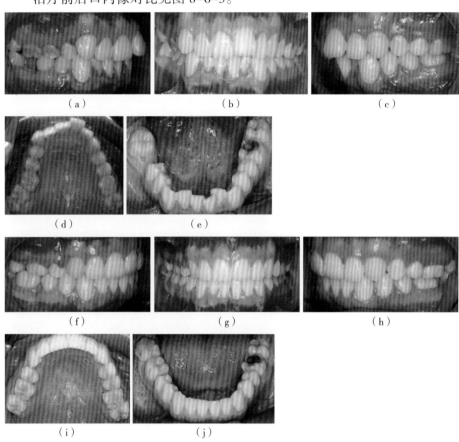

（a）　　　　　　　　（b）　　　　　　　　（c）

（d）　　　　　　（e）

（f）　　　　　　（g）　　　　　　（h）

（i）　　　　　　（j）

图 8-6-3　治疗前后口内像
（a~e）治疗前口内像。（f~j）治疗后口内像

治疗前后全口曲面体层片对比见图 8-6-4。

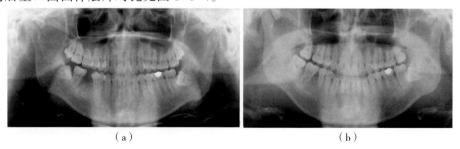

（a）　　　　　　　　　　　　（b）

图 8-6-4　治疗前后全口曲面体层片
（a）治疗前全口曲面体层片。（b）治疗后全口曲面体层片

治疗前后头颅侧位片对比见图8-6-5。

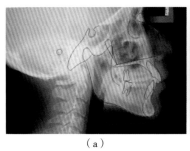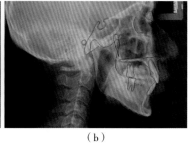

（a） （b）

图 8-6-5 治疗前后头颅侧位片
（a）治疗前头颅侧位片。（b）治疗后头颅侧位片

治疗前后头影测量分析见图8-6-6、表8-6-1。

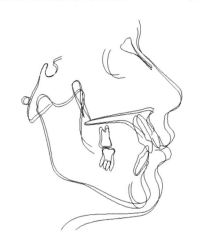

图 8-6-6 头影测量分析重叠图（蓝色代表治疗前，红色代表治疗后）

表 8-6-1 头影测量分析数据

测量指标	治疗前	治疗后	参考值
SNA（°）	82.0	80.0	82.8 ± 4.0
SNB（°）	74.0	72.0	80.1 ± 3.9
ANB（°）	8.0	7.0	2.7 ± 2.0
SND（°）	73.0	71.0	77.3 ± 3.8
U1-NA（mm）	4.0	2.0	5.1 ± 2.4
U1-NA（°）	19.0	12.0	22.8 ± 5.7
L1-NB（mm）	5.0	7.0	6.7 ± 2.1
L1-NB（°）	29.0	30.0	30.3 ± 5.8
U1-L1（°）	124.0	131.0	124.2 ± 8.2
FMA（°）	26.0	34.0	31.3 ± 5.0
FMIA（°）	59.0	51.0	54.9 ± 6.1
IMPA（°）	95.0	95.0	93.9 ± 6.2

7 治疗小结

下颌磨牙的近中移动是临床的难点，需要合理的生物力学设计，并考虑到口内各种解剖结构

的限制。

　　功能决定形态，单侧磨牙的缺失往往导致单侧咀嚼，从而引起肌肉力量不平衡、面型不对称。

　　对于初始面型较好的患者，应尽量保守拔牙，以维持现有的好面型。

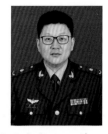

8 专家点评

矫治完成人：曾　光

　　该病例为安氏Ⅱ类亚类错𬌗，骨性Ⅱ类错𬌗，C6 缺失，C8 几乎水平阻生，上、下牙列轻度拥挤。

　　采用矫治计划是拔除 A4，利用 A4、C6 间隙排齐整平上下牙列，C7 近中移动代替 C6，C8 尝试手术暴露、扶正、近中移动代替 C7，术后磨牙关系左侧保持中性，右侧为完全远中咬合关系。

　　下颌第三磨牙扶正并近移是临床矫正的难点，需要合理的利用生物力学原理，利用局部解剖结构达到治疗目标。该病例采用特殊装置，完成扶正并使牙根平行向近中移动是该病例的亮点。

病 例 7

1 基本资料

　　姓名：杨 X　性别：女　年龄：22 岁

　　主诉："牙齿不齐" 求矫治。

　　现病史：两年前于外院行正畸矫治，拔牙间隙消失但前牙仍前突，现来我院求治。

　　既往史：患者既往体健，否认任何系统性疾病史及药物过敏史。

2 检 查

◎牙列式：混合牙列，A8~A5，A3~B3，B5~B8，A4、B4、C4、D4 已拔除。

◎磨牙关系：右侧安氏Ⅱ类，左侧安氏Ⅱ类。尖牙关系：右侧安氏Ⅱ类，左侧安氏Ⅱ类。

◎拥挤度：上牙弓 0mm，下牙弓 0mm。

◎中线：上颌中线居中，下颌中线右偏 2mm。

◎覆𬌗：5mm。 覆盖：1.5mm。

◎ B7、D7 牙正跨𬌗。

◎双侧前磨牙区开𬌗。

◎双侧颞下颌关节弹响。

◎全口曲面体层片显示双侧下颌升支基本对称。

◎面型：正面观面部左右基本对称，面部垂直比例协调；侧面观凸面型，颏部略后缩。

3 诊 断

1. 安氏Ⅱ类错𬌗

2. 骨性Ⅱ类

3. 前牙深覆殆

3. B7、D7 正跨殆

4. 颞下颌关节紊乱综合征

4　治疗计划

◎全口直丝弓矫治技术。

◎拔牙矫治，拔除 A7、B7、C7、D7。

◎上颌磨牙区植入种植钉远移 A6~B6 牙。

◎上颌高位牵引控制上颌平面。

◎下颌近移 C8、D8 牙，调整磨牙关系至中性。

◎矫治过程尽量避免使用牵引，密切观察颞下颌关节，告知患者颞下颌关节紊乱综合征有进一步恶化的可能。

5　治疗过程

1. 转颌面外科拔除 A7、B7、C7、D7。

2. 重粘上下牙列托槽，0.016 英寸 Ni-Ti 方丝初排。

3. 换 0.018 英寸 ×0.025 英寸 Ni-Ti 方丝（2 个月）。

4. 换 0.019 英寸 ×0.025 英寸 SS 方丝，上前牙区 20° 冠唇向转矩（2 个月）。

5. A8、B8 近中植入种植钉支抗，前牙区 20° 冠唇向转矩，AB 区滑动内收（8 个月）。

6. 拉 A8、B8 牙近移（3 个月）。

7. 配合双侧 Ⅱ类牵引（10 个月）。

8. 精细调整（3 个月）。

6　治疗效果

治疗前后面像对比见图 8-7-1。

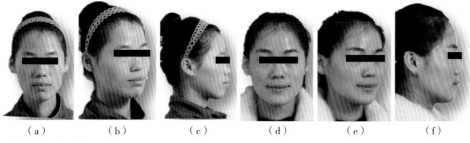

（a）　　　（b）　　　（c）　　　（d）　　　（e）　　　（f）

图 8-7-1　治疗前后面像

（a~c）治疗前面像。（d~f）治疗后面像

治疗过程口内像对比见图8-7-2、图8-7-3。

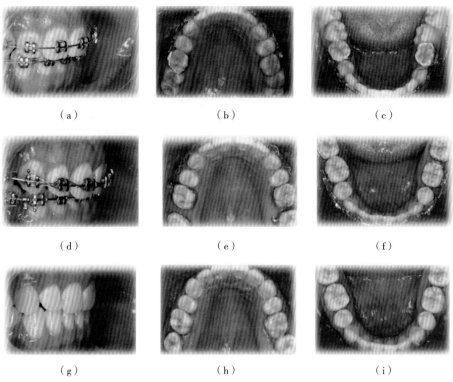

（a）　　　　　　　　　（b）　　　　　　　　　（c）

（d）　　　　　　　　　（e）　　　　　　　　　（f）

（g）　　　　　　　　　（h）　　　　　　　　　（i）

图8-7-2　治疗过程口内像
（a）治疗前覆𬌗覆盖像。（b）治疗前上颌𬌗方像。（c）治疗前下颌𬌗方像。（d）治疗中覆𬌗覆盖像。（e）治疗中上颌𬌗方像。（f）治疗中下颌𬌗方像。（g）治疗后覆𬌗覆盖像。（h）治疗后上颌𬌗方像。（i）治疗后下颌𬌗方像

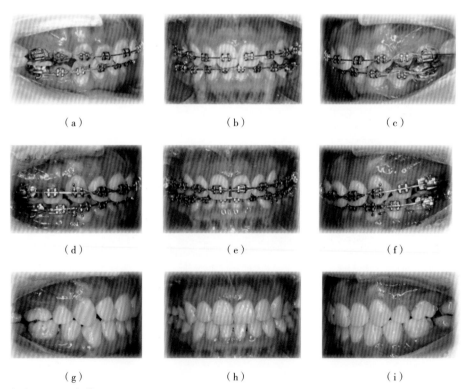

（a）　　　　　　　　　（b）　　　　　　　　　（c）

（d）　　　　　　　　　（e）　　　　　　　　　（f）

（g）　　　　　　　　　（h）　　　　　　　　　（i）

图8-7-3　治疗过程口内像
（a~c）治疗前口内咬合像。（d~f）治疗中口内咬合像。（g~i）治疗后口内咬合像

治疗前后全口曲面体层片对比见图 8-7-4。

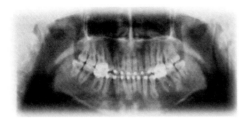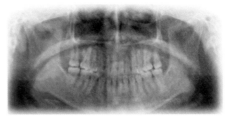

（a）　　　　　　　　　　　　　（b）

图 8-7-4　治疗前后全口曲面体层片

（a）治疗前全口曲面体层片。（b）治疗后全口曲面体层片

治疗前后头颅侧位片对比见图 8-7-5。

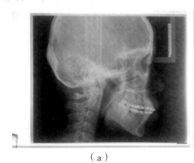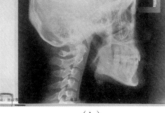

（a）　　　　　　　　　　　　　（b）

图 8-7-5　治疗前后头颅侧位片

（a）治疗前头颅侧位片。（b）治疗后头颅侧位片

治疗前后头影测量分析见图 8-7-6、表 8-7-1。

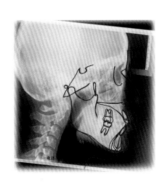

图 8-7-6　头影测量分析重叠图（蓝色代表治疗前，红色代表治疗后）

表 8-7-1　头影测量分析数据

测量指标	治疗前	治疗后	参考值
SNA（°）	78.1	78.1	82.8 ± 4.0
SNB（°）	73.5	71.0	80.1 ± 3.9
ANB（°）	0.5	2.0	2.7 ± 2.0
SND（°）	71.5	70.0	77.3 ± 3.8
U1-NA（mm）	4.5	5.0	5.1 ± 2.4
U1-NA（°）	25.0	28.0	22.8 ± 5.7
L1-NB（mm）	5.0	4.0	6.7 ± 2.1
L1-NB（°）	23.0	22.0	30.3 ± 5.8

续表

测量指标	治疗前	治疗后	参考值
U1-L1（°）	142.0	131.0	1.0+1.5
FMA（°）	30.0	30.0	31.3 ± 5.0
FMIA（°）	59.0	64.0	54.9 ± 6.1
IMPA（°）	91.0	86.0	93.9 ± 6.2

7 治疗小结

此患者是一名二次正畸的患者，具有以下特点：牙齿可能承受不恰当的矫治力；矫治时间延长；牙齿可能经历往复移动；接受过不成功的正畸治疗，心理上承受更大的压力；对疗效的期望值也更高。需要我们初诊时对患者需求充分的了解和治疗全程的心理关怀。

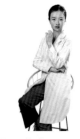

矫治完成人：王丽颖

本病例应用种植支抗远移上颌牙列的过程中，主要考虑到了以下几点：植入位置和牵引方向尽量高位，达到矢状向内收前牙，垂直向控制上颌平面的作用。治疗初期A8、B8牙使用横腭杆控制，防止伸长。

本患者治疗后，因为上唇内收和下颌逆时针旋转，获得了良好的侧貌，不仅如此，其正面像也变得更加协调。

8 专家点评

该病例为二次正畸患者，A4、B4、C4、D4已拔除，由于支抗丧失引起后牙关系紊乱，变成Ⅱ类咬合关系。关节有不适症状。

矫治计划：全口直丝弓矫治技术，拔除A7、B7、C7、D7，充分利用口内4颗第三磨牙，上颌磨牙区植入种植钉整体远移A6~B6牙齿，下颌近移C8、D8，调整磨牙关系至中性咬合关系。

该病例的成功矫治为类似病例的矫治提供了宝贵经验。患者对矫治结果十分满意。本病例是一例矫治成功和质量很高的特殊病例。

第 9 章 非拔牙矫治Ⅲ类错𬌗

病 例 1

1 基本资料

姓名：范 XX 性别：女 年龄：24 岁

主诉："地包天" 求矫治。

现病史：换牙后出现前牙反𬌗，逐年加重，未曾矫治牙齿，现来求治。

既往史：有吞咽吐舌习惯，否认任何系统性疾病史及药物过敏史。

2 检 查

◎牙列式：恒牙列，A7~B7，C7~D7 。

◎磨牙关系：右侧安氏Ⅲ类，左侧安氏Ⅲ类。尖牙关系：右侧安氏Ⅲ类，左侧安氏Ⅲ类。

◎拥挤度：上牙弓 4.4mm，下牙弓 4.1mm。

◎中线：下颌中线左偏 2mm。

◎覆𬌗：Ⅱ度开𬌗。覆盖：反覆盖。

◎ A2、B2 过小牙。

◎ Bolton 指数：前牙比 81%。

◎双侧关节无压痛、偶有弹响。

◎曲面体层片显示双侧关节基本对称，双侧升支长度基本对称。

◎面型：正面观面型左右基本对称；侧面观凸面型，面下 1/3 较长。

3 诊 断

1. 安氏Ⅲ类错𬌗

2. 骨性Ⅲ类错𬌗

3. 牙列拥挤

4. 前牙开𬌗

5. 反𬌗

6. 牙列拥挤

4 治疗计划

◎因患者不接受正畸 – 正颌联合矫治，故制定以下矫治方案。

◎全口直丝弓矫治技术。

◎非拔牙矫治。

◎下前牙邻面去釉，排齐整平上下颌牙列。

◎唇展上前牙，开辟 B2 近远中间隙，后期贴面修复。

◎远中移动下颌全牙列。

◎支抗：上颌横腭杆，下颌种植体支抗。

◎矫治结束后双侧磨牙中性关系，尖牙中性关系

5 治疗过程

1.序列镍钛丝排齐上牙列。

2.排齐下牙列，下颌骨外斜线区植入 MIA 支抗钉。

3.双侧轻力短Ⅲ类牵引。

4.上颌 0.019 英寸 × 0.025 英寸 SS 丝、上前牙加负转矩；下前牙间邻面去釉，调正下中线。

5.下颌滑动法关闭间隙。

6.精细调整。

7.结束矫治，拆除固定矫治器，佩戴保持器。

6 治疗效果

治疗前后面像对比见图 9-1-1。

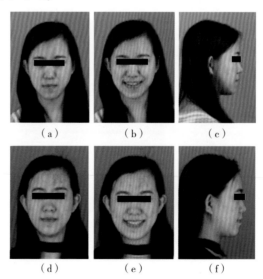

（a）　　　　　　（b）　　　　　　（c）

（d）　　　　　　（e）　　　　　　（f）

图 9-1-1 治疗前后面像

（a~c）治疗前面像。（d~f）治疗后面像

治疗过程口内像对比见图 9-1-2、9-1-3。

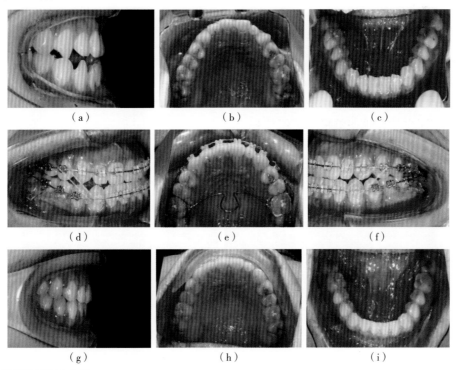

图 9-1-2　治疗过程口内像
（a）治疗前覆𬌗覆盖像。（b）治疗前上颌𬌗方像。（c）治疗前下颌𬌗方像。（d）（f）治疗中配合短Ⅲ类牵引。（e）治疗中上颌 TPA。（g）治疗后覆𬌗覆盖像。（h）治疗后上颌𬌗方像。（i）治疗后下颌𬌗方像

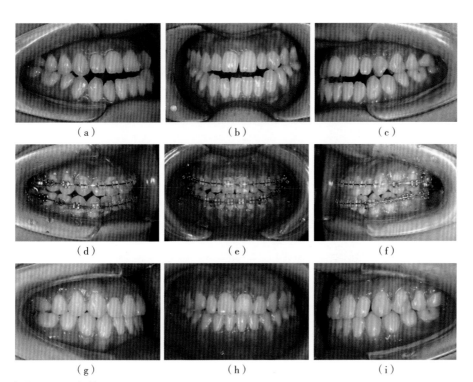

图 9-1-3　治疗过程口内像
（a~c）治疗前咬合像。（d~f）治疗中咬合像。（g~i）治疗后咬合像

治疗前后全口曲面体层片对比见图 9-1-4。

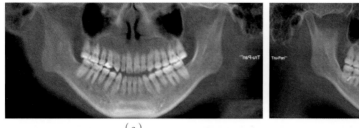

（a） （b）

图 9-1-4 治疗前后全口曲面体层片
（a）治疗前全口曲面体层片。（b）治疗后全口曲面体层片

治疗前后关节 CT 对比见图 9-1-5。

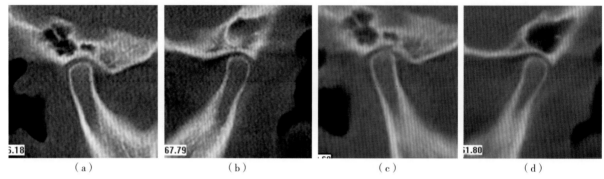

（a） （b） （c） （d）

图 9-1-5 治疗前后关节 CT
（a）治疗前左侧关节片。（b）治疗前右侧关节片。（c）治疗后左侧关节片。（d）治疗后右侧关节片

治疗前后头颅侧位片对比见图 9-1-6。

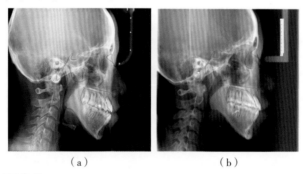

（a） （b）

图 9-1-6 治疗前后头颅侧位片
（a）治疗前头颅侧位片。（b）治疗后头颅侧位片

治疗前后头影测量分析见图 9-1-7、表 9-1-1。

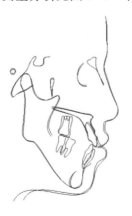

图 9-1-7 头影测量分析重叠图（蓝色代表治疗前，红色代表治疗后）

表 9-1-1 头影测量分析数据

测量指标	治疗前	治疗后	参考值
SNA（°）	81.0	80.3	82.8 ± 4.0
SNB（°）	79.7	79.2	80.1 ± 3.9
ANB（°）	1.3	1.2	2.7 ± 2.0
SND（°）	76.6	76.3	77.3 ± 3.8
U1-NA（mm）	7.0	7.0	5.1 ± 2.4
U1-NA（°）	23.3.0	26.2	22.8 ± 5.7
L1-NB（mm）	8.0	5.0	6.7 ± 2.1
L1-NB（°）	24.8	16.6	30.3 ± 5.8
U1-L1（°）	130.6	136.1	124.2 ± 8.2
FMA（°）	32.0	33.0	31.3 ± 5.0
FMIA（°）	73.0	80.0	54.9 ± 6.1
IMPA（°）	75.0	68.0	93.9 ± 6.2

7 治疗小结

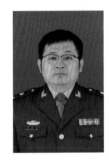

种植体支抗与横腭杆在垂直向的控制至关重要。

严格控制前牙转矩可能是一把双刃剑。

殆平面角的减小对颞下颌关节的健康与功能殆的建立十分重要。

成人骨性Ⅲ类高角开殆患者需关注下前牙附着龈厚度以及下前牙牙槽骨基骨宽度。

矫治完成人：曾照斌

8 专家点评

成人骨性Ⅲ类高角开殆普遍被认为是手术的适应证。临床采用种植体支抗远中移动下颌牙列，特别注意了上下前牙的转矩，达到了只有手术才能获得的正畸临床矫治效果。

由于上颌 A2、B2 为过小牙，下颌前牙邻面去釉，用于匹配上颌下颌前牙 Bolton 指数。本病例临床资料非常完整，利用 CBCT 资料比较了患者牙槽骨与牙齿的位置变化关系和双侧关节的改变情况。该病例是非常成功的临床矫治病例，矫治难度大，资料很完整，也是非常难得的疗效十分显著的佳作。

病 例 2

1 基本资料

姓名：杨某某　性别：女　年龄：14 岁

主诉："牙齿不齐" 求矫治。

现病史：乳牙期出现前牙反殆，换牙后仍为前牙反殆，且逐年加重，未干预治疗，现来我院求治。

既往史：既往体健，否认正畸史，否认任何系统性疾病史及药物过敏史。

2 检 查

◎牙列式：恒牙列，A7~B7，C7~D7，A8、B8、C8、D8 牙胚存在。

◎磨牙关系：双侧均为安氏Ⅲ类。尖牙关系：双侧均为安氏Ⅲ类。

◎拥挤度：上牙弓 10mm，下牙弓 3mm。

◎中线：下颌中线左偏 2mm。

◎ Spee 曲度：2mm。

◎ Bolton 指数：前牙比 79.8%，全牙比 92.2%。

◎全牙列咬合关系对刃或反殆。

◎关节未见异常表现。

◎面型：正面观下颌左偏；侧面观凹面型。

3 诊 断

1. 安氏Ⅲ类错殆

2. 上颌发育不足

3. 前牙对刃殆

4. 上牙列严重拥挤

5. 上牙弓狭窄

6. 磨牙尖牙为近中关系

4 治疗计划

◎非拔牙矫治，先行活动矫治器前牵上颌。

◎上颌前牵治疗结束后再行固定矫治。

◎上颌四眼簧扩弓，唇展上前牙，纠正前后牙反殆，纳 A3 入牙弓，排齐上下牙列，建立正常覆殆覆盖。

◎必要时可邻面去釉解除拥挤。

◎建立尖牙、磨牙中性关系。

5 治疗过程

1. 上颌四眼簧扩弓开辟间隙利于解除拥挤及纠正后牙反殆。

2. 扩弓结束后，上颌横腭杆维持扩弓效果。

3. 后期Ⅲ类牵引 + 垂直牵引调整咬合关系。

4. 矫治时间：24 个月。

治疗前后面像对比见图9-2-1。

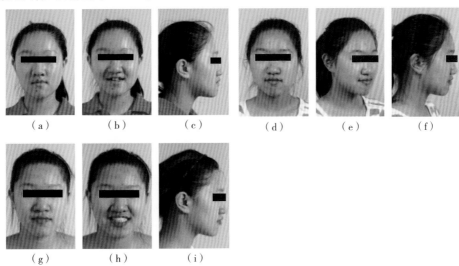

图9-2-1 治疗前后面像
（a~c）治疗前面像。（d~f）前牵结束面像。（g~i）治疗后面像

活动前牵治疗见图9-2-2。

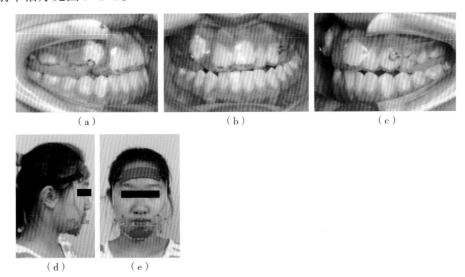

图9-2-2 活动前牵治疗口内外像
（a~c）活动前牵口内咬合像。（d）活动前牵口外面具侧面像。（e）活动前牵口外面具正面像

治疗过程口内像见图9-2-3、图9-2-4。

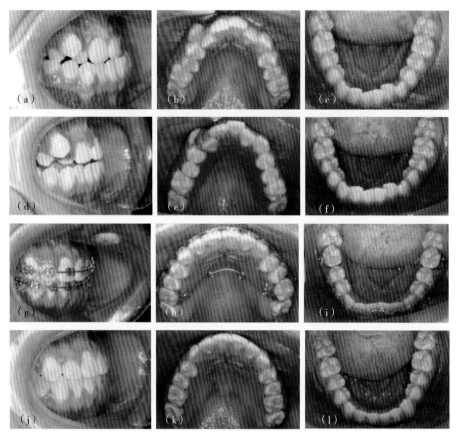

图9-2-3　治疗过程口内像

（a）治疗前覆𬌗覆盖像。（b）治疗前上颌𬌗方像。（c）治疗前下颌𬌗方像。（d）前牵完成覆𬌗覆盖像。（e）前牵完成上颌𬌗方像。（f）前牵完成下颌𬌗方像。（g）治疗中覆𬌗覆盖像。（h）治疗中上颌𬌗方像。（i）治疗中下颌𬌗方像。（j）治疗后覆𬌗覆盖像。（k）治疗后上颌𬌗方像。（l）治疗后下颌𬌗方像

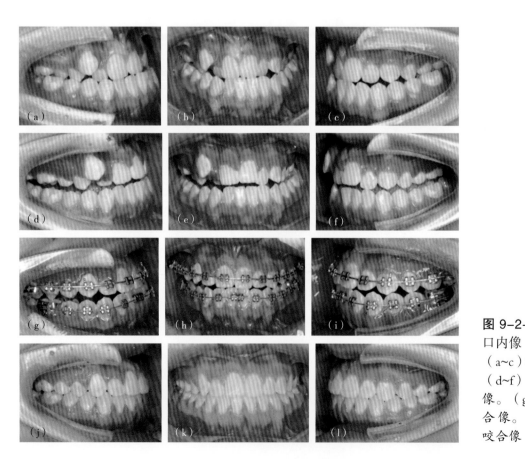

图9-2-4　治疗过程口内像

（a~c）治疗前咬合像。（d~f）前牵完成咬合像。（g~i）治疗中咬合像。（j~l）治疗后咬合像

治疗前后全口曲面体层片见图 9-2-5。

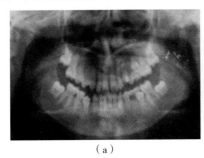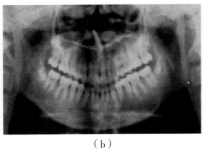

（a）　　　　　　　　　　　　　　　　（b）

图 9-2-5　治疗前后全口曲面体层片
（a）治疗前全口曲面体层片。（b）治疗后全口曲面体层片

治疗前后头颅定位侧位片见图 9-2-6。

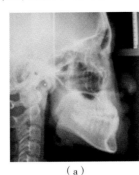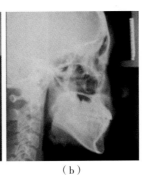

（a）　　　　　　　　　（b）

图 9-2-6　治疗前后头颅定位侧位片
（a）治疗前头颅定位侧位片。（b）治疗后头颅定位侧位片

治疗前后头影测量分析见图 9-2-7、表 9-2-1。

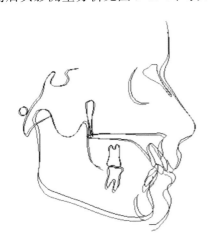

图 9-2-7　头影测量分析重叠图（蓝色
代表治疗前，红色代表治疗后）

表 9-2-1　头影测量分析数据

测量指标	治疗前	治疗后	参考值
SNA（°）	83.0	85.0	82.8 ± 4.0
SNB（°）	88.0	84.0	80.1 ± 3.9
ANB（°）	−5.0	1.0	2.7 ± 2.0
SND（°）	85.0	83.0	77.3 ± 3.8
U1−NA（mm）	4.5	4.0	5.1 ± 2.4

续表

测量指标	治疗前	治疗后	参考值
U1-NA（°）	30.0	32.0	22.8 ± 5.7
L1-NB（mm）	1.5	4.0	6.7 ± 2.1
L1-NB（°）	17.0	24.0	30.3 ± 5.8
FMA（°）	26.0	24.0	31.3 ± 5.0
FMIA（°）	77.0	65.0	54.9 ± 6.1
IMPA（°）	77.0	91.0	93.9 ± 6.2

7 治疗小结

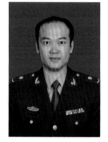

该患者上颌发育不足，虽然上牙列拥挤严重，但拔牙应慎重！贸然拔牙不利于患者上颌骨的发育，对患者面型可能会造成灾难性的后果。

患者处于快速生长发育期，故前牵及扩弓效果肯定，但扩弓效果的维持非常重要，方法有延迟拆除扩弓装置、横腭杆或舌弓保持、后牙交互牵引等，在患者咬合关系稳定或过了快速生长发育期后，远期效果可能会更好。

矫治完成人：李齐宏

8 专家点评

本病例上颌发育不足，前牙呈反𬌗，上牙列严重拥挤，上牙弓狭窄，磨牙、尖牙均为近中关系。

临床治疗计划：非拔牙矫治，先行活动矫治器前牵上颌，再行固定矫治，上颌四眼簧扩弓，唇展上前牙，纠正前后牙反𬌗，纳 A3 入牙弓，排齐上下牙列，建立正常覆𬌗覆盖，建立尖牙、磨牙中性关系。

本病例成功之处是上颌不轻易拔牙，通过前方牵引，扩大牙弓，唇展前牙，达到了预期的治疗效果。

病 例 3

1 基本资料

姓名：陈 X　性别：男　年龄：17 岁

主诉："下颌偏" 求矫。

现病史：换牙后开始出现下颌偏斜，逐年加重，未经治疗，现来我院求诊。

既往史：患者既往体健，否认正畸治疗史，否认任何系统性疾病及药物过敏史。

2 检 查

◎牙列式：恒牙列，A7~B7，C8~D8。

◎磨牙关系：右侧安氏Ⅰ类，左侧安氏Ⅰ类。尖牙关系：右侧安氏Ⅰ类，左侧安氏Ⅰ类。

◎上下牙列散在间隙。

◎中线：上颌中线居中，下颌中线左偏4mm。

◎覆𬌗：2mm。覆盖：2mm。

◎左侧关节弹响，无压痛。

◎曲面体层片显示双侧关节不对称，右侧髁突长于左侧。

◎面型：正面观颏部左偏明显；侧面观直面型。

3 诊 断

1. 安氏Ⅰ类错𬌗
2. 下颌偏斜
3. B3D3 反𬌗
4. 颞下颌关节紊乱综合征

4 治疗计划

◎全口方丝弓非拔牙矫治。

◎上颌扩弓，下颌𬌗垫解除个别牙反𬌗。

◎反𬌗解除后，下颌视情况扩弓排齐下牙列。

◎最终磨牙尖牙保持Ⅰ类关系。

5 治疗过程

1. 下颌𬌗垫解除反𬌗锁结。
2. 上颌四眼扩弓簧扩大牙弓，排齐整平上牙列。
3. 待反𬌗解决后四眼扩弓簧扩大下牙弓，排齐整平下颌牙列。
4. 斜行牵引纠正偏斜中线，调整尖窝关系。
5. 0.018 英寸 ×0.025 英寸不锈钢丝弯制理想弓，固定保持。

6 治疗效果

治疗前后面像对比见图 9-3-1。

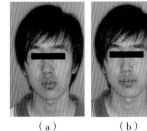 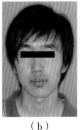 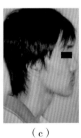 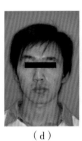 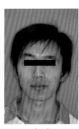 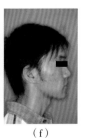

（a） （b） （c） （d） （e） （f）

图 9-3-1 治疗前后面像

（a~c）治疗前面像照。（d~f）完成面像照治疗过程口内像对比见图9-3-2、图9-3-3。

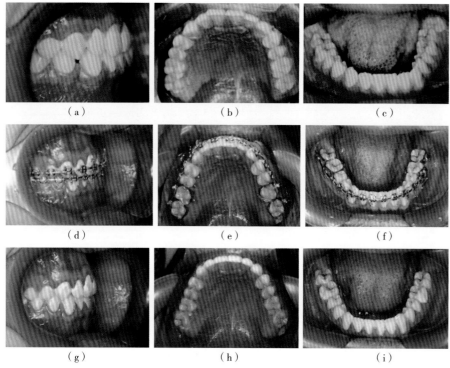

图9-3-2 治疗过程口内像

（a）治疗前覆𬌗覆盖像。（b）治疗前上颌𬌗方像（c）治疗前下颌𬌗方像。（d）治疗中覆𬌗覆盖像。（e）治疗中上颌𬌗方像。（f）治疗中下颌𬌗方像。（g）治疗后覆𬌗覆盖像。（h）治疗后上颌𬌗方像。（i）治疗后下颌𬌗方像

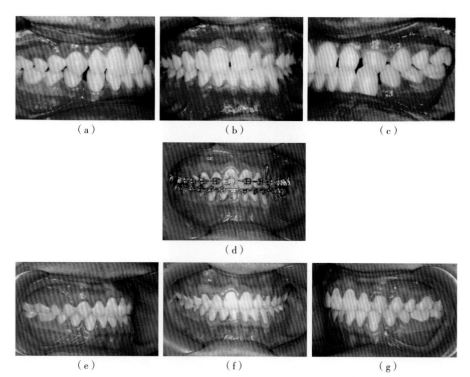

图9-3-3 治疗过程口内像

（a~c）治疗前口内咬合像。（d）治疗中口内咬合像。（e~g）治疗后口内咬合像

治疗前后全口曲面体层片对比见图9-3-4。

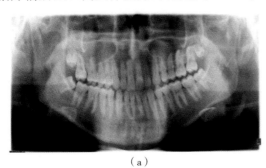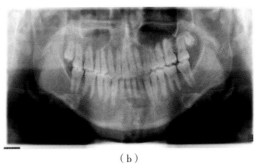

（a） （b）

图9-3-4 治疗前后全口曲面体层片
（a）治疗前全口曲面体层片。（b）治疗后全口曲面体层片

治疗前后头颅侧位片对比见图9-3-5。

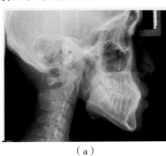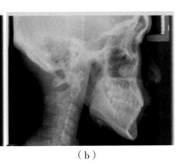

（a） （b）

图9-3-5 治疗前后头颅侧位片
（a）治疗前头颅侧位片。（b）治疗后头颅侧位片

治疗前后头影测量分析见表9-3-1。

表9-3-1 头影测量分析数据

测量指标	治疗前	治疗后	参考值
SNA（°）	81.0	81.0	82.8±4.0
SNB（°）	79.0	79.0	80.1±3.9
ANB（°）	2.0	2.0	2.7±2.0
SND（°）	77.0	77.0	77.3±3.8
U1-NA（mm）	7.0	5.0	5.1±2.4
U1-NA（°）	30.0	28.0	22.8±5.7
L1-NB（mm）	6.0	5.0	6.7±2.1
L1-NB（°）	22.0	18.0	30.3±5.8
U1-L1（°）	120.0	125.0	124.2±8.2
FMA（°）	39.0	27.0	31.3±5.0
FMIA（°）	63.0	71.0	54.9±6.1
IMPA（°）	78.0	82.0	93.9±6.2

7 治疗小结

安氏Ⅰ类错𬌗，下颌偏斜，个别牙反𬌗。

四眼簧扩弓器扩大牙弓，利用下颌咬合板解除咬合干扰，获得尖牙、

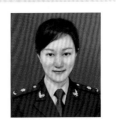

矫治完成人：高 原

197

磨牙Ⅰ类关系。

8 专家点评

该病例为安氏Ⅰ类错𬌗，下颌偏斜同时伴有个别牙反𬌗。

通过四眼簧扩弓器扩大上颌牙弓，匹配了上下牙弓宽度。

利用𬌗垫去除咬合干扰有利于个别牙反𬌗的解除。

上下牙弓宽度匹配、咬合干扰去除后，下颌偏斜得到明显改善，获得了理想的矫治效果。

病 例 4

1 基本资料

姓名：舒X　性别：男　年龄：22周岁

主诉："牙不齐且嘴突"求矫治。

现病史：自换牙后出现牙齿不齐，嘴巴突，未曾治疗，现来我院求治。其母有相似面型。

既往史：患者既往体健，否认任何系统性疾病史及药物过敏史。

2 检 查

◎牙列式：混合牙列，A7~B4，B6，B7，C7~D4，D区乳Ⅴ，D6，D7。

◎ A2、B2过小牙，B5、D5缺失，D区乳Ⅴ滞留，D8阻生。

◎磨牙关系：右侧安氏Ⅲ类，左侧安氏Ⅰ类。尖牙关系：右侧安氏Ⅰ类，左侧安氏Ⅰ类。

◎拥挤度：上牙弓8mm，下牙弓4mm。

◎中线：上颌左偏2mm。

◎前牙反覆𬌗、反覆盖。

◎关节弹响伴颞下颌关节紊乱。

◎全口曲面体层片显示双侧关节基本对称。

◎面型：正面观左右面部基本对称；侧面观凹面型。

3 诊 断

1. 安氏Ⅲ类错𬌗

2. 骨性Ⅲ类错𬌗

3. 上颌发育不足

4. 前牙反覆𬌗、反覆盖

5. 上牙列重度拥挤，下牙列中度拥挤

6. 牙列缺损（B5、D5）

7. 过小牙（A2、B2）

8. 乳牙滞留（D区乳Ⅴ）

9. 颞下颌关节紊乱综合征

4 治疗计划

◎ 正畸治疗，拔除滞留D区乳Ⅴ及阻生D8。

◎ 解除反覆𬌗，纠正反覆盖。

◎ 唇展上颌前牙，内收下颌前牙，建立上下颌前牙正常覆𬌗覆盖。

◎ 排齐整平上下牙列，建立牙尖交错咬合及磨牙Ⅰ类关系。

◎ 正畸治疗后美学修复过小牙A2。

◎ 密切关注颞下颌关节症状，必要时请关节科会诊。

5 治疗过程

1. 使用下颌𬌗垫打开咬合，解除上下颌反𬌗干扰。

2. 使用0.45不锈钢圆丝弯制多曲唇展排齐上颌牙列，然后使用序列镍钛丝进一步排齐整平上牙列。

3. 反𬌗解除后去除下颌𬌗垫，开始排齐整平下颌牙列。

4. 使用0.017英寸×0.025英寸不锈钢方丝弯制多用途弓压低下前牙整平下颌曲线。

5. 同时配合使用上颌活动微型平面导板辅助后牙伸长建立咬合。

6. 术中使用镍钛推簧辅助纠正中线，短时间轻力颌间牵引密切关注颞下颌关节症状。

7. 患者要求不进行术后美学修复治疗，术中近中倾斜上颌过小侧切牙牙轴补偿前牙比例。

6 治疗效果

治疗前后面像对比见图9-4-1。

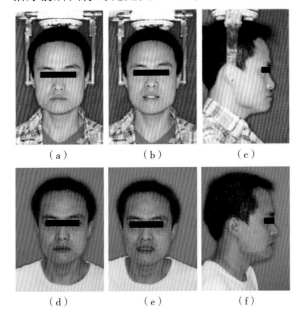

（a） （b） （c）

（d） （e） （f）

图 9-4-1 治疗前后面像

（a~c）治疗前面像。（d~f）治疗后面像

治疗前后口内像对比见图9-4-2、图9-4-3。

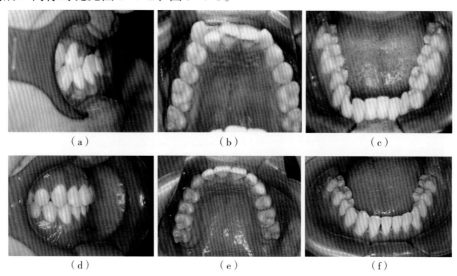

图 9-4-2 治疗过程口内像
（a）治疗前覆𬌗覆盖像。（b）治疗前上颌𬌗方像（c）治疗前下颌𬌗方像。（d）治疗后覆𬌗覆盖像。
（e）治疗后上颌𬌗方像。（f）治疗后下颌𬌗方像

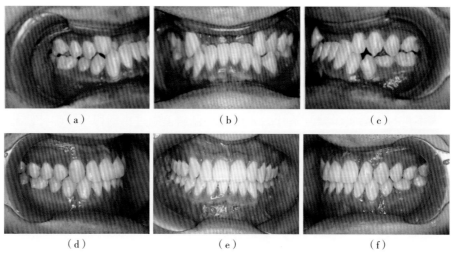

图 9-4-3 治疗前后口内像
（a~c）治疗前咬合像。（d~f）治疗后咬合像

治疗前后全口曲面体层片对比见图9-4-4。

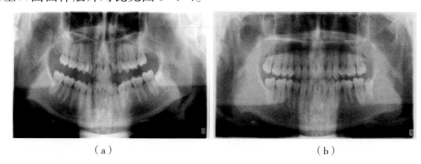

图 9-4-4 治疗前后全口曲面体层片
（a）治疗前全口曲面体层片。（b）治疗后全口曲面体层片

治疗前后头颅侧位片对比见图9-4-5。

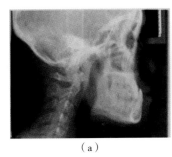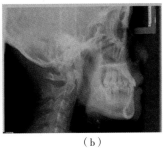

（a） （b）

图 9-4-5 治疗前后头颅侧位片

（a）治疗前头颅侧位片。（b）治疗后头颅侧位片

治疗前后头影测量分析见图9-4-6、表9-4-1。

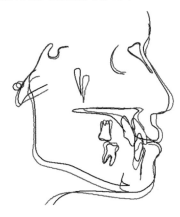

图 9-4-6 头影测量分析重叠图（黑色代表治疗前，红色代表治疗后）

表 9-4-1 头影测量分析数据

测量指标	治疗前	治疗后	参考值
SNA（°）	79.0	83.0	82.8 ± 4.0
SNB（°）	84.0	84.0	80.1 ± 3.9
ANB（°）	−5.0	−1.0	2.7 ± 2.0
SND（°）	80.0	79.6	77.3 ± 3.8
U1−NA（mm）	1.4	4.5	5.1 ± 2.4
U1−NA（°）	15.7	24.8	22.8 ± 5.7
L1−NB（mm）	2.3	2.0	6.7 ± 2.1
L1−NB（°）	18.5	25.4	30.3 ± 5.8
U1−L1（°）	135.8	125.7	124.2 ± 8.2
FMA（°）	27.5	30.5	31.3 ± 5.0
FMIA（°）	78.0	64.0	54.9 ± 6.1
IMPA（°）	74.5	85.5	93.9 ± 6.2

7 治疗小结

低角骨性Ⅲ类患者，下颌可在一定程度上后退，或上下颌切牙可退至切对切，可尝试进行正

畸治疗。

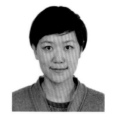

正畸治疗过程中需要进行上前牙唇向代偿和下前牙舌向代偿，以建立正常覆𬌗覆盖。

对于下颌存在发育过度的正畸治疗患者，注意下前牙舌向代偿的限度，防止出现下颌唇侧牙槽骨开窗、开裂。

成人患者术前已经存在颞下颌关节功能紊乱症状，正畸治疗中需要密切关注关节反应。反覆𬌗较深时，咬合打开可分步进行，以便于关节能逐步适应。

矫治完成人：霍　娜

8　专家点评

骨性Ⅲ类患者，下颌可在一定程度上后退，达到上下颌切牙对刃咬合，可尝试进行非手术正畸治疗。正畸代偿治疗需要上前牙适度唇向代偿和下前牙舌向代偿，以建立可接受的覆𬌗覆盖关系。

下前牙唇侧骨板非常薄弱，直立和唇展时容易出现下颌唇侧牙槽骨开窗、开裂。

患者术前已经存在颞下颌关节紊乱症状，正畸治疗中慎用颌间牵引，必要时使用轻力随诊观察。该病例临床矫治有一定的难度，矫治结果达到较高的水准。

病 例 5

1　基本资料

姓名：安 X　性别：女　年龄：17 岁

主诉："地包天" 求矫。

现病史：换牙后发现牙齿反𬌗，面型凹陷，未予治疗，现来求诊。其母有相似面型。

既往史：患者既往体健，否认正畸治疗史，否认任何系统性疾病及药物过敏史。

2　检 查

◎牙列式：A7~B7，C7~D7，A8、B8、C8、D8 牙胚存在。

◎磨牙关系：右侧安氏Ⅲ类　左侧安氏Ⅲ类。尖牙关系：右侧安氏Ⅲ类　左侧安氏Ⅲ类。

◎拥挤度：上牙弓 3mm，下牙弓 0mm。

◎中线：基本居中。

◎覆𬌗：反覆𬌗 2mm。覆盖：反覆盖 2mm。

◎ Bolton 指数：前牙比 78.5%。

◎关节无弹响和摩擦音。

◎全口曲面体层片显示双侧关节基本对称。

◎关节片显示关节无吸收且基本位于关节窝正中。

◎面型：正面观左右基本对称；侧面观凹面型。

口腔正畸疑难病例临床解析

202

3 诊　断

1. 安氏Ⅲ类错殆
2. 骨性Ⅲ类错殆
3. 下颌前突
4. 全牙列反殆

4 治疗计划

◎全口方丝弓固定矫治技术。

◎非拔牙矫治。

◎上颌前方牵引，配合Ⅲ类牵引。

◎排齐整平上下牙列，调整上下颌牙弓形态，使上下牙弓匹配。

◎调整咬合，建立尖牙、磨牙中性关系。

5 治疗过程

1. 带上颌殆垫前方牵引约8个月。
2. 待上下颌前牙对刃状态时贴上下颌托槽。
3. 排齐整平上下牙列，序列换丝，待换到不锈钢丝时配合Ⅲ类牵引。
4. 调整尖牙磨牙中性关系，前牙覆殆覆盖基本正常，上下中线居中。
5. 拆除全口矫治器，抛光牙面，取模制作保持器。
6. 定期复查。

6 治疗效果

治疗前后面像对比见图9-5-1。

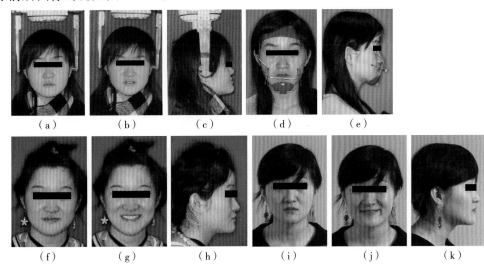

（a）　　　（b）　　　（c）　　　（d）　　　（e）

（f）　　　（g）　　　（h）　　　（i）　　　（j）　　　（k）

图9-5-1　治过程面像

（a~c）治疗前面像。（d，e）治疗中面像。（f~h）治疗后面像。（i~k）保持1年半面像治疗过程口内像对比见图9-5-2、图9-5-3。

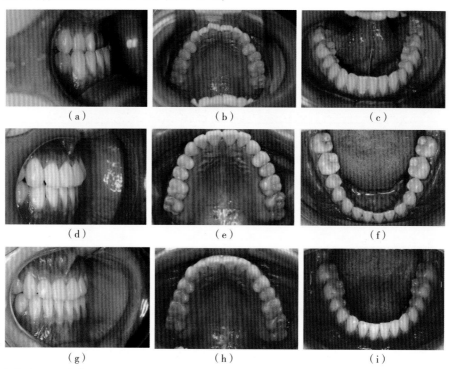

图 9-5-2 治疗过程口内像
（a）治疗前覆𬌗覆盖像。（b）治疗前上颌𬌗方像。（c）治疗前下颌𬌗方像。（d）治疗后覆𬌗覆盖像。（e）治疗后上颌𬌗方像。（f）治疗后下颌𬌗方像。（g）保持1年半后覆𬌗覆盖像。（h）保持1年半后上颌𬌗方像。（i）保持1年半后下颌𬌗方像

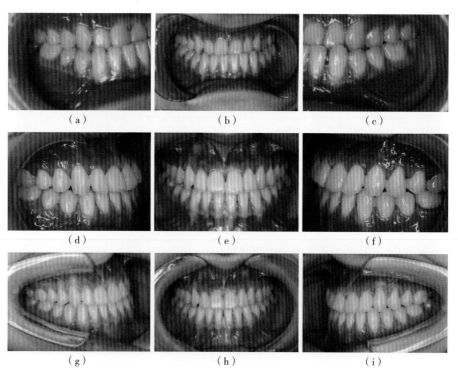

图 9-5-3 治疗过程口内像
（a~c）治疗前口内咬合像。（d~f）治疗后口内咬合像。（g~i）保持1年半口内咬合像

治疗前后关节片对比见图9-5-4。

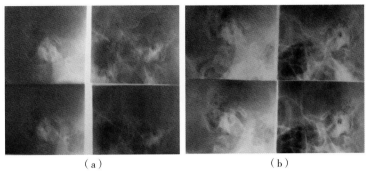

（a）　　　　　　　　（b）

图 9-5-4 治疗前后关节片
（a）治疗前关节片。（b）治疗后关节片

治疗前后全口曲面体层片对比见图9-5-5。

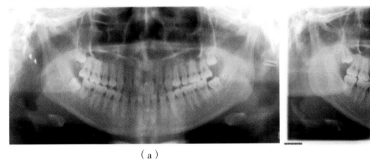

（a）　　　　　　　　（b）

图 9-5-5 治疗前后全口曲面体层片
（a）治疗前全口曲面体层片。（b）治疗后全口曲面体层片

治疗前后头颅侧位片对比见图9-5-6。

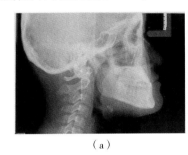

（a）　　　　　　　　（b）

图 9-5-6 治疗前后头颅侧位片
（a）治疗前头颅侧位片。（b）治疗后头颅侧位片

治疗前后头影测量分析见表9-5-1。

表 9-5-1 头影测量分析数据

测量指标	治疗前	治疗后	参考值
SNA（°）	81.0	82.0	82.8 ± 4.0
SNB（°）	87.0	86.0	80.1 ± 3.9
ANB（°）	−6.0	−4.0	2.7 ± 2.0
SND（°）	84.0	84.0	77.3 ± 3.8
U1–NA（mm）	4.0	5.0	5.1 ± 2.4
U1–NA（°）	25.0	36.0	22.8 ± 5.7

续表

测量指标	治疗前	治疗后	参考值
L1–NB（mm）	4.0	3.0	6.7 ± 2.1
L1–NB（°）	9.0	6.0	30.3 ± 5.8
U1–L1（°）	135.0	130.0	124.2 ± 8.2
FMA（°）	23.0	24.0	31.3 ± 5.0
FMIA（°）	82.0	86.0	54.9 ± 6.1
IMPA（°）	75.0	70.0	93.9 ± 6.2

7 治疗小结

骨性反𬌗的患者越早治疗效果越好，此患者已经过了生长发育高峰期，但用前方牵引还是达到了很好的矫治效果。

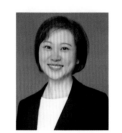

8 专家点评

矫治完成人：宁　芳

本例为骨性Ⅲ类错𬌗，下颌前突，全牙列反𬌗的病例。

患者已经过了生长发育高峰期，但用前方牵引还是达到了很好的矫治效果。这一点在临床上是有创新和突破的。调整上下颌牙弓形态，使上下牙弓匹配，前方牵引上颌骨向前并配合Ⅲ类牵引。Ⅲ类牵引密切关注关节的变化，力量不要过大，防止继发颞下颌关节功能紊乱。

病例 6

1 基本资料

姓名：任 XX　性别：女　年龄：19 岁

主诉：地包天，求治。

现病史：患者否认正畸治疗史。

既往史：患者既往体健，否认任何系统性疾病史及药物过敏史。

2 检　查

◎牙列式：恒牙列，A7~B7，C7，C5~D7，C6 缺失。

◎磨牙关系：安氏Ⅲ类。尖牙关系：安氏Ⅲ类。

◎覆𬌗：2mm。覆盖：–2.5mm。

◎中线：上下颌中线齐。

◎下切牙代偿性舌倾。

◎双侧颞下颌关节无明显症状。

◎面型：正面观，颏部略右偏，右侧软组织略丰满；侧面观，凹面型。

3 诊　断

1. 安氏Ⅲ类错牙合；骨性Ⅲ类
2. 前牙反牙合
3. 上颌发育不足，下颌发育过度

4 治疗计划

◎手术治疗：

①正畸正颌联合治疗。

②上颌 Le Fort Ⅰ型截骨前徙 + 下颌矢状劈开旋转后退。

③如有需要，可辅助颏成形术。

患者治疗开始后，提出改变治疗计划，要求非手术治疗：

①排齐上下牙列，下切牙适当去代偿。

②上颌面罩式前牵装置前方牵引（晚上）。

③配合Ⅲ类牵引（白天）。

④如有需要，行颏成形术。

⑤积极治疗时间 20 个月。

5 治疗过程

1. 带上颌牙合垫前方牵引 6 个月。
2. 待磨牙中性关系时贴上下颌托槽。
3. 排齐整平上下牙列，序列换丝，全程配合短Ⅲ类牵引。
4. 精细调整，建立标准咬合。
5. 压膜保持器保持，定期复查。

6 治疗效果

治疗前后面像对比见图 9-6-1。

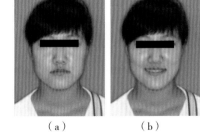 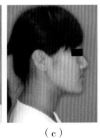 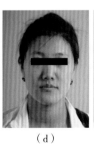 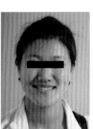 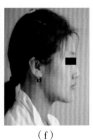

（a）　　　　（b）　　　　（c）　　　　（d）　　　　（e）　　　　（f）

图 9-6-1　治疗前后面像

（a~c）治疗前面像。（d~f）治疗后面像

治疗前后口内像对比见图9-6-2、图9-6-3。

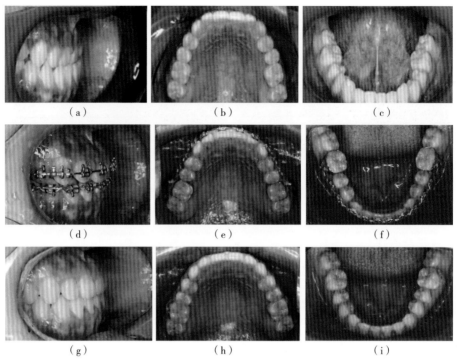

图9-6-2　治疗前后口内像

（a）治疗前覆𬌗覆盖像。（b）治疗前上颌𬌗方像。（c）治疗前下颌𬌗方像。（d）治疗中覆𬌗覆盖像。（e）治疗中上颌𬌗方像。（f）治疗中下颌𬌗方像。（g）治疗后覆𬌗覆盖像。（h）治疗后上颌𬌗方像。（i）治疗后下颌𬌗方像

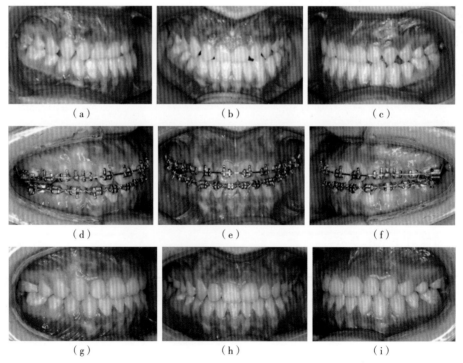

图9-6-3　治疗前后口内像

（a~c）治疗前咬合像。（d~f）治疗中咬合像。（g~i）治疗后咬合像

治疗前后全口曲面体层片对比见图9-6-4。

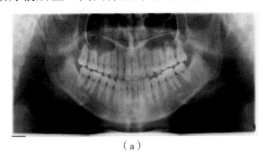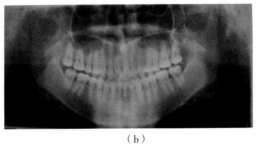

（a）　　　　　　　　　　　　　　　　　　（b）

图9-6-4　治疗前后全口曲面体层片
（a）治疗前全口曲面体层片。（b）治疗后全口曲面体层片

治疗前后头颅侧位片对比见图9-6-5。

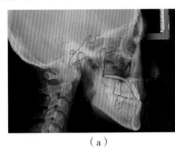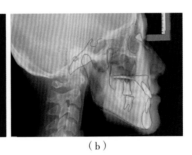

（a）　　　　　　　　　　　　（b）

图9-6-5　治疗前后头颅侧位片
（a）治疗前头颅侧位片。（b）治疗后头颅侧位片

颞下颌关节治疗前后对比见图9-6-6。

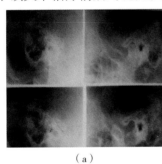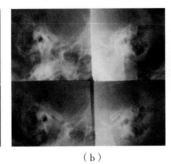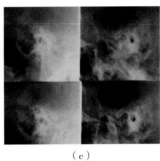

（a）　　　　　　　　　（b）　　　　　　　　　（c）

图9-6-6　治疗前后颞下颌关节影像
（a）治疗前许勒位X线片。（b）治疗中许勒位X线片。（c）治疗后许勒位X线片。显示颞下颌关节无明显变化

治疗前后头影测量分析见表9-6-1。

表9-6-1　头影测量分析数据

测量指标	治疗前	治疗后	参考值
SNA（°）	76	82	82.8±4.0
SNB（°）	86	83	80.1±3.9
ANB（°）	−10	−1	2.7±2.0
U1-NA（mm）	16	24	5.1±2.4
U1-NA（°）	1	6	22.8±5.7
L1-NB（mm）	21	25	6.7±2.1

续表

测量指标	治疗前	治疗后	参考值
L1–NB（°）	2	4	30.3 ± 5.8
U1–L1（°）	145	124	124.2 ± 8.2
FMA（°）	28	26	31.3 ± 5.0
FMIA（°）	68	60	54.9 ± 6.1
IMPA（°）	84	94	93.9 ± 6.2

7 治疗小结

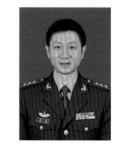

成人骨骼发育完成，行上颌前牵，仍可取得一定效果。

成人患者需要密切观察关节反应。

8 专家点评

矫治完成人：沈　焕

本病例骨性Ⅲ类错𬌗，前牙反𬌗，上颌发育不足，下颌发育过度。

矫治方案 1：正畸正颌联合治疗，上颌 Le Fort Ⅰ型截骨前移 + 下颌矢状劈开旋转后退。

矫治方案 2：上颌前方牵引 + 配合Ⅲ类牵引，术后如有必要，可行颏成形术。前牵成功的关键在于时间和力值：前牵我们使用了 800~1000g 持续力，在前牵的基础上再使用Ⅲ类颌间牵引，矫治获得成功。

病 例 7

1 基本资料

姓名：卢 X　性别：女　年龄：21 岁

主诉："下牙前突，上牙无法咬合"求矫治。

现病史：自换牙后出现下牙前突，上牙无法咬合，逐年加重，未曾治疗，现来我院求治。

既往史：患者既往体健，否认任何系统性疾病史及药物过敏史。

2 检 查

◎牙列式：恒牙列，A7~B7，C7~D7。

◎ B8 垂直高位阻生，C8 垂直中位阻生，D8 近中中位阻生。

◎磨牙关系：右侧安氏Ⅲ类，左侧安氏Ⅲ类。尖牙关系：右侧安氏Ⅰ类，左侧安氏Ⅰ类。

◎拥挤度：上牙弓 1.4mm，下牙弓 –0.6mm。

◎中线：上颌中线正，下颌中线左偏 2mm。

◎覆𬌗：-3mm。覆盖：-2mm。

◎颞下颌关节张口末期弹响，开口型先向右偏后向左偏。

◎全口曲面体层片显示双侧关节基本对称。

◎面型：正面观颏部左偏，面下1/3较长；侧面观面中部凹陷，下颌较凸。

3 诊　断

1. 安氏Ⅲ类错𬌗

2. 骨性Ⅲ类

3. 前后牙大开𬌗

4. 上牙列拥挤

5. 下牙列散在间隙

6. 前牙反𬌗

7. 慢性牙周炎

4 治疗计划

◎全口方丝弓矫治技术。

◎非手术矫治。

◎拔除B8、C8、D8。

◎支抗设计：轻度支抗。

◎排齐整平上下牙列。

◎ MEAW 技术内收下前牙并纠正开𬌗，配合短Ⅲ类牵引及垂直牵引。

◎调整上下颌牙弓形态，使上下牙弓匹配。

◎调整中线。

◎建立后牙稳定咬合。

◎若后期前牙仍无法达到正常覆𬌗覆盖，可采取手术矫正。

5 治疗过程

1. 粘接后牙带环及前牙托槽，垂直牵引解除前牙开𬌗（6个月）。

2. 排齐整平上下颌牙弓（5个月）。

3. T形曲直立下颌第一磨牙、第二磨牙，配合尖牙垂直牵引（10个月）。

4. MEAW 技术压低直立后牙，配合短Ⅲ类牵引矫治开𬌗改善近中关系（6个月）。

5. 调整中线及后牙交互牵引改善覆盖（4个月）。

6. 固定保持（3个月）。

7. 拆除矫治器（共30个月）。

6 治疗效果

治疗前后面像对比见图9-7-1。

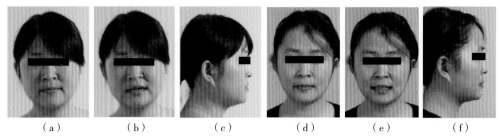

图 9-7-1 治疗前后面像

（a~c）治疗前面像。（d~f）治疗后面像

治疗过程口内像对比见图 9-7-2、图 9-7-3。

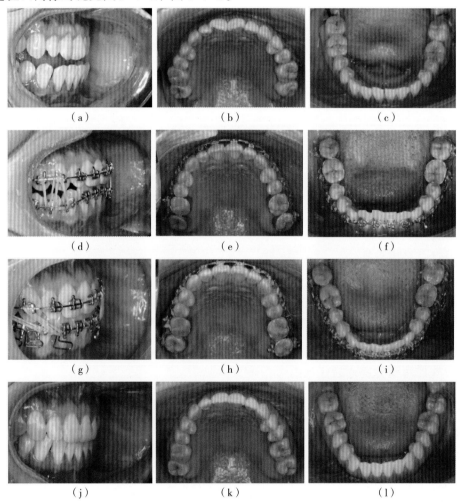

图 9-7-2 治疗过程口内像

（a）治疗前覆𬌗覆盖像。（b）治疗前上颌𬌗方像。（c）治疗前下颌𬌗方像。（d）治疗 12 个月覆𬌗覆盖像。（e）治疗 12 个月上颌𬌗方像。（f）治疗 12 个月下颌𬌗方像。（g）治疗 24 个月覆𬌗覆盖像。（h）治疗 24 个月上颌𬌗方像。（i）治疗 24 个月下颌𬌗方像。（j）治疗后覆𬌗覆盖像。（k）治疗后上颌𬌗方像。（l）治疗后下颌𬌗方像

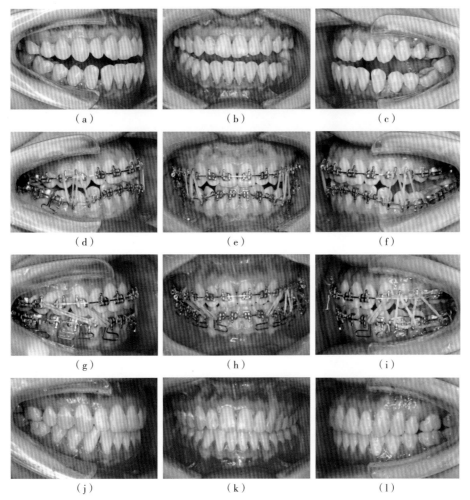

（a）　　　　　　　　　（b）　　　　　　　　　（c）

（d）　　　　　　　　　（e）　　　　　　　　　（f）

（g）　　　　　　　　　（h）　　　　　　　　　（i）

（j）　　　　　　　　　（k）　　　　　　　　　（l）

图 9-7-3　治疗过程口内像

（a~c）治疗前口内咬合像。（d~f）治疗 12 个月口内咬合像。（g~i）治疗 24 个月口内咬合像。
（j~l）治疗后口内咬合像

　　治疗前后全口曲面体层片对比见图 9-7-4。

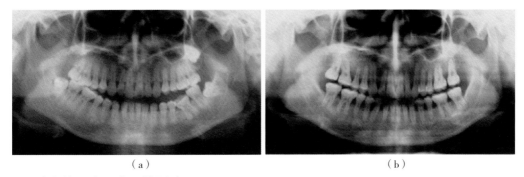

（a）　　　　　　　　　　　　　　　　　　（b）

图 9-7-4　治疗前后全口曲面体层片

（a）治疗前全口曲面体层片。（b）治疗后全口曲面体层片

治疗前后头颅侧位片对比见图9-7-5。

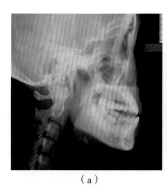 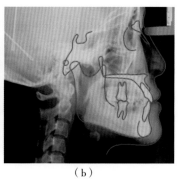

（a） （b）

图 9-7-5 治疗前后头颅侧位片
（a）治疗前头颅侧位片。（b）治疗后头颅侧位片

治疗前后头影测量分析见图9-7-6、表9-7-1。

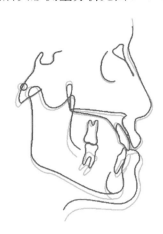

图 9-7-6 头影测量分析重叠图（蓝色代表治疗前，红色代表治疗后）

表 9-7-1 头影测量分析数据

测量指标	治疗前	治疗后	参考值
SNA（°）	78.03	78.61	82.8 ± 4.0
SNB（°）	79.34	78.72	80.1 ± 3.9
ANB（°）	−1.31	1.2	2.7 ± 2.0
SND（°）	75.76	76.31	77.3 ± 3.8
U1–NA（mm）	4.12	4.65	5.1 ± 2.4
U1–NA（°）	24.18	23.92	22.8 ± 5.7
L1–NB（mm）	3.58	4.7	6.7 ± 2.1
L1–NB（°）	32.44	26.3	30.3 ± 5.8
U1–L1（°）	124.69	135.70	124.2 ± 8.2
FMA（°）	27.14	26.46	31.3 ± 5.0
FMIA（°）	57.32	68.75	54.9 ± 6.1
IMPA（°）	101.54	90.79	93.9 ± 6.2

7 治疗小结

患者为骨性Ⅲ类伴开𬌗、偏𬌗，正畸正颌联合治疗为首选方案。非手术治疗存在风险，主要靠牙齿代偿解除反𬌗开𬌗，对于Ⅲ类面型及颏部偏斜改善有限。破除不良舌习惯、软硬组织协调是维持疗效的重要因素。

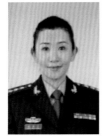

矫治完成人：沈舒宁

8 专家点评

安氏Ⅲ类错𬌗，骨性开𬌗，下颌左偏，上牙列拥挤，下牙列散隙，慢性牙周炎。采用的矫治计划是非手术治疗；拔除28、38、48，排齐整平上下牙列，MEAW技术内收下前牙并纠正开𬌗，配合短Ⅲ类牵引及垂直牵引。

大开𬌗，伴反𬌗，伴下颌偏斜是非常复杂的手术病例，然而没有通过手术而是通过MEAW技术，通过Ⅲ类牵引和垂直牵引达到了非常好的矫治效果，是非常难得的成功的临床矫治病例。

病例 8

1 基本资料

姓名：张X 性别：女 年龄：18岁

主诉：纠正切对切咬合。

现病史：患者12岁时曾因"地包天"于外院行正畸治疗，近年又出现反𬌗趋势，现来我院求治。

既往史：患者既往体健，否认任何系统性疾病史及药物过敏史。

2 检 查

◎牙列式：恒牙列，A7~B7，C8~D7。

◎磨牙关系：双侧安氏Ⅲ类。尖牙关系：双侧安氏Ⅲ类。

◎拥挤度：上牙弓2mm 下牙弓4mm。

◎中线：上颌中线居中，下颌中线左偏3mm。

◎覆𬌗：0mm。覆盖：0mm。

◎关节无弹响和摩擦音。

◎面型：正面观左右基本对称；侧面观凹面型。

3 诊 断

1.安氏Ⅲ类错𬌗

2.骨性Ⅲ类错𬌗

3. 前牙对刃咬合

4. 单侧后牙反𬌗

5. 上、下牙列轻度拥挤

4 治疗计划

◎上颌快速扩弓配合面架前牵。

◎排齐整平上下牙列。

◎直立下切牙。

◎最终磨牙关系尖牙关系达到Ⅰ类咬合关系。

5 治疗过程

1. 上颌快速扩弓配合面架前牵。

2. Ni-Ti丝排齐上下颌牙列。

3. 颌间Ⅲ类牵引纠正前牙反𬌗。

4. 精细调整，建立标准咬合关系。

6 治疗效果

治疗前后面像对比见图9-8-1。

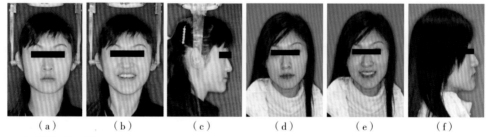

（a）　　　　（b）　　　　（c）　　　　（d）　　　　（e）　　　　（f）

图9-8-1　治疗前后面像

（a~c）治疗前面像。（d~f）治疗后面像

治疗前后口内像对比见图9-8-2、图9-8-3。

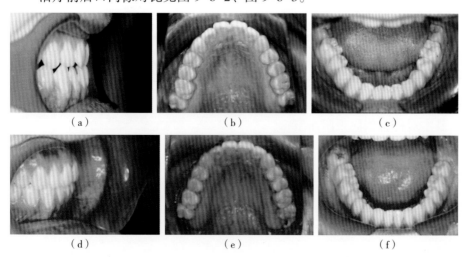

（a）　　　　　　（b）　　　　　　（c）

（d）　　　　　　（e）　　　　　　（f）

图9-8-2　治疗前后口内像

（a）治疗前覆𬌗覆盖像。（b）治疗前上颌𬌗方像。（c）治疗前下颌𬌗方像。（d）治疗后覆𬌗覆盖像。（e）治疗后上颌𬌗方像。（f）治疗后下颌𬌗方像

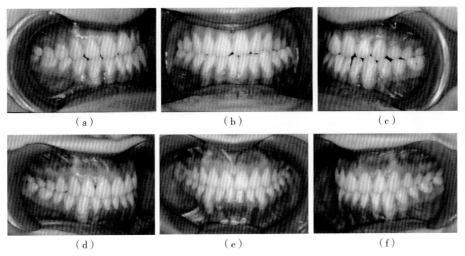

（a）　　　　　　　（b）　　　　　　　（c）

（d）　　　　　　　（e）　　　　　　　（f）

图 9-8-3　治疗前后口内像

（a~c）治疗前咬合像。（d~f）治疗后咬合像

治疗前后全口曲面体层片对比见图 9-8-4。

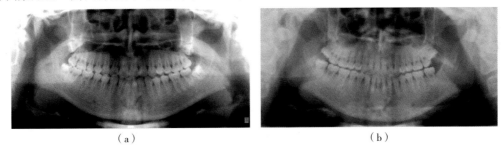

（a）　　　　　　　　　　　　　　（b）

图 9-8-4　治疗前后全口曲面体层片

（a）治疗前全口曲面体层片。（b）治疗后全口曲面体层片

治疗前后头颅侧位片对比见图 9-8-5。

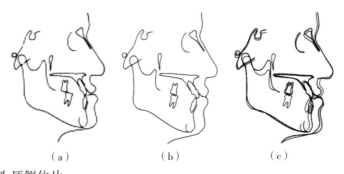

（a）　　　　　　　（b）　　　　　　　（c）

图 9-8-5　治疗前后头颅侧位片

（a）治疗前头颅侧位片。（b）治疗后头颅侧位片。（c）治疗前后头颅侧位片重叠图（蓝色代表治疗前，红色代表治疗后）

治疗前后头影测量分析见表9-8-1。

表9-8-1 头影测量分析数据

测量指标	治疗前	治疗后	参考值
SNA（°）	76.5	78.8	82.8 ± 4.0
SNB（°）	77.3	76	80.1 ± 3.9
ANB（°）	-0.9	1	2.7 ± 2.0
SND（°）	75.1	74.3	77.3 ± 3.8
U1-NA（mm）	23.7	26.3	5.1 ± 2.4
U1-NA（°）	1.1	3.2	22.8 ± 5.7
L1-NB（mm）	22.2	26.3	6.7 ± 2.1
L1-NB（°）	1.5	3.3	30.3 ± 5.8
U1-L1（°）	142.5	131.1	124.2 ± 8.2
OP-SN（°）	15.8	13.7	16.1 ± 5.0
GOGn-SN（°）	35.3	36.6	32.5 ± 5.2
FMA（°）	31.6	33.5	31.3 ± 5.0
FMIA（°）	63.2	57.5	54.9 ± 6.1
IMPA（°）	85.2	90	93.9 ± 6.2

7 治疗小结

这是一例骨性Ⅲ类患者，已过生长发育高峰期，最佳治疗方案为正畸正颌手术治疗。但患者选择了正畸掩饰性治疗。我们通过上颌快速扩弓配合面架前牵，不但纠正了后牙反𬌗，协调了牙弓宽度，快速扩弓还促进了前牵效果，在患者的配合下，取得良好疗效，反𬌗解除，侧貌外形明显改善。此病例的成功矫治为生长发育后期的生长改良治疗提供了新的思路。

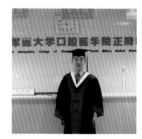

矫治完成人：汪银雄

8 专家点评

这也是一例成人骨性反𬌗的矫治病例。仍然采用加大力度的上颌前方牵引，并配合白天的Ⅲ类颌间牵引，同样达到了预期的临床矫治效果。此方法已经在临床应用多年，此病例在《中华口腔医学杂志》上发表，临床经验值得推广。

第10章　拔牙矫治Ⅲ类错殆

病 例 1

1 基本资料

姓名：薛 X　性别：女　年龄：18 岁

主诉："牙齿不齐"求矫治。

现病史：自换牙后出现牙齿排列不齐，逐年加重，未曾治疗，现来我院求治。

既往史：患者既往体健，否认任何系统性疾病史及药物过敏史。

2 检 查

◎牙列式：恒牙列，A7~B8，C8~D8，A4、B4、C4、D4 缺失。

◎磨牙关系：右侧安氏Ⅲ类，左侧安氏Ⅲ类。尖牙关系：右侧安氏Ⅰ类，左侧安氏Ⅲ类。

◎拥挤度：上牙 3mm，下牙弓 4mm。

◎中线：上颌中线左偏 1mm。

◎覆殆：1mm。覆盖：0.5mm。

◎关节未见异常表现。

◎全口曲面体层片显示双侧关节基本对称。

◎面型：正面观左右面部不对称；侧面观直面型。

3 诊 断

1. 安氏Ⅲ类错殆

2. 右侧尖牙区局部开殆

3. B3 与 D5 反殆

4 治疗计划

◎全口 MBT 直丝弓矫治技术。

◎非拔牙矫治。

◎排齐整平上下牙列。

◎内收下前牙。

◎Ⅲ类颌间牵引加斜牵。

5 治疗过程

1. 序列 Ni-Ti 丝排齐整平上、下牙列。
2. 颌间Ⅲ类牵引和斜形牵引，精细调整牙位及上下牙齿尖窝关系。

6 治疗效果

治疗前后面像对比见图 10-1-1。

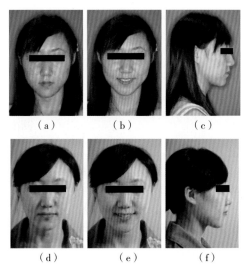

（a） （b） （c）

（d） （e） （f）

图 10-1-1 治疗前后面像
（a~c）治疗前面像。（d~f）治疗后面像

治疗前后口内像对比见图 10-1-2、图 10-1-3。

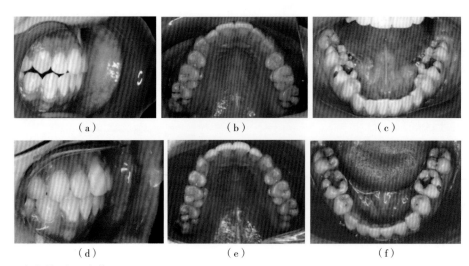

（a） （b） （c）

（d） （e） （f）

图 10-1-2 治疗前后口内像
（a）治疗前覆𬌗覆盖像。（b）治疗前上颌𬌗方像。（c）治疗前下颌𬌗方像。（d）治疗后覆𬌗覆盖像。
（e）治疗后上颌𬌗方像。（f）治疗后下颌𬌗方像

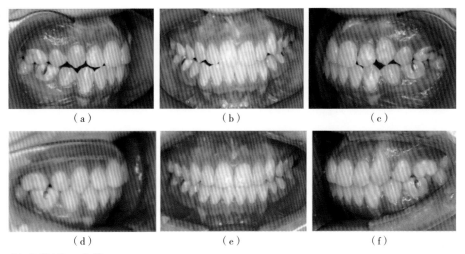

（a） （b） （c）

（d） （e） （f）

图 10-1-3 治疗前后口内像

（a~c）治疗前口内咬合像。（d~f）治疗后口内咬合像

治疗前后全口曲面体层片对比见图 10-1-4。

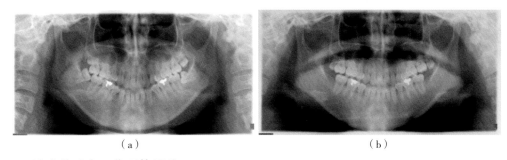

（a） （b）

图 10-1-4 治疗前后全口曲面体层片

（a）治疗前全口曲面体层片。（b）治疗后全口曲面体层片

治疗前后头颅侧位片对比见图 10-1-5。

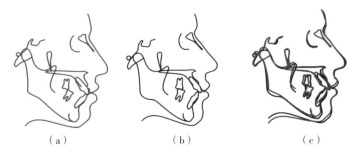

（a） （b） （c）

图 10-1-5 治疗前后头颅侧位片

（a）治疗前头颅侧位片。（b）治疗后头颅侧位片。（c）头影测量分析重叠图（红色代表治疗前，蓝色代表治疗后）

治疗前后头影测量分析见表 10-1-1。

表 10-1-1 头影测量分析数据

测量指标	治疗前	治疗后	参考值
SNA（°）	82.5	82.5	82.8±4.0
SNB（°）	81.2	81.0	80.1±3.9
ANB（°）	1.3	1.5	2.7±2.0

续表

测量指标	治疗前	治疗后	参考值
SND（°）	76.4	75.6	77.3±3.8
U1-NA（mm）	11.6	7.2	5.1±2.4
U1-NA（°）	41.0	38.3	22.8±5.7
L1-NB（mm）	8.5	7.7	6.7±2.1
L1-NB（°）	39.0	37.2	30.3±5.8
U1-L1（°）	118.2	121.3	124.2±8.2
FMA（°）	36.3	35.2	31.3±5.0
FMIA（°）	55.0	56.5	54.9±6.1
IMPA（°）	88.7	90.3	93.9±6.2

7 治疗小结

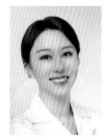

患者之前于外院进行过正畸治疗后复发，咬合关系紊乱影响进食。

直丝弓矫治技术，扩大上颌牙弓，排齐整平上下牙列后，运用Ⅲ类颌间牵引、斜牵来纠正矢状向和水平向不调。

治疗后患者前牙美观和功能都得到改善，后牙也可以正常咀嚼研磨食物。

矫治完成人：姜 琳

8 专家点评

这是一例矫治失败后进行二次矫治的病例。后牙咬合不好，个别牙呈反𬌗，下颌有轻度偏斜。采用的矫治计划是拔除C8、D8；扩大上颌牙弓，实施Ⅲ类颌间牵引。

通过上述治疗，Ⅲ类后牙关系改变为Ⅰ类咬合关系，磨牙，尖牙达到良好咬合关系。覆𬌗覆盖关系正常，矫正获得成功。

病 例 2

1 基本资料

姓名：李X 性别：男 年龄：17岁

主诉："地包天"求矫。

现病史：换牙后出现前牙反𬌗，逐年加重，未经干预治疗，现自觉影响美观来我院就诊。

既往史：患者既往体健，否认正畸治疗史，否认任何系统性疾病及药物过敏史。

2 检 查

◎牙列式：A7~B7，C8~D7，D8牙胚存在。

◎磨牙关系：右侧安氏Ⅲ类，左侧安氏Ⅲ类。尖牙关系：右侧安氏Ⅲ类，左侧安氏Ⅲ类。

◎拥挤度：上牙弓 1mm，下牙弓 1mm。

◎中线：上颌中线基本居中，下颌中线左偏 1mm。

◎覆𬌗：1mm。覆盖：–1mm。

◎ Bolton 比值：前牙比 78.5%。

◎关节无弹响和摩擦音。

◎全口曲面体层片显示双侧关节基本对称。

◎面型：正面观左右基本对称；侧面观凹面型。

3 诊 断

1. 安氏Ⅲ类错𬌗
2. 骨性Ⅲ类错𬌗
3. 上颌发育不足
4. 前牙反𬌗

4 治疗计划

◎全口直丝弓矫治技术。

◎拔牙矫治，拔除 C4、D4。

◎排齐整平上下颌牙列，关闭下颌拔牙间隙，解除反𬌗。

◎矫治后磨牙建立完全Ⅲ类关系，尖牙建立Ⅰ类关系。

5 治疗过程

1. 序列钛镍丝排齐整平上下牙列。
2. 上颌𬌗垫解除反𬌗。
3. 利用拔牙间隙内收下前牙，同时实施Ⅲ类颌间牵引。
4. 精细调整，建立磨牙完全近中关系，尖牙中性关系，前牙正常覆𬌗覆盖。
5. 固定保持 3 个月后压膜保持器保持。

6 治疗效果

治疗前后面像对比见图 10-2-1。

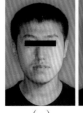 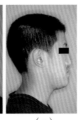 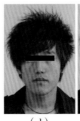 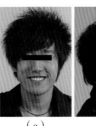 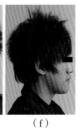

（a）　　　（b）　　　（c）　　　　（d）　　　（e）　　　　（f）

图 10-2-1　治疗前后面像

（a~c）治疗前面像照。

（d~f）治疗后面像照

223

治疗过程口内像对比见图 10-2-2、图 10-2-3。

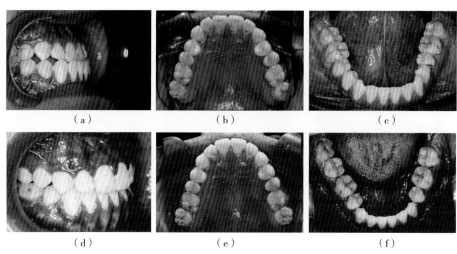

（a） （b） （c）

（d） （e） （f）

图 10-2-2 治疗前后口内像

（a）治疗前覆𬌗覆盖像。（b）治疗前上颌𬌗方像。（c）治疗前下颌𬌗方像。（d）治疗后覆𬌗覆盖像。
（e）治疗后上颌𬌗方像。（f）治疗后下颌𬌗方像

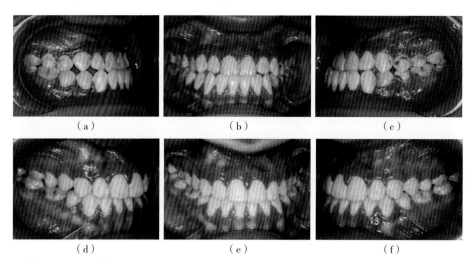

（a） （b） （c）

（d） （e） （f）

图 10-2-3 治疗过程口内像

（a~c）治疗前口内咬合像。（d~f）治疗后口内咬合像

治疗前后全口曲面体层片对比见图 10-2-4。

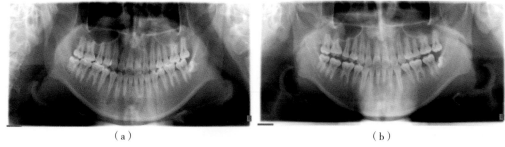

（a） （b）

图 10-2-4 治疗前后全口曲面体层片

（a）治疗前全口曲面体层片。（b）治疗后全口曲面体层片

治疗前后头颅侧位片对比见图 10-2-5。

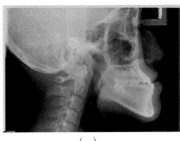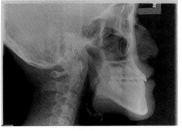
（a）　　　　　　　　　　　　（b）

图 10-2-5　治疗前后头颅侧位片
（a）治疗前头颅侧位片。（b）治疗后头颅侧位片

治疗前后头影测量分析见表 10-2-1。

表 10-2-1　头影测量分析数据

测量指标	治疗前	治疗后	参考值
SNA（°）	78.0	79.0	82.8 ± 4.0
SNB（°）	85.0	84.0	80.1 ± 3.9
ANB（°）	−7.0	−5.0	2.7 ± 2.0
SND（°）	79.0	78.0	77.3 ± 3.8
U1−NA（mm）	13.0	12.0	5.1 ± 2.4
U1−NA（°）	6.0	7.0	22.8 ± 5.7
L1−NB（mm）	11.0	7.0	6.7 ± 2.1
L1−NB（°）	17.0	11.0	30.3 ± 5.8
U1−L1（°）	108.0	117.0	124.2 ± 8.2
FMA（°）	24.0	28.0	31.3 ± 5.0
FMIA（°）	75.0	80.0	54.9 ± 6.1
IMPA（°）	81.0	72.0	93.9 ± 6.2

7　治疗小结

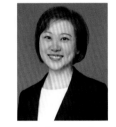

对于骨性反𬌗的患者，正畸 – 正颌联合治疗是首选，但很多患者拒绝手术，因此正畸掩饰性治疗成为很多患者的选择。

下颌拔除 2 颗前磨牙，利用拔牙间隙内收下颌，后牙咬合关系不变，前牙内收解除反𬌗，治疗疗程较短，矫治效果好。

矫治完成人：宁　芳

8　专家点评

骨性反𬌗代偿性矫治方法很多，有的采用拔除第三磨牙，使用种植钉远移下颌牙列；有的拔除下颌第二磨牙，利用拔牙间隙远移下牙列；还有的是拔除下颌 2 颗前磨牙，磨牙建立完全Ⅲ 类咬合关系。该病例采用最后一种方法，达到了比较理想的矫治效果。

矫治此类病例，非常重要的和比较困难的是适应证选择。

1 基本资料

姓名：刘XX　性别：女　年龄：15岁

主诉：牙齿不齐求矫。

现病史：无特殊。

既往史：患者既往体健，否认正畸治疗史，否认任何系统性疾病及药物过敏史。

2 检　查

◎牙列式：恒牙列，A7~B7，C8~D8，A8、B8牙胚存在。

◎磨牙关系：右侧安氏Ⅲ类，左侧安氏Ⅲ类。尖牙关系：右侧安氏Ⅲ类，左侧安氏Ⅲ类。

◎拥挤度：上牙弓2mm，下牙弓3mm。

◎中线：上、下颌中线居中。

◎覆𬌗：0mm。覆盖：0mm。

◎Bolton指数：前牙比79.62%，全牙比90.90%。

◎关节无弹响和摩擦音。

◎曲面体层片显示双侧关节基本对称。

◎面型：正面观左右基本对称；侧面观直面型。

3 诊　断

1. 骨性Ⅲ类错𬌗

2. 安氏Ⅲ类错𬌗

3. 上下牙列轻度拥挤

4. A2与C2、C3反𬌗，B2与D2、D3反𬌗

5. 前牙对刃

4 治疗计划

◎拔牙矫治，拔除C7、D7，C8、D8近移分别代替C7、D7。

◎直丝弓矫治技术排齐整平牙列。

◎下颌后牙区种植钉支抗，整体内收下颌牙列，纠正前牙反𬌗及磨牙近中关系。

◎配合颌间牵引，精细调整咬合关系。

5　治疗过程

1. 初期圆丝排齐整平至上颌 0.018 英寸 Ni-Ti 丝；下颌 0.018 英寸 Ni-Ti 丝，反𬌗解除（5 个月）。
2. Ni-Ti 方丝进一步排齐至上下颌 0.019 英寸 × 0.025 英寸 Ni-Ti 丝，期间配合Ⅲ类牵引（9 个月）。
3. 下颌 0.5SS 随行弓，皮链牵引 C8 和 D8 向近中移动关闭拔牙间隙（6 个月）。
4. 精细调整，建立尖、磨牙中性关系，前牙区覆𬌗覆盖基本正常。
5. 拆除矫治器，压膜保持器保持，定期复查。

6　治疗效果

治疗过程面像对比见图 10-3-1。

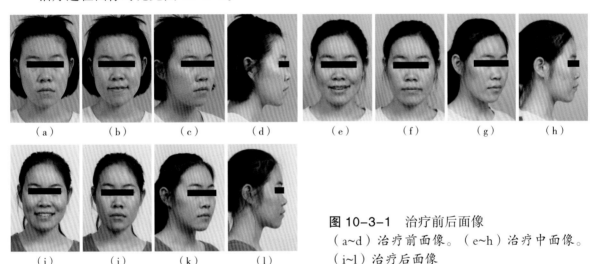

（a）　　（b）　　（c）　　（d）　　（e）　　（f）　　（g）　　（h）

（i）　　（j）　　（k）　　（l）

图 10-3-1　治疗前后面像
（a~d）治疗前面像。（e~h）治疗中面像。
（i~l）治疗后面像

治疗过程口内像对比见图 10-3-2、图 10-3-3。

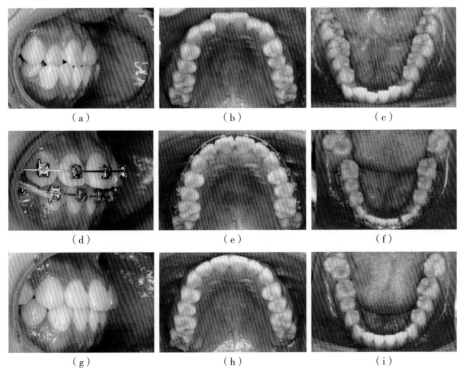

（a）　　（b）　　（c）

（d）　　（e）　　（f）

（g）　　（h）　　（i）

图 10-3-2　治疗过程口内像
（a）治疗前覆𬌗覆盖像。（b）治疗前上颌𬌗方像。（c）治疗前下颌𬌗方像。（d）治疗中覆𬌗覆盖像。（e）治疗中上颌𬌗方像。（f）治疗中下颌𬌗方像。（g）治疗后覆𬌗覆盖像。（h）治疗后上颌𬌗方像。（i）治疗后下颌𬌗方像

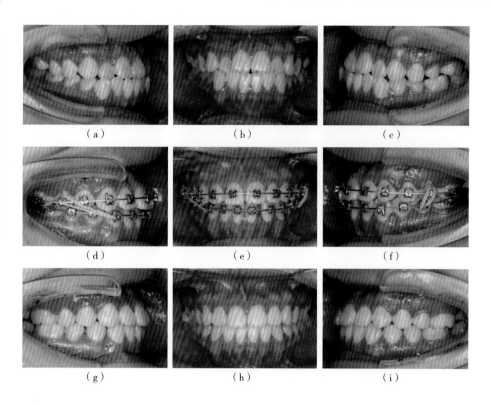

图 10-3-3 治疗过程口内像

（a~c）治疗前咬合像。（d~f）治疗中咬合像。（g~i）治疗后咬合像

治疗前后全口曲面体层片对比见图 10-3-4。

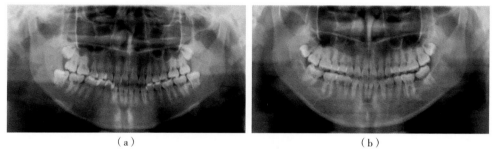

图 10-3-4 治疗前后全口曲面体层片

（a）治疗前全口曲面体层片。（b）治疗后全口曲面体层片

治疗前后头颅侧位片对比见图 10-3-5。

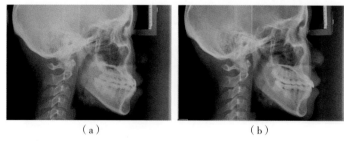

图 10-3-5 治疗前后头颅侧位片

（a）治疗前头颅侧位片。（b）治疗后头颅侧位片

治疗前后头影测量分析见图 10-3-6、表 10-3-1。

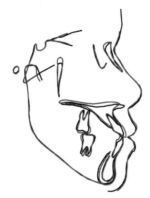

图 10-3-6 头影测量分析重叠图（黑色代表治疗前，红色代表治疗后）

表 10-3-1 头影测量分析数据

测量指标	治疗前	治疗后	参考值
SNA（°）	87.5	88.7	82.8 ± 4.0
SNB（°）	88.5	88.7	80.1 ± 3.9
ANB（°）	−1	0	2.7 ± 2.0
SND（°）	85.5	85.7	77.3 ± 3.8
U1-NA（mm）	6.7	8	5.1 ± 2.4
U1-NA（°）	34.5	37.5	22.8 ± 5.7
L1-NB（mm）	6.7	5.7	6.7 ± 2.1
L1-NB（°）	30.5	23.5	30.3 ± 5.8
U1-L1（°）	114.5	119.3	124.2 ± 8.2
FMA（°）	36.0	36.0	31.3 ± 5.0
FMIA（°）	53.0	70.0	54.9 ± 6.1
IMPA（°）	91.0	74.0	93.9 ± 6.2

7 治疗小结

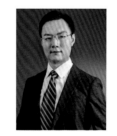

X 线片测量结果示上颌前牙代偿性唇倾，下颌前牙代偿性舌倾。上颌磨牙近中倾斜，下颌磨牙远中倾斜。𬌗平面逆时针旋转。

Ⅲ类牵引实现上颌磨牙近中倾斜，下颌磨牙远中倾斜。

拔除下颌第二磨牙，达到拔除牙数量少，利于下牙列远中移动，轻微改变侧貌，同样避免了骨开窗骨开裂的风险。

矫治完成人：武俊杰

8 专家点评

骨性Ⅲ类错𬌗，上下牙列轻度拥挤，前牙对刀咬合，个别牙反𬌗的病例。

采用直丝弓矫治技术：拔除 C7、D7，C8、D8 近移分别代替 C7、D7；下颌后牙区种植钉支抗，整体内收下颌牙列。

本病例矫治成功的亮点即拔除下颌第二磨牙，达到拔除牙数量少，利于全下牙列远中移动，明显的改变侧貌外形，同样避免了前牙区骨开窗骨开裂的风险。

病例 4

1 基本资料

姓名：汤 XX　性别：女　年龄：19 周岁

主诉："地包天无法咬合"求矫治。

现病史：自换牙后出现牙齿不齐，地包天，咬合不佳，打鼾，夜间呼吸暂停，逐年加重来院求治。

既往史：患者体重超重，否认任何系统性疾病史及药物过敏史。否认正畸治疗史。

2 检 查

◎牙列式：恒牙列，A7~B7、C8~D8，A8、B8 牙胚存在。

◎磨牙关系：右侧安氏超Ⅲ类、开𬌗，左侧安氏超Ⅲ类、开𬌗。尖牙关系：右侧安氏Ⅲ类，左侧安氏Ⅲ类。

◎上颌基骨发育不足，上牙弓尖窄，上前牙唇倾、拥挤，上后牙过度颊倾。

◎下颌基骨发育过度，下牙弓过宽，下牙列中段拥挤，Spee 曲线深。

◎全牙列反𬌗，多牙开𬌗。

◎中线：上中线右偏 2mm，下牙列中线与面中线基本一致。

◎关节未及异常表现。

◎全口曲面体层片示双侧关节基本对称。

◎面型：正面观左右面部基本对称，面下 1/3 高度增加，软组织丰满；侧面观下面部高度增加，上唇偏长，下颌前突，颏部发育欠佳。

◎内镜示扁桃体肥大。

◎身高 169cm，体重 105kg。

3 诊 断

1.骨性Ⅲ类错𬌗畸形伴上颌发育不足，下颌发育过度

2.安氏Ⅲ类错𬌗畸形

3.开𬌗，全牙弓反𬌗

4.上下牙列拥挤

5.扁桃体肥大

6.阻塞性睡眠呼吸暂停综合征

4 治疗计划

◎非手术治疗。

◎扁桃体摘除同期腭中缝劈开。

◎上颌 RPE+ 前牵引。

◎减数 C8、D8 解除拥挤。

◎后退下牙弓，整平曲线。

◎解除后牙反𬌗，纠正异常前牙覆𬌗覆盖。

◎双侧磨牙、尖牙建立Ⅰ类关系。

5 治疗过程

1. 扁桃体摘除同期腭中缝劈开。

2. 上颌扇形 RPE 扩弓 1 月，更换常规 RPE（10mm），扩弓 1 个月后维持，同期使用扩弓支架上附加尖牙唇侧牵引钩，实施前方牵引 6 个月，前牙反覆盖解除，后牙反覆𬌗反覆盖显著改善。

3. 减重手术，体重逐渐下降至 78kg。

4. 减数 C8、D8 解除拥挤，下颌外斜线区 TAD，覆𬌗Ⅲ类牵引，后退下牙弓，序列弓丝整平曲线，解除牙弓开𬌗，双侧磨牙、尖牙建立Ⅰ类咬合关系。

6 治疗效果

治疗前后面像对比见图 10-4-1。

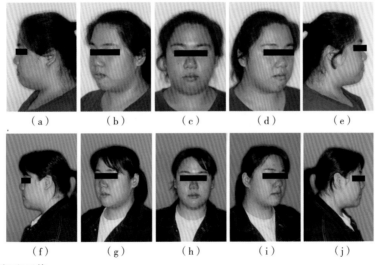

（a） （b） （c） （d） （e）

（f） （g） （h） （i） （j）

图 10-4-1 治疗前后面像
（a~e）治疗前面像。（f~j）治疗后面像

治疗过程口内像对比见图10-4-2、图10-4-3。

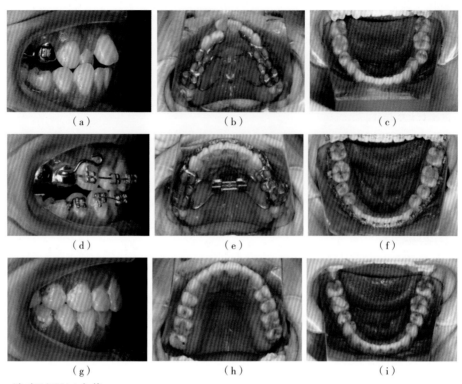

图 10-4-2 治疗过程口内像
（a）治疗前覆𬌗覆盖像。（b）治疗前上颌𬌗方像（c）治疗前下颌𬌗方像。（d）治疗中覆𬌗覆盖像。（e）治疗中上颌𬌗方像。（f）治疗中下颌𬌗方像。（g）治疗后覆𬌗覆盖像。（h）治疗后上颌𬌗方像。（i）治疗后下颌𬌗方像

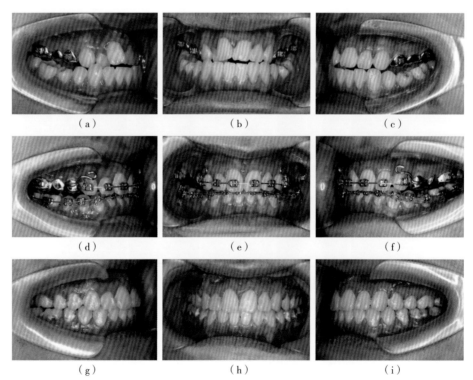

图 10-4-3 治疗过程口内像
（a~c）治疗前咬合像。（d~f）治疗中咬合像。（g~i）治疗后咬合像

治疗前后全口曲面体层片对比见图10-4-4。

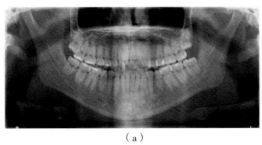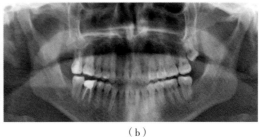

（a）　　　　　　　　　　　　　　　　　　（b）

图 10-4-4　治疗前后全口曲面体层片
（a）治疗前全口曲面体层片。（b）治疗后全口曲面体层片

治疗前后头颅正、侧位片对比见图10-4-5。

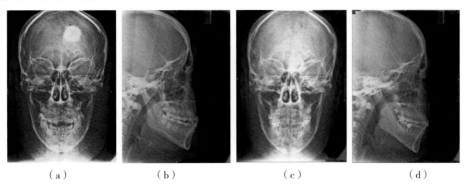

（a）　　　　　　（b）　　　　　　（c）　　　　　　（d）

图 10-4-5　治疗前后头颅正、侧位片
（a）治疗前头颅正位片。（b）治疗前头颅侧位片。（c）治疗后头颅正位片。（d）治疗后头颅侧
位片

治疗前后头影测量分析见表10-4-1。

表 10-4-1　头影测量分析数据

测量指标	治疗前	治疗后	参考值
SNA（°）	81.7	82.7	82.8 ± 4.1
SNB（°）	80.5	80.4	80.1 ± 3.9
ANB（°）	1.2	2.1	2.7 ± 2.0
Wits（mm）	−5.2	−5.4	0 ± 2.0
MP – FH（°）	30.8	32.0	27.3 ± 6.1
U1 – SN（°）	112.4	106.1	105.7 ± 6.3
L 1 – MP（°）	89.3	86.5	96.7 ± 6.4
U1 – L1（°）	120.7	126.7	124.0 ± 8.2
UL – E（mm）	−2.3	−0.5	−1.4 ± 0.9
LL – E（mm）	2.7	2.2	0.6 ± 0.9

7　治疗小结

使用前牵治疗已过发育高峰期的轻中度Ⅲ类错𬌗畸形，其疗效是值得肯定的。

不同于一般掩饰治疗，已停止生长发育的成人经过前牵能实现牙弓一定程度的整体前移动，同时伴随下颌平面顺时针旋转，对改善患者的美观、功能以及远期的稳定性产生有利影响。

8 专家点评

对于反𬌗伴牙列拥挤的患者，尤其是上颌牙弓形态极度狭窄的病例，采用传统的上颌快速扩大牙弓，外科手术协助切开腭中缝，使上颌扩弓效果十分显著。这是本病例获得成功的关键措施，也是该病例的亮点之一。综合治疗在本病例更显重要，如外科手术协助开辟腭中缝和减肥措施，对患者成功矫治无疑都起到了重要作用。

矫治完成人：姜　宁

第 5 篇

多学科联合矫治病例

第 11 章　正畸联合外科导萌埋伏牙

病 例 1

1　基本资料

姓名：朱 XX　性别：男　年龄：13 岁

主诉：牙齿未萌。

现病史：患者否认正畸治疗史，6 岁乳前牙外伤史。

既往史：患者既往体健，否认任何系统性疾病史及药物过敏史。

2　检　查

◎牙列式：恒牙列，A7~B7，C6~D6；B1 倒置阻生，B3 近中垂直阻生，B 区乳Ⅲ滞留，B3、B2 易位，A8、B8、C8、D8 牙胚存在。

◎磨牙关系：右侧安氏Ⅱ类，左侧安氏Ⅱ类。尖牙关系：右侧安氏Ⅱ类。

◎拥挤度：上牙弓 5mm，下牙弓 3mm。

◎中线：上颌中线居中，下颌中线右偏 2mm。

◎覆𬌗：2mm。覆盖：2mm。

◎关节未见异常表现。

◎全口曲面体层片显示双侧关节基本对称。

◎面型：正面观左右面部基本对称；侧面观直面型。

3　诊　断

1. 安氏Ⅱ类错𬌗

2. B1、B3 阻生（B1 倒置），B 区乳Ⅲ滞留

3. B2、B3 易位

4. 上牙列中度拥挤、下牙列轻度拥挤

4　治疗计划

◎拔除 B 区乳Ⅲ。

◎ B3 开窗导萌，远移。

◎ B1 开辟间隙，同时纠正 B2 轴倾。

◎ B1 开窗导萌，正畸力翻转排齐。

◎ Ⅱ类牵引调整咬合关系。

◎下前牙邻面去釉协调 Bolton 指数。

5 治疗过程

易位牙纠正

1. B3 开窗导萌。

2. B5、B6 间植入种植钉，轻力拉尖牙远移。

3. 弓丝使用：无弓丝—细镍钛圆丝—不锈钢圆丝。

4. A1、B2 间推簧开辟间隙、扶正 B2 牙轴。

倒置切牙导萌翻转

1. B1 开窗导萌，舌侧粘接附件，腭杠腭托加延长臂牵引 B1 殆方移动。

2. 腭侧黏膜膨出。

3. 二次开窗，暴露中切牙唇面，唇侧切端粘接附件，牙冠向下旋转中切牙（0.45mmSS 圆丝）。

精细排整平

1. 序列 Ni-Ti 丝排齐牙列。

2. 0.45mmSS 圆丝转矩簧增加 B2 冠舌向转矩。

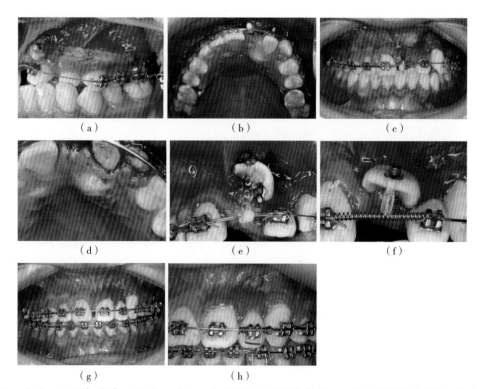

（a）　　　　　　　　（b）　　　　　　　　（c）

（d）　　　　　　　　（e）　　　　　　　　（f）

（g）　　　　　　　　（h）

图 11-1-1　（a）B3 开窗导萌，远移。（b，c）腭托加延长臂牵引 B1（舌侧附件）殆向移动。（d）腭侧黏膜膨出。（e，f）二次开窗暴露 B1 唇侧，粘接附件，殆向牵引。（g）排齐整平。（h）转矩簧纠正 B2 转矩

6 治疗效果

治疗前后面像对比见图11-1-2。

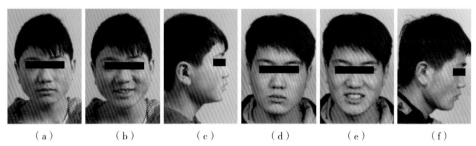

（a）　　　（b）　　　（c）　　　（d）　　　（e）　　　（f）

图11-1-2　治疗前后面像

（a~c）治疗前面像。（d~f）治疗后面像

治疗前后口内像对比见图11-1-3、图11-1-4。

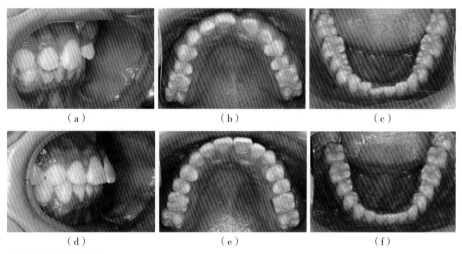

（a）　　　　　　　（b）　　　　　　　（c）

（d）　　　　　　　（e）　　　　　　　（f）

图11-1-3　治疗前后口内像

（a）治疗前覆𬌗覆盖像。（b）治疗前上颌𬌗方像。（c）治疗前下颌𬌗方像。（d）治疗后覆𬌗覆盖像。（e）治疗后上颌𬌗方像。（f）治疗后下颌𬌗方像

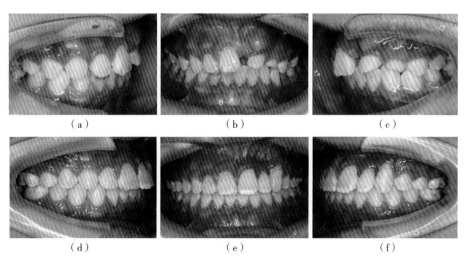

（a）　　　　　　　（b）　　　　　　　（c）

（d）　　　　　　　（e）　　　　　　　（f）

图11-1-4　治疗前后口内像

（a~c）治疗前口内咬合像。（d~f）治疗后口内咬合像

治疗前后全口曲面体层片对比见图 11-1-5。

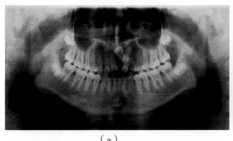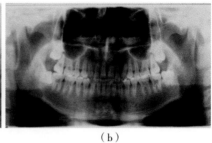

（a） （b）

图 11-1-5 治疗前后全口曲面体层片
（a）治疗前全口曲面体层片。（b）治疗后全口曲面体层片

治疗前后头颅侧位片对比见图 11-1-6。

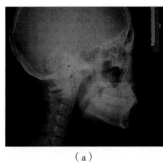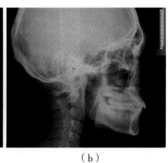

（a） （b）

图 11-1-6 治疗前后头颅侧位片
（a）治疗前头颅侧位片。（b）治疗后头颅侧位片

治疗前 CT 片见图 11-1-7。

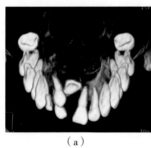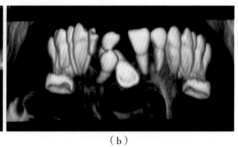

（a） （b）

图 11-1-7 治疗前 CT 片

治疗前后头影测量分析见表 11-1-1。

表 11-1-1 头影测量分析数据

测量指标	治疗前	治疗后	参考值
SNA（°）	85	85	82.8±4.0
SNB（°）	82	83	80.1±3.9
ANB（°）	3	2	2.7±2.0
SND（°）	79	80	77.3±3.8
U1-NA（mm）	5	6	5.1±2.4
U1-NA（°）	30	31	22.8±5.7
L1-NB（mm）	3	3	6.7±2.1

续表

测量指标	治疗前	治疗后	参考值
L1-NB（°）	30	29	30.3 ± 5.8
U1-L1（°）	116	115	124.2 ± 8.2
FMA（°）	22	24	31.3 ± 5.0
FMIA（°）	60	96	54.9 ± 6.1
IMPA（°）	98	60	93.9 ± 6.2

7 治疗小结

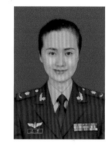

矫治完成人：王　蕾

　　该病例不但 B3 阻生，且与 B2 易位。全口曲面体层片显示，B3 牙冠与 B2 牙冠易位，而根尖在 B2 远中，属于不完全易位。这一特征，为易位牙纠正奠定了基础。因此，我的矫治计划是牵引 B3 远移，纠正易位。

　　在纠正易位牙的过程中，难点在于如何做到 B3、B2 牙根的避让。我先不放上颌弓丝，牵引 B3 远移，再使用细圆丝，纠正 B2 倾斜的同时，使用推簧开辟 B1 间隙。在这一过程中，切忌使用粗丝或方丝，不宜过早对侧切牙施加根唇向转矩，尽可能在细丝上让其与尖牙自由避让。

8 专家点评

　　安氏 Ⅱ 类错𬌗，骨性 Ⅰ 类错𬌗，B1、B3 阻生（B1 倒置），B 区乳Ⅲ滞留，B2、B3 易位，上牙列中度拥挤、下牙列轻度拥挤。

　　矫治方案：拔除 B 区乳Ⅲ，B3 开窗导萌并远移，B1 开辟间隙，同时纠正 B2 轴倾，B1 开窗导萌。Ⅱ 类颌间牵引调整咬合关系，下前牙邻面去釉协调 Bolton 指数。

　　本病例难点在于倒置阻生 B1 的导萌。并通过两步法开窗两面粘接附件（先舌侧、再唇侧），使 B1 旋转下移，成功纠正了其倒置的位置。在牵引过程中要跟踪观察其变化，尤其关注软组织形态的变化，来判断牵引的进度和效果，并随时调整。

病例 2

1 基本资料

　　姓名：黄XX　性别：女　年龄：13岁

　　主诉："牙列不齐"求矫治。

　　现病史：自换牙后出现牙齿不齐，嘴巴突，未曾治疗，现来我院求治。

　　既往史：患者既往体健，否认正畸治疗史，否认任何系统性疾病及药物过敏史。

2 检 查

◎牙列式：恒牙列，A6~B6，C6~D6，A7、B7 未萌，C7、D7 部分萌出，C8、D8 牙胚存在。

◎个别牙异常：A2 唇倾、轻度松动，A 区乳Ⅲ滞留，A3 未萌，D2 舌向移位。

◎磨牙关系：右侧安氏Ⅰ类，左侧安氏Ⅰ类。尖牙关系：右侧安氏Ⅰ类，左侧安氏Ⅰ类。

◎拥挤度：上牙列 4mm，下牙列 5mm。

◎中线：上下颌中线基本居中。

◎覆𬌗：Ⅱ度深覆𬌗。覆盖：正常。

◎关节未见异常表现。

◎全口曲面体层片显示双侧关节基本对称。

◎ CBCT 示右上尖牙近中低位埋伏阻生，牙冠位于侧切牙根尖。右上侧切牙根尖因压迫导致吸收，尖牙导萌通道受阻。

◎面型：正面观左右两侧面部软组织对称，颏点居中；侧面观直面型。

3 诊 断

◎安氏Ⅰ类错𬌗畸形

◎骨性Ⅰ类

◎牙列拥挤

◎前牙深覆𬌗

◎ A3 埋伏阻生

4 治疗计划

◎ MBT 直丝弓矫治技术。

◎非拔牙矫治，拔除 A 区乳Ⅲ。

◎开辟 A3 间隙，同时排齐上下牙列。

◎请颌面外科行 A3 自体牙移植术，关闭剩余间隙。

◎若自体牙移植失败，则在治疗完成后行种植义齿修复。

5 治疗过程

1. Ni-Ti 圆丝排齐牙列，推簧保持 A3 间隙。

2. 上下颌更换 0.45mm 不锈钢圆丝，推簧开辟 A3 间隙。

3. 转颌面外科行 A3 牙移植术，0.45mm 不锈钢圆丝随形弓固定。

4. 移植术后 2 周即更换 Ni-Ti 圆丝充分排齐，更换 Ni-Ti 方丝及不锈钢方丝调整 A2 转矩，A3 行根管治疗。

5. 关闭剩余散隙，精细调整咬合关系及中线。

6. 上下颌不锈钢方丝标准弓形固定保持。

7. 制作上下颌压膜保持器进行保持。

6 治疗效果

治疗前后面像对比见图11-2-1。

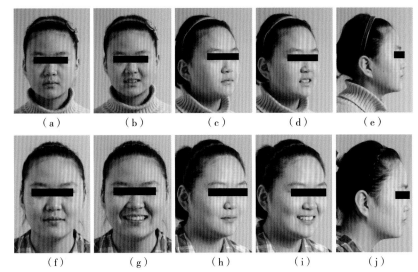

图11-2-1　治疗前后面像
（a~e）治疗前面像。（f~j）治疗后面像

治疗前后口内像对比见图11-2-2、图11-2-3。

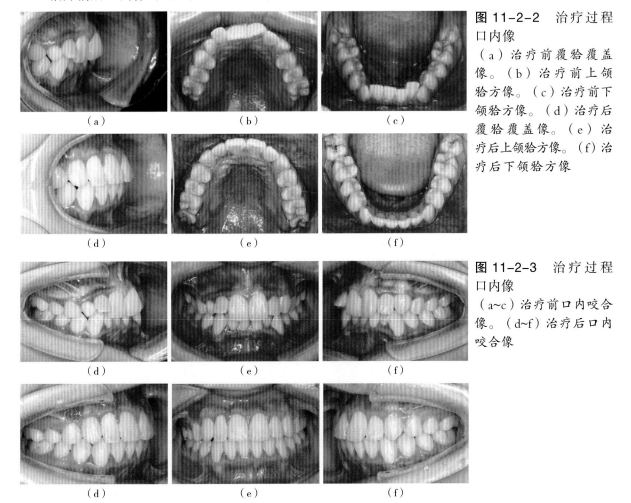

图11-2-2　治疗过程口内像
（a）治疗前覆𬌗覆盖像。（b）治疗前上颌𬌗方像。（c）治疗前下颌𬌗方像。（d）治疗后覆𬌗覆盖像。（e）治疗后上颌𬌗方像。（f）治疗后下颌𬌗方像

图11-2-3　治疗过程口内像
（a~c）治疗前口内咬合像。（d~f）治疗后口内咬合像

治疗前 CBCT 上牙列三维重建见图 11-2-4。

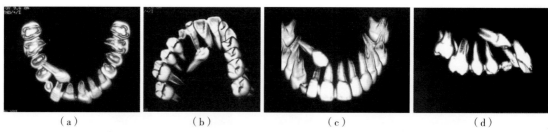

（a）　　　　　　（b）　　　　　　（c）　　　　　　（d）

图 11-2-4 治疗前 CBCT 上牙列三维重建

治疗中根尖片见图 11-2-5。

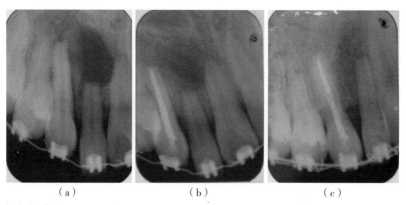

（a）　　　　　　　（b）　　　　　　　（c）

图 11-2-5 治疗中根尖片
（a）牙移植术后 2 周。（b）牙移植术后 3 个月。（b）牙移植术后 7 个月

治疗前后全口曲面体层片对比见图 11-2-6。

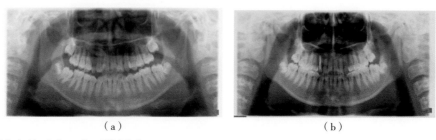

（a）　　　　　　　　　　（b）

图 11-2-6 治疗前后全口曲面体层片
（a）治疗前全口曲面体层片。（b）治疗后全口曲面体层片

治疗前后头颅侧位片对比见图 11-2-7。

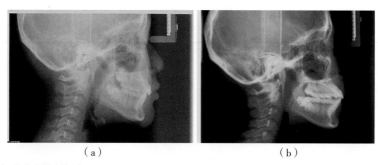

（a）　　　　　　　　　　（b）

图 11-2-7 治疗前后头颅侧位片
（a）治疗前头颅侧位片。（b）治疗后头颅侧位片

治疗前后头影测量分析见表 11-2-1。

表 11-2-1　头影测量分析数据

测量项目	治疗前	治疗后	正常均值
SNA（°）	81.0	81.2	82.8 ± 4.0
SNB（°）	78.9	77.7	80.1 ± 3.9
ANB（°）	2.1	3.5	2.7 ± 2.0
SND（°）	77.1	75.9	77.3 ± 3.8
U1-NA（°）	14.2	31.1	22.8 ± 5.7
U1-NA（mm）	4.1	6.1	5.1 ± 2.4
L1-NB（°）	28.9	36.4	30.3 ± 5.8
U1-NB（mm）	3.0	5.7	6.7 ± 2.1
U1-L1（°）	134.9	109.1	124.2 ± 8.2
FMA（°）	27.4	28.9	31.3 ± 5.0
IMPA（°）	96.3	97.1	93.9 ± 6.2
FMIA（°）	56.3	54.0	54.9 ± 6.1

7　治疗小结

埋伏牙优先考虑的治疗方法是导萌，但在阻生牙与邻牙紧密相邻甚至压迫邻牙致使牙根吸收，又无合适的引导萌出方向时，或者患者要求短期完成矫治时，自体牙移植是可以选择的一种方法。

为避免牙移植术后的根骨粘连，可在移植术固定 2 周后小心加力。

为避免牙移植术后的牙内外吸收，应当在移植后对该牙行根管治疗，并注意调𬌗，避免太早承担咬合力。

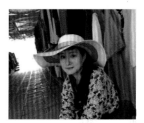

矫治完成人：康　婷

8　专家点评

本病例安氏Ⅰ类错𬌗畸形，牙列拥挤，前牙深覆𬌗，A3 埋伏阻生。

采用 MBT 直丝弓矫治技术，拔除滞留乳尖牙，开辟 A3 间隙，同时排齐上下牙列，与颌外合作行 A3 自体牙移植术，关闭剩余间隙．若自体牙移植失败，则在治疗完成后行种植义齿修复。

对于埋伏阻生牙，是导萌还是自体牙移植，一定要掌握好适应证。在尽可能的条件下最好选择导萌。自体牙移植有牙根吸收的潜在威胁。导萌无望或十分困难时才考虑自体牙移植。

第 12 章　正畸矫治联合牙周维护

病例 1

1　基本资料

姓名：梁 XX　性别：男　年龄：48 岁

主诉：牙齿发黄并不齐数年余，求诊。

现病史：患者最近发现牙齿牙面发黄，前牙磨耗较重，导致前牙参差不齐，现自觉影响美观及社交，遂来就诊。

既往史：既往体健，否认治疗史，否认任何系统性疾病及药物过敏史。

2　检　查

◎牙列式：恒牙列：A7~B8、C8~D8；A1、B1 外翻且牙面有淡黄色氟斑，A2 与 C2 呈反𬌗。

◎磨牙关系：右侧安氏Ⅰ类，左侧安氏Ⅰ类。尖牙关系：右侧安氏Ⅰ类，左侧安氏Ⅰ类。

◎拥挤度：下颌前牙轻度拥挤。

◎中线：前牙中线基本对称。

◎覆𬌗：Ⅱ度。覆盖：正常。

◎关节无弹响和摩擦音。

◎曲面体层片显示双侧关节基本对称。

◎关节片显示关节吸收均匀且基本位于关节窝正中。

◎面型：正面观面部基本对称；侧面观直面型。

3　诊　断

◎安氏Ⅰ类错𬌗

◎骨性Ⅰ类错𬌗

◎前牙局部反𬌗

◎深覆𬌗

4 治疗计划

◎ 隐形矫治。

◎ 非拔牙矫治。

◎ 排齐整平上下牙列，调整上下颌牙弓形态，使上下牙弓匹配。

◎ 矫治结束后调整上下中线对齐，覆𬌗覆盖正常。

◎ 矫治结束后双侧磨牙关系中性。

◎ 贴面修复改善上颌前牙颜色及形态。

5 治疗过程

1. 成年人牙周状况不佳情况，先进行龈上洁治及龈下刮治，确保牙周状况在健康可移动情况下进行正畸治疗。

2. 隐形矫正设计 25 副矫治器，2 周更换 1 副，通过扩弓、片切前牙增隙来排齐整平上下颌牙列，解除前牙咬合干扰，从而达到整齐的排列，矫治结束后前牙有早接触，导致后牙小开𬌗，再次设计 13 副矫治器精细化调整。

3. 超薄贴面改善上颌前牙颜色及缺损牙齿形态。

6 治疗效果

治疗前后面像对比图 12-1-1。

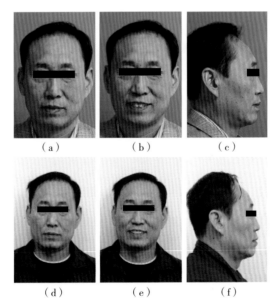

（a） （b） （c）

（d） （e） （f）

图 12-1-1 治疗前后面像

（a~c）治疗前面像。（d~f）治疗后面像

治疗过程口内像对比见图 12-1-2。

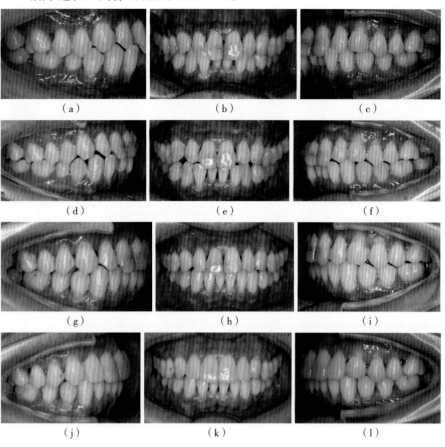

（a）　　　　　　（b）　　　　　　（c）

（d）　　　　　　（e）　　　　　　（f）

（g）　　　　　　（h）　　　　　　（i）

（j）　　　　　　（k）　　　　　　（l）

图 12-1-2　治疗过程口内像

（a~c）治疗前口内咬合像。（d~f）治疗第 12 副咬合像。（g~i）治疗结束咬合像。（j~l）贴面后咬合像

治疗过程口内像对比见图 12-1-3。

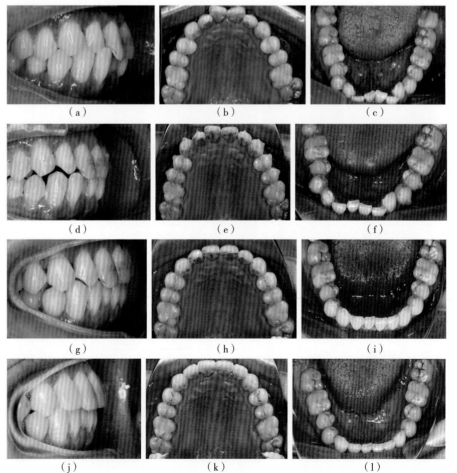

（a）　　　　　　（b）　　　　　　（c）

（d）　　　　　　（e）　　　　　　（f）

（g）　　　　　　（h）　　　　　　（i）

（j）　　　　　　（k）　　　　　　（l）

图 12-1-3　治疗过程口内像

（a~c）治疗前口内像。（d~f）治疗第 12 副口内像。（g~i）治疗结束口内像。（j~l）贴面后口内像

治疗前后全口曲面体层片对比见图 12-1-4。

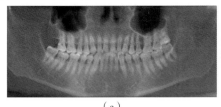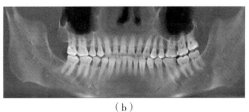

（a）　　　　　　　　　　　　　　　　　（b）

图 12-1-4　治疗前后全口曲面体层片
（a）治疗前全口曲面体层片。（b）治疗后全口曲面体层片

治疗前后头颅侧位片对比见图 12-1-5。

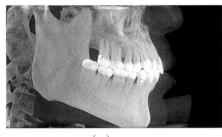

（a）　　　　　　　　　　　　　　　　　（b）

图 12-1-5　治疗前后头颅侧位片
（a）治疗前头颅侧位片。（b）治疗后头颅侧位片

7　治疗小结

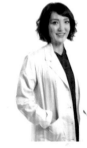

对于有美观需求的患者，我们要给予患者从专业角度而言能实现的长久美观的完整方案。我们应该用专业知识分析不同方案给患者带来的利弊，从而引导患者对美观及健康的正确认识，避免因患者主观对美的追求而实施不可逆的方案。

矫治完成人：王　艳

8　专家点评

安氏Ⅰ类错𬌗，前牙局部个别牙反𬌗，牙周状况不佳。

采用隐形矫治：非拔牙矫治，排齐整平上下牙列，调整上下颌牙弓形态，使上下牙弓匹配。

本病例的经验告诉我们，用专业知识分析不同方案给患者带来的利弊，从而引导患者对美观及健康的正确认识非常重要。在改善牙周状况的前提下，用隐形矫治达到了较高的矫治水准。

病例 2

1　基本资料

姓名：刘 X　性别：女　年龄：29 岁

主诉："嘴突、露龈笑"求矫治。

现病史：慢性牙周炎，3 个月前外院系统治疗。2 周前于外院拔除 A4、B4。

既往史：既往体健，否认正畸治疗史，否认任何系统性疾病及药物过敏史。

2 检 查

◎牙列式：恒牙列，A7~A5，A3~B3，B5~B7（A4、B4已拔除），C7~C2，D1~D8（C1缺失）

◎磨牙关系：右侧安氏Ⅰ类，左侧安氏Ⅰ类。尖牙关系：右侧安氏Ⅰ类，左侧安氏Ⅰ类。

◎拥挤度：上牙弓0.5mm，下牙弓2mm。

◎D1唇侧牙龈退缩近2mm。

◎中线：上中线与面中线一致，下中线左偏2.5mm。

◎覆𬌗：深覆𬌗4~4.5mm。覆盖：深覆盖8.5mm。

◎Bolton指数：前牙比74.7%。

◎关节无弹响和摩擦音、左侧关节压痛。

◎全口曲面体层片显示双侧关节不对称。

◎面型：正面观左右基本对称；侧面观凸面型。

◎牙龈色泽正常、探诊无出血、无深牙周袋。

◎D8口内可见近中部分牙冠。全口曲面体层片显示D8近中水平中位阻生。

3 诊 断

1. 安氏Ⅰ类错𬌗

2. 骨性Ⅰ类错𬌗

3. 上下牙列轻度拥挤

4. 上下中线不一致

5. 开唇露齿、露牙龈

6. C1先天缺失，D1唇侧牙龈退缩

7. 慢性牙周病

8. D8阻生牙

4 治疗计划

◎全口直丝弓矫治技术。

◎拔牙矫治，拔除D1。

◎维持双侧磨牙、尖牙中性关系。利用上下颌拔牙间隙排齐整平牙列，关闭拔牙间隙，改善双颌前突。

◎C2/D2代替C1/D1，C3/D3适当改径代替C2/D2。

◎上颌前牙区支抗钉压低上前牙、改善露龈笑。

◎治疗过程中注意维护口腔卫生，定期行牙周检查。

◎择期外科拔除D8。

5 治疗过程

1. 初期下前牙根据 Bolton 指数邻面去釉，钛镍丝排齐整平，至上颌 0.019 英寸 × 0.025 英寸 SS 丝；下颌 0.018 英寸 × 0.025 英寸 SS 丝（8 个月）。

2. 上下颌关闭前牙间隙同时，上前牙区支抗钉压低（10 个月）。

3. 精细调整，纠正中线，固定保持 5 个月。

4. 牙列排列整齐，尖牙磨牙中性关系，前牙部覆𬌗覆盖基本正常，上下中线居中，患者对治疗效果十分满意，故拆除全口矫治器，抛光牙面，取模制作保持器，拍面部照片 +X 线片。

5. 白天上下透明保持器，夜间改良 Hawley 保持器，保持口腔卫生，定期复查。

6. 择期外科拔除 D8。

6 治疗效果

治疗前后面像对比见图 12-2-1。

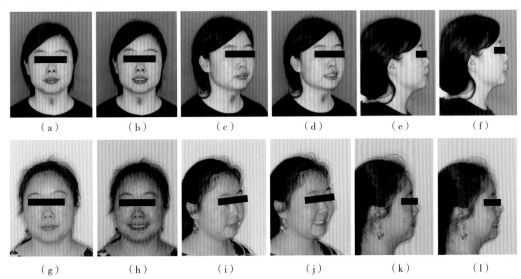

（a）　　　　　（b）　　　　　（c）　　　　　（d）　　　　　（e）　　　　　（f）

（g）　　　　　（h）　　　　　（i）　　　　　（j）　　　　　（k）　　　　　（l）

图 12-2-1　治疗前后面像
（a~f）治疗前面像。（g~l）治疗后面像

治疗过程口内像对比见图 12-2-2、图 12-2-3。

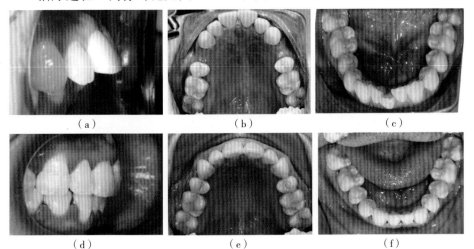

（a）　　　　　（b）　　　　　（c）

（d）　　　　　（e）　　　　　（f）

图 12-2-2　治疗过程口内像

（a）治疗前覆𬌗覆盖像。（b）治疗前上颌𬌗方像。（c）治疗前下颌𬌗方像。（d）治疗后覆𬌗覆盖像。（e）治疗后上颌𬌗方像。（f）治疗后下颌𬌗方像

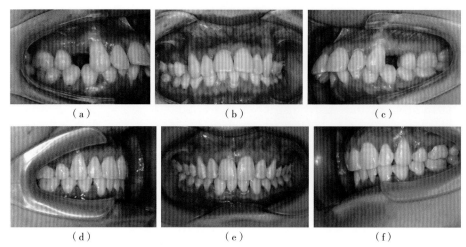

图 12-2-3　治疗过程口内像
（a~c）治疗前咬合像。（d~f）治疗后咬合像

　　治疗前后全口曲面体层片对比见图 12-2-4。

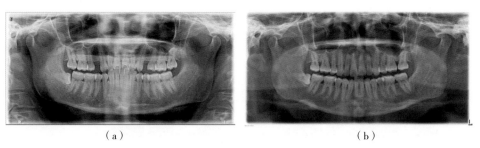

图 12-2-4　治疗前后全口曲面体层片
（a）治疗前全口曲面体层片。（b）治疗后全口曲面体层片

　　治疗前后头颅侧位片对比见图 12-2-5。

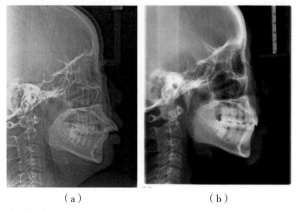

图 12-2-5　治疗前后头颅侧位片
（a）治疗前头颅侧位片。（b）治疗后头颅侧位片

　　治疗前后头影测量分析见图 12-2-6、表 12-2-1。

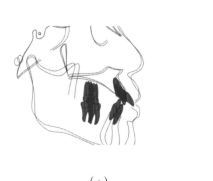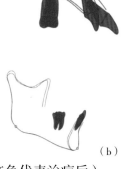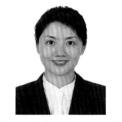

（a）　　　　　　　　　　　　　　　　　（b）

图 12-2-6 头影测量分析重叠图（蓝色代表治疗前，红色代表治疗后）。

表 12-2-1 头影测量分析数据

测量指标	治疗前	治疗后	参考值
SNA（°）	82.9	78	82.8±4.0
SNB（°）	77.9	75	80.1±3.9
ANB（°）	5.0	3	2.7±2.0
SND（°）	70	72.5	77.3±3.8
U1–NA（mm）	10	5	5.1±2.4
U1–NA（°）	37.5	17.5	22.8±5.7
L1–NB（mm）	10	5.5	6.7±2.1
L1–NB（°）	33	24.5	30.3±5.8
U1–L1（°）	110	133	124.2±8.2
FMA（°）	31	30	31.3±5.0
FMIA（°）	48	58	54.9±6.1
IMPA（°）	101	92	93.9±6.2

7 治疗小结

对于此病例由于 D1 唇侧牙龈退缩，选择外科拔除。因此下前牙邻面去釉量偏大，匹配上颌牙弓拔牙间隙。

此病例如拔除 D4，下中线会稍微偏右，但下颌前牙邻面去釉质相对减少。

矫治完成人：李　楠

8 专家点评

安氏Ⅰ类错𬌗，上下牙列轻度拥挤，上下中线不一致，开唇露齿、露牙龈，C1 先天缺失，D1 唇侧牙龈退缩，慢性牙周病。

正畸拔牙矫正：拔除 A4、B4、D1，维持双侧磨牙、尖牙中性关系。关闭拔牙间隙，改善双颌前突。

C2、D2 代替 C1、D1，C3、D3 适当改径代替 C2、D2。上颌前牙区支抗钉压低上前牙、改善露龈笑。

治疗过程中注意维护口腔卫生，定期行牙周检查。

此类病例的矫治存在一定的难度。主要是上颌拔除 A4、B4，与下颌拔除 D1 和 C1（缺失），两者间不匹配，较难形成比较好的牙尖交错位。该病例临床控制比较好，基本达到了预期效果。上颌使用种植钉支抗，不仅内收前牙显著，同时对压低前牙，改善露龈笑也取得了良好的效果。

病例 3

1 基本资料

患者：楚 XX，　　性别：女，　　年龄：11 岁

主诉："嘴突"求矫。

现病史：换牙后自觉牙齿前突，未曾治疗，现来我院求诊。

既往史：既往体健，否认正畸治疗史，否认任何系统性疾病及药物过敏史。

2 检查

◎牙列式：恒牙列，A7~B7，C7~D7，A 区乳 V 滞留，A5 阻生。

◎磨牙关系：双侧安氏 I 类。尖牙关系：双侧安氏 I 类。

◎拥挤度：上牙弓 4mm，下牙弓 5mm。

◎中线：下颌中线左偏 1mm。

◎覆𬌗：6mm。覆盖：8mm。

◎关节未见异常表现。

◎全口曲面体层片显示双侧关节基本对称。

◎面型：正面观下颌右偏；侧面观凸面型。

3 诊断

1. 安氏 I 类
2. 骨性 II 类
3. 上下牙列拥挤
4. 深覆𬌗
5. 深覆盖

4 治疗计划

◎全口直丝弓矫治技术。

◎拔牙矫治，拔除 A4、B4、C4、D4。

◎排齐整平上下牙列。

◎上颌种植体支抗内收前牙改善切牙唇倾度。

◎精细调整，最终双侧磨牙中性关系。

5 治疗过程

1. 镍钛丝排齐整平牙列。

2. 平面导板打开咬合（图 12-3-1）。

3. 种植钉支抗内收上前牙（图 12-3-1）。

4. 下前牙发现骨开窗（图 12-3-2），行增量型骨皮质切开术（图 12-3-3）。

5. 手术后正畸治疗（图 12-3-4）。

6. 精细调整。

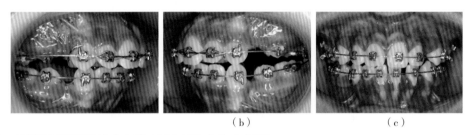

（b）　　　　　　　　　（c）

图 12-3-1　平面导板打开咬合与种植钉支抗内收上前牙

（a）戴平导右侧咬合。（b）戴平导左侧咬合。（c）上颌种植钉支抗远移尖牙

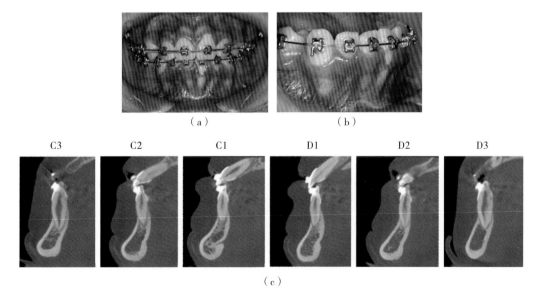

（a）　　　　　　　　　（b）

C3　　　　C2　　　　C1　　　　D1　　　　D2　　　　D3

（c）

图 12-3-2　下前牙骨开窗

（a，b）治疗中正面、侧面咬合相，见下前牙根形明显，牙龈薄。D1 角化龈约 1mm，附着龈缺失。C4、D4 拔牙区牙槽骨轮廓凹陷。（c）术中 CT 片显示，C3~D3 唇侧及舌侧牙槽骨菲薄，存在骨开裂

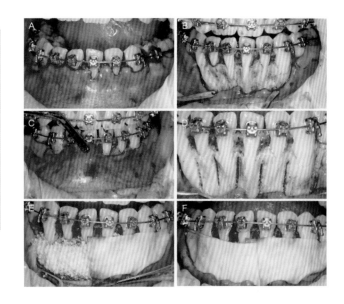

图 12-3-3 增量型骨皮质切开术手术过程，本病例中未行软组织移植

（a）C6~D6 唇侧行龈乳头保存沟内切口。

（b）翻瓣后可见 C3~D1、C3 骨开裂。

（c）由于需要行过量的骨增量，因此对软组织瓣进行了松弛减张处理。（d）用超声骨刀进行骨皮质切开。（e，f）植入牛骨，覆盖引导组织再生膜

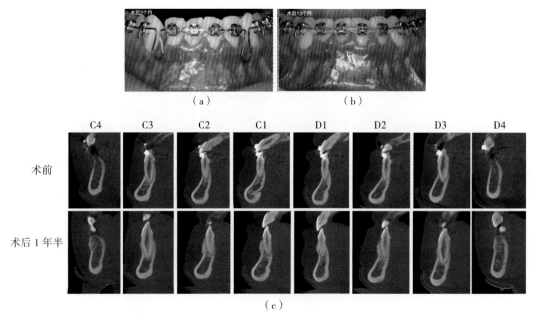

图 12-3-4 手术后正畸治疗

（a）术后 2 个月下前牙牙龈改善。（b）术后 13 个月下前牙牙龈改善。（c）术后 1 年半 CBCT 显示，C3~D3 唇侧均形成了厚厚的牙槽骨板，牙槽骨嵴顶位于釉牙骨质界根方附近。C4 和 D4 处的牙槽骨嵴顶宽度增宽。可见新生的骨和牙根之间有牙周膜间隙的存在

6 治疗效果

治疗前后面像对比见图 12-3-5。

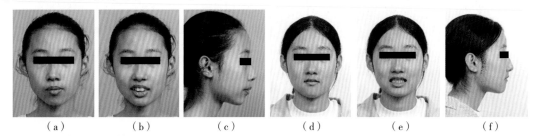

图 12-3-5 治疗前后面像

（a~c）治疗前面像。（d~f）治疗后面像

治疗前后口内像对比见图 12-3-6、图 12-3-7。

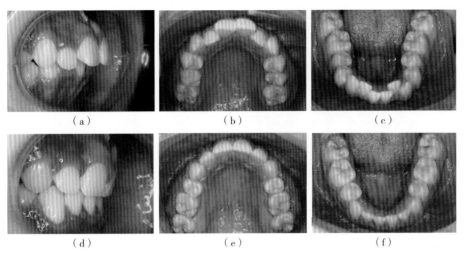

（a）　　　　　　　　　　（b）　　　　　　　　　　（c）

（d）　　　　　　　　　　（e）　　　　　　　　　　（f）

图 12-3-6　治疗前后口内像
（a）治疗前覆𬌗覆盖像。（b）治疗前上颌𬌗方像。（c）治疗前下颌𬌗方像。（d）治疗后覆𬌗覆盖像。
（e）治疗后上颌𬌗方像。（f）治疗后下颌𬌗方像

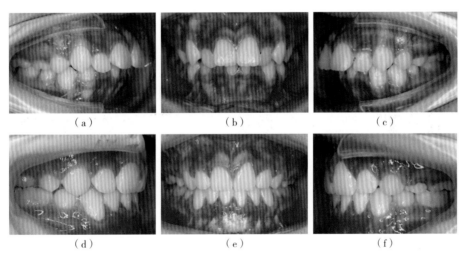

（a）　　　　　　　　　　（b）　　　　　　　　　　（c）

（d）　　　　　　　　　　（e）　　　　　　　　　　（f）

图 12-3-7　治疗前后口内像
（a~c）治疗前咬合像。（d~f）治疗后咬合像

治疗前后全口曲面体层片对比见图 12-3-8。

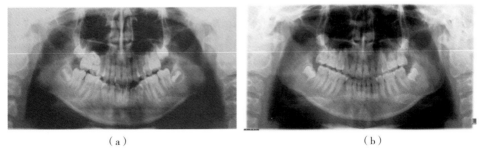

（a）　　　　　　　　　　　　　　　　　　（b）

图 12-3-8　治疗前后全口曲面体层片
（a）治疗前全口曲面体层片。（b）治疗后全口曲面体层片

治疗前后头颅侧位片对比见图 12-3-9。

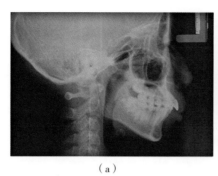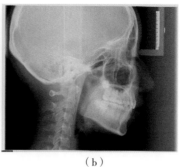

（a）   （b）

图 12-3-9 治疗前后头颅侧位片
（a）治疗前头颅侧位片。（b）治疗后头颅侧位片

治疗前后头影测量分析见表 12-3-1。

表 12-3-1 头影测量分析数据

测量指标	治疗前	治疗后	参考值
SNA（°）	85.5	83	82.8 ± 4.0
SNB（°）	80	79	80.1 ± 3.9
ANB（°）	5.5	4	2.7 ± 2.0
SND（°）	77	76	77.3 ± 3.8
U1-NA（mm）	7	0	5.1 ± 2.4
U1-NA（°）	32	11	22.8 ± 5.7
L1-NB（mm）	8	3	6.7 ± 2.1
L1-NB（°）	34	18	30.3 ± 5.8
U1-L1（°）	110	130	124.2 ± 8.2
FMA（°）	32	30.5	31.3 ± 5.0
FMIA（°）	47	61.5	54.9 ± 6.1
IMPA（°）	101	88	93.9 ± 6.2

7 治疗小结

本病例是一例骨性Ⅱ类，上颌前突、下颌后缩的病例。矫治计划和矫治方法无特别。治疗前口内照片可见下前牙牙龈唇侧菲薄，可见根型。此时已经提示我们，前牙内收中有可能出现骨开窗骨开裂。矫治过程中，发现下前牙骨开窗骨开裂，立即实施了增量型骨皮质切开术。术后照片显示，下前牙牙龈明显增厚，有角化龈、附着龈形成，CT 片显示，下前牙唇侧有牙槽骨板形成，牙槽嵴高度正常。即开始后续正畸治疗，内收上下前牙。矫治后面型改善明显，牙周情况良好。术后 1 年半仍可见良好的牙龈形态和牙槽骨高度和厚度。

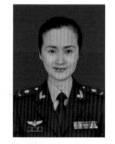

矫治完成人：王　蕾
牙周手术：赵领洲

该患者是一例骨性Ⅱ类，上颌前突，下颌后缩错殆畸形的患者。常规治疗拔除4颗牙齿实施正畸矫治。X线及CT显示，患者下颌前牙区，存在骨质缺损，有骨开窗和骨开裂的情况。在治疗开始前先实施植骨手术，用牛皮质骨覆盖骨开裂区，并衬垫骨膜，促进局部骨质增生。通过正畸治疗，达到很好的疗效。该病例的成功治疗说明针对骨开窗或骨开裂的部位，正畸需要增量型皮质切开手术来协助治疗。

第13章 安氏Ⅰ类双颌前突正颌手术

病 例 1

1 基本资料

姓名：申X　性别：女　年龄：32岁

主诉："嘴凸" 求矫治。

现病史：既往体健。

既往史：患者否认正畸治疗史，否认任何系统性疾病史及药物过敏史。

2 检 查

◎牙列式：A8~B8，C8~D8。

◎磨牙关系：右侧安氏Ⅰ类，左侧安氏Ⅰ类。尖牙关系：右侧安氏Ⅰ类，左侧安氏Ⅰ类。

◎拥挤度：上牙弓2mm，下牙弓2mm。

◎中线：上颌中线左偏1.5mm。

◎覆𬌗：3mm。覆盖：3mm。

◎关节未见异常表现。

◎全口曲面体层片显示双侧关节基本对称。

◎面型：正面观右侧面颊部略丰满；侧面观凸面型。

3 诊 断

1. 安氏Ⅰ类错𬌗

2. 上、下牙列轻度拥挤

3. 双颌前突

4 治疗计划

◎正畸正颌联合矫治。

◎手术优先，术中拔除A4、B4、C4、D4。

◎排齐整平上下牙列。

◎精细调整，建立尖牙、磨牙中性咬合关系。

5 治疗过程

1. 正颌外科手术。
2. 术后序列换丝，排齐整齐上下牙列。
3. 关闭手术剩余间隙。
4. 精细调整，建立标准咬合。

6 治疗效果

治疗前后面像对比见图 13-1-1。

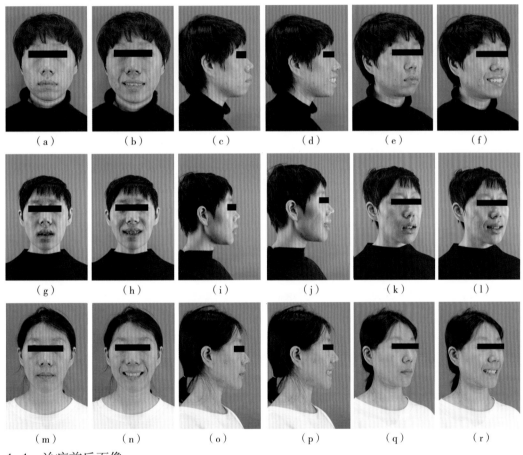

图 13-1-1 治疗前后面像
（a~f）治疗前面像。（g~l）治疗中面像。（m~r）治疗后面像

治疗过程口内像对比见图 13-1-2、图 13-1-3。

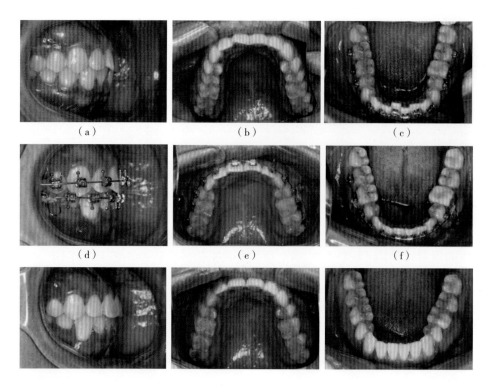

图 13-1-2　治疗过程口内像

（a）治疗前覆𬌗覆盖像。（b）治疗前上颌𬌗方像。（c）治疗前下颌𬌗方像。（d）治疗中覆𬌗覆盖像。（e）治疗中上颌𬌗方像。（f）治疗中下颌𬌗方像。（g）治疗后覆𬌗覆盖像。（h）治疗后上颌𬌗方像。（i）治疗后下颌𬌗方像

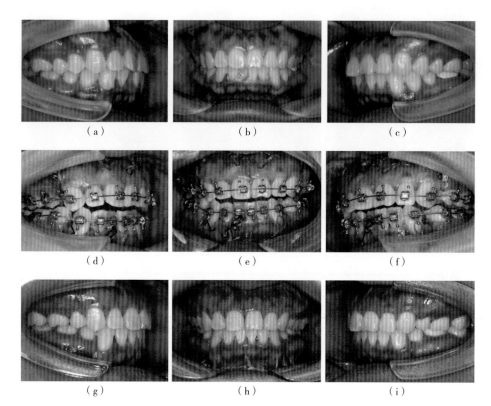

图 13-1-3　治疗过程口内像

（a~c）治疗前咬合像。（d~f）治疗中咬合像。（g~i）治疗后咬合像

治疗前后全口曲面体层片对比见图 13-1-4。

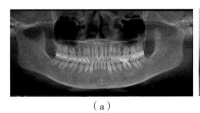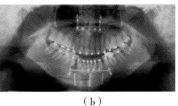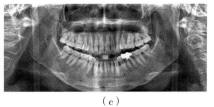

（a） （b） （c）

图 13-1-4 治疗前后全口曲面体层片
（a）治疗中全口曲面体层片。（b）治疗中全口曲面体层片。（c）治疗后全口曲面体层片

治疗前后头颅侧位片对比见图 13-1-5。

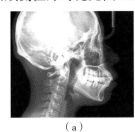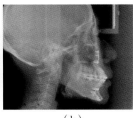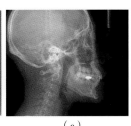

（a） （b） （c）

图 13-1-5 治疗前后头颅侧位片
（a）治疗前头颅侧位片。（b）治疗中头颅侧位片。（b）治疗后头颅侧位片

治疗前后头影测量分析见表 13-1-1。

表 13-1-1 头影测量分析数据

测量指标	治疗前	治疗后	参考值
SNA（°）	80.13	76.30	82.8±4.0
SNB（°）	73.11	71.83	80.1±3.9
ANB（°）	7.01	4.47	2.7±2.0
SND（°）	69.67	71.43	77.3±3.8
U1-NA（mm）	5.88	4.35	5.1±2.4
U1-NA（°）	27.95	18.88	22.8±5.7
L1-NB（mm）	13.80	8.80	6.7±2.1
L1-NB（°）	40.05	34.48	30.3±5.8
U1-L1（°）	104.98	122.17	124.2±8.2
FMA（°）	35.33	30.39	31.3±5.0
FMIA（°）	44.96	52.58	54.9±6.1
IMPA（°）	99.71	97.03	93.9±6.2

正颌外科手术设计方案见图 13-1-6。

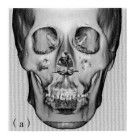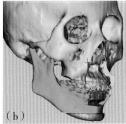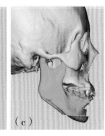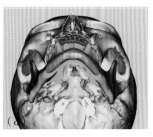

（a） （b） （c） （d）

图 13-1-6 正颌外科手术设计
（a）正位视图。（b）右侧 45° 视图。（c）侧位视图。（d）45° 仰视位视图。上颌 A3~B3 前颌截骨后退 6mm，下颌 C3~D3 根尖下截骨后退 6mm，颏水平截骨颏成形前徙 5mm

7 治疗小结

骨性双颌前突患者通常拥挤度不大，牙弓匹配度较好，大多具备手术优先的条件。

手术优先可以第一时间改善患者面型，增强患者信心及配合度，缩短整体疗程，时间大多在 1 年左右。

临床观察到正颌术后会出现不同程度的牙龈退缩，尚需进一步探明原因。

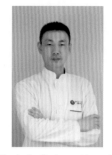

矫治完成人：林　杨

8 专家点评

该患者为安氏Ⅰ类错殆，双颌前突，伴有牙列轻度拥挤的病例。矫治方案：正畸正颌联合矫治，上下颌前颌截骨后退术（采用手术优先原则），术中拔除 A4、B4、C4、D4。

术前排齐整平上下牙列，调整中线，建立稳定咬合关系。

该病例说明，对于非常严重的双颌前突患者，手术治疗是第一选择。正畸治疗是患者拒绝手术后被迫进行的掩饰性治疗，其疗效大打折扣。手术治疗效果十分明显，再加上颏成形术疗效更佳，确有"变脸"的作用。

病 例 2

1 基本资料

姓名：张 X　性别：女　年龄：23 岁

主诉："嘴巴前突"求矫治。

现病史：自觉前牙前突，现来我院求治。

既往史：患者否认正畸治疗史，否认任何系统性疾病史及药物过敏史。

2 检 查

◎牙列式：A8~B8，C8~D8。

◎磨牙关系：右侧安氏Ⅰ类，左侧安氏Ⅰ类。尖牙关系：右侧安氏Ⅰ类，左侧安氏Ⅰ类。

◎拥挤度：上牙弓 0.5mm，下牙弓 7mm。

◎中线：下中线右偏 2mm。

◎覆殆：2.5mm。覆盖：3mm。

◎关节未见异常表现。

◎全口曲面体层片显示双侧关节基本对称。

◎面型：正面观左右面部基本对称；侧面观凸面型。

◎ A2~B2 不良修复体。

3 诊　断

1. 安氏Ⅰ类错𬌗
2. 骨性Ⅰ类
3. 牙列拥挤
4. 双颌前突

4 治疗计划

◎ 正畸正颌联合治疗。

◎ 全口直丝弓固定矫治技术。

◎ 术前正畸：术前拔除 C4、D4，去代偿关闭拔牙间隙，加大前牙覆盖。

◎ 手术方案：双颌手术。

上颌 Le Fort Ⅰ型整体截骨后退 3~4mm 并逆时针旋转切端上抬 2~3mm。

下颌 BSSRO 前徙 + 辅助颏成形术。

◎ 术后正畸：咬合关系精细调整，建立尖牙Ⅰ类关系，磨牙完全Ⅲ类关系。

5 治疗过程

1. 拔除 C4、D4。
2. 排齐整平上下牙列，关闭拔牙间隙。
3. 术前取模匹配上下牙弓。
4. 术后 2 周拆除𬌗板，进行颌间牵引 2 个月。
5. 术后 2 个月 Ni-Ti 方丝进一步排齐整平上下牙列 2 个月。
6. 精细调整咬合关系及中线 3 个月。
7. 上下颌 0.018 英寸 × 0.025 英寸不锈钢方丝标准弓形固定保持 2 个月。
8. 制作上下颌压膜保持器进行保持共 14 个月。
9. 定期复查。

6 治疗效果

治疗前后面像对比见图 13-2-1。

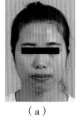 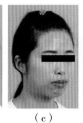 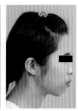 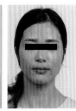 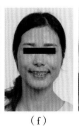 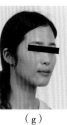 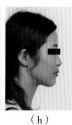

（a）　　（b）　　（c）　　（d）　　（e）　　（f）　　（g）　　（h）

图 13-2-1　治疗前后面像

（a~d）治疗前面像。（e~h）治疗后面像

治疗过程口内像对比见图 13-2-2。

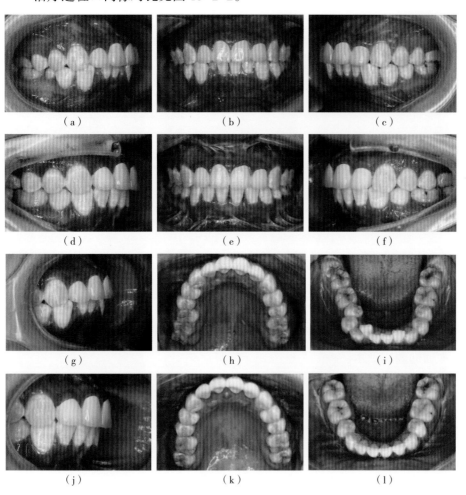

（a）　　　　　　　（b）　　　　　　　（c）

（d）　　　　　　　（e）　　　　　　　（f）

（g）　　　　　　　（h）　　　　　　　（i）

（j）　　　　　　　（k）　　　　　　　（l）

图 13-2-2 治疗过程口内像
（a~c）治疗前口内像。（d~f）治疗后口内像。（g~i）治疗前口内像。（j~l）治疗后口内像

治疗前后全口曲面体层片对比见图 13-2-3。

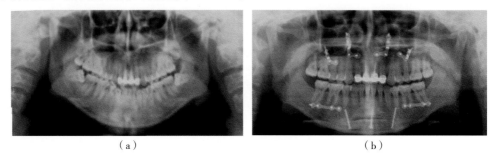

（a）　　　　　　　　　　　　　　　（b）

图 13-2-3 治疗前后全口曲面体层片
（a）治疗前全口曲面体层片。（b）治疗后全口曲面体层片

治疗前后头颅侧位片对比见图 13-2-4。

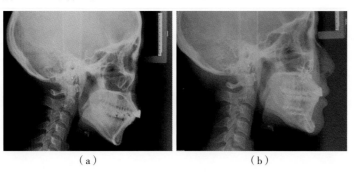

（a）　　　　　　　（b）

图 13-2-4 治疗前后头颅侧位片
（a）治疗前头颅侧位片。（b）治疗后头颅侧位片

治疗前后头影测量分析见表 13-2-1。

表 13-2-1 头影测量分析数据

测量指标	治疗前	治疗后	参考值
SNA（°）	84.3	80.8	82.8±4.0
SNB（°）	76.3	79.6	80.1±3.9
ANB（°）	7.9	1.1	2.7±2.0
SND（°）	73.1	77.8	77.3±3.8
U1-NA（mm）	6.0	8.8	5.1±2.4
U1-NA（°）	30.5	36.1	22.8±5.7
L1-NB（mm）	9.0	6.9	6.7±2.1
L1-NB（°）	30.8	30.9	30.3±5.8
U1-L1（°）	110.6	111.8	124.2±8.2
FMA（°）	29.9	27.5	31.3±5.0
FMIA（°）	54.6	57.4	54.9±6.1
IMPA（°）	95.5	95.1	93.9±6.2

7 治疗小结

下颌术前拔除 C4、D4，解除下颌拥挤，内收下前牙，以利手术前徙下颌。

内收下前牙时注意设计支抗为强支抗，必要时采用种植支抗钉。本病例使用两步法关闭下颌间隙，尽量使下颌磨牙不发生近中移动，以保证足够的覆盖以利于手术移动下颌向前。

上颌前牙有修复体，如果单纯正畸治疗，则需要拆除；由于采用手术治疗，全上颌整体后退而不影响治疗。

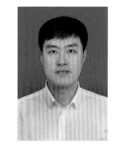

矫治完成人：解志华

8 专家点评

安氏Ⅰ类错𬌗畸形，上颌骨性前突，下颌后缩，下牙列拥挤，上前牙不良修复体。

正畸正颌联合矫治：①手术术式：上颌 Le Fort Ⅰ型截骨整体后退 3~4mm，并逆时针旋转切端上抬 2~3mm；下颌 SSRO 前徙，辅助颏成形术。②术前正畸：择期拔除 A8、B8、C8、D8，排齐整平上牙列；拔除 C4、D4，排齐整平下牙列；强支抗内收下前牙关闭剩余拔牙间隙。③最终咬合：尖牙Ⅰ类，磨牙完全Ⅲ类关系。

本病例非常特殊的地方是前牙已做过修复治疗，上颌前牙有固定修复体，如果正畸治疗则需要拆桥。由于采用正颌手术治疗，全上颌整体后退而不影响治疗。所以，可保留原修复体。如患者对原修复体不满意，手术后也可重新修复处理。

第14章　安氏骨性Ⅱ类正颌手术

病例1

1　基本资料

姓名：杨 X　性别：男　年龄：24 岁

主诉："下颌后缩"求矫治。

现病史：患者随生长发育出现下颌后缩，现来我院求矫。

既往史：患者否认正畸治疗史，否认任何系统性疾病史及药物过敏史。

2　检　查

◎牙列式：恒牙列，A8~B8，C8~D8 。

◎磨牙关系：右侧安氏Ⅱ类，左侧安氏Ⅰ类。尖牙关系：右侧安氏Ⅱ类，左侧安氏Ⅱ类。

◎拥挤度：上牙弓 –1mm，下牙弓 3mm。

◎中线：下颌中线右偏 1mm。

◎覆𬌗：7mm。覆盖：9mm。

◎关节开口末闭口初有弹响。

◎全口曲面体层片显示双侧关节基本对称。

◎面型：正面观颏部右偏；侧面观凸面型。

3　诊　断

1. 安氏Ⅱ类亚类错𬌗，骨性Ⅱ类错𬌗

2. 牙列拥挤

3. 深覆𬌗Ⅲ度，深覆盖Ⅲ度

4. 中线不齐

5. 下颌后缩

4　治疗计划

◎正畸正颌联合矫治。

◎正畸直丝弓拔牙矫治，下颌拔除 C4、D4，加大术前覆盖，去除上下前牙代偿。

◎术式：上颌 Le Fort Ⅰ型截骨后退，下颌 SSRO 劈开前徙 + 颏成形术。

◎最终关系为：磨牙完全Ⅲ类、尖牙Ⅰ类关系，正常覆𬌗覆盖。

5 治疗过程

1. 先行下颌拔牙矫治。关闭拔牙间隙，加大覆盖，以利手术。
2. 粘接上颌矫治器，调整上颌前牙唇倾度。
3. 匹配上下牙弓宽度。
4. 做术前准备（口腔扫描，模型扫描）。
5. 术后 2 周拆除咬合板，双侧 Ⅱ 类牵引。
6. 8 周后行术后正畸，4 个月后正畸治疗结束。

6 治疗效果

治疗前后面像对比见图 14-1-1。

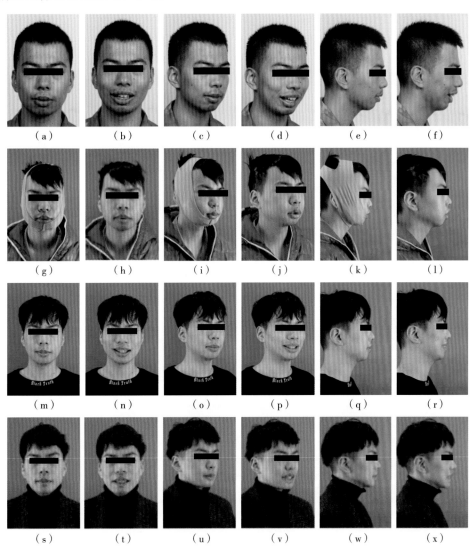

（a）　　（b）　　（c）　　（d）　　（e）　　（f）

（g）　　（h）　　（i）　　（j）　　（k）　　（l）

（m）　　（n）　　（o）　　（p）　　（q）　　（r）

（s）　　（t）　　（u）　　（v）　　（w）　　（x）

图 14-1-1　治疗前后面像
（a~f）治疗前面像。（g~l）手术后 2 周面像。（m~r）完成面像。（s~x）术后半年后复查面像

治疗过程口内像对比见图 14-1-2、图 14-1-3。

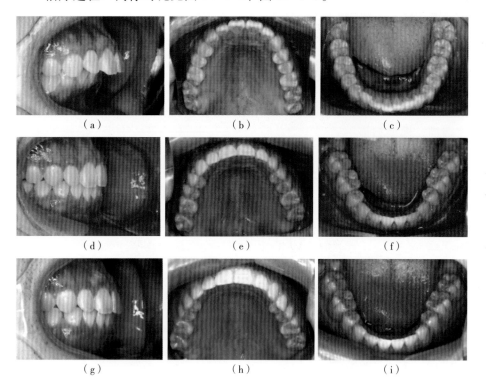

图 14-1-2　治疗过程口内像

（a）治疗前覆𬌗覆盖像。（b）治疗前上颌𬌗方像。（c）治疗前下颌𬌗方像。（d）治疗后覆𬌗覆盖像。（e）治疗后上颌𬌗方像。（f）治疗后下颌𬌗方像。（g）半年后复查覆𬌗覆盖像。（h）半年后复查上颌𬌗方像。（i）半年后复查下颌𬌗方像

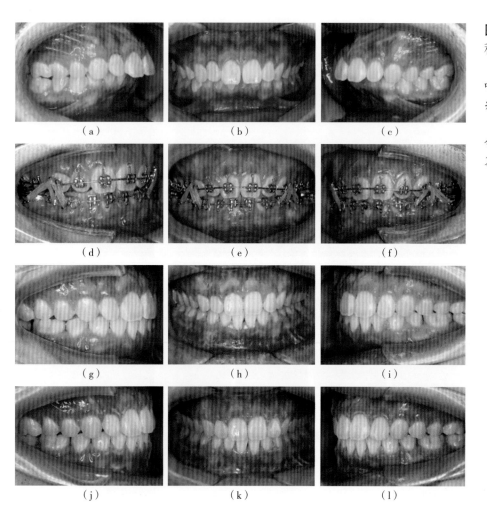

图 14-1-3　治疗过程口内像

（a~c）治疗前口内咬合像。（d~f）治疗中口内咬合像。（g~i）治疗后口内咬合像。（j~l）半年后复查口内咬合像

治疗前后全口曲面体层片对比见图 14-1-4。

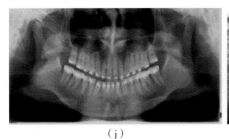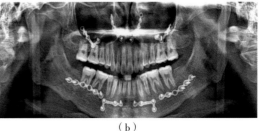

（j）   （b）

图 14-1-4   治疗前后全口曲面体层片
（a）治疗前全口曲面体层片。（b）治疗后全口曲面体层片

治疗前后头颅侧位片对比见图 14-1-5。

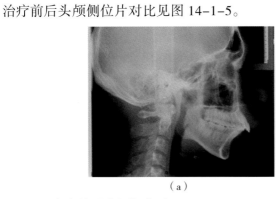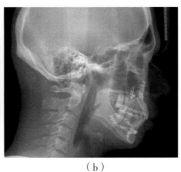

（a）   （b）

图 14-1-5   治疗前后头颅侧位片
（a）治疗前头颅侧位片。（b）治疗后头颅侧位片

治疗前后头影测量分析见图 14-1-6、表 14-1-1。

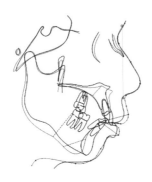

图 14-1-6   头影测量分析重叠图（蓝色代表治疗前，红色代表治疗后）

表 14-1-1   头影测量分析数据

测量指标	治疗前	治疗后	参考值
SNA（°）	82.98	81.51	82.8 ± 4.0
SNB（°）	76.65	78.69	80.1 ± 3.9
ANB（°）	6.34	2.82	2.7 ± 2.0
SND（°）	73.18	76.14	77.3 ± 3.8
U1-NA（mm）	10.39	6.16	5.1 ± 2.4
U1-NA（°）	29.24	22.05	22.8 ± 5.7
L1-NB（mm）	14.34	7.18	6.7 ± 2.1
L1-NB（°）	45.22	33.53	30.3 ± 5.8
U1-L1（°）	99.21	121.92	124.2 ± 8.2
FMA（°）	37.69	30.48	31.3 ± 5.0
FMIA（°）	35.58	54.39	54.9 ± 6.1
IMPA（°）	106.73	95.13	93.9 ± 6.2

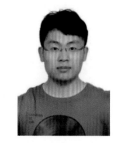

7 治疗小结

骨性Ⅱ类患者，错𬌗畸形表现为下颌后缩，下颌切牙唇倾，Spee 曲线较深，故拔除 C4、D4，直立下前牙，整平 Spee 曲线，加大覆盖距离以利下颌手术前移。

经上颌骨截骨后退，下颌骨矢状劈开前徙，患者面型改善极为明显，面下 1/3 高度得到显著改善。

矫治完成人：万会龙

8 专家点评

该病例为骨性Ⅱ类错𬌗，深覆𬌗，深覆盖，中线不齐，下颌后缩畸形的患者。

采用正畸正颌联合矫治，手术术式：上颌 Le Fort Ⅰ型截骨后退，下颌 SSRO 劈开前徙 + 颏成形术。

术前正畸矫治：下颌拔除 C4、D4， 加大前牙覆盖，去除上下前牙代偿。最终建立磨牙完全Ⅲ类、尖牙Ⅰ类关系，正常前牙覆𬌗覆盖。

该病例为骨性Ⅱ类正畸正颌联合矫治的患者，诊断正确，程序标准，思路清晰，疗效显著，患者满意。

病 例 2

1 基本资料

姓名：于X　性别：女　年龄：23 岁

主诉：嘴突，"没下巴"要求治疗。

现病史：随生长发育逐渐出现嘴突症状，未曾治疗。

既往史：患者否认任何系统性疾病及药物过敏史，否认传染病史，否认家族史，否认正畸治疗史、否认外伤史。

2 检 查

◎牙列式：恒牙列，A8~B8 . C7~C4，C2~D7（C3 缺失）。

◎磨牙关系：右侧安氏Ⅰ类，左侧安氏Ⅱ类。

◎尖牙关系：右侧安氏Ⅰ类，左侧安氏Ⅱ类。

◎拥挤度：上牙弓 4mm，下牙弓 2mm。

◎中线：下颌中线右偏 3mm。

◎覆𬌗：5mm。覆盖：1.5mm。

◎ B7、D7 正锁𬌗，B6 残冠，A2、B2 唇倾，A1、B1 舌倾，C8、D8 埋伏阻生。

◎ 面型：正面观露龈笑明显；侧面观下颌后缩，小颏畸形。

◎ B6 残冠。

3 诊 断

1. 安氏 Ⅱ 类亚类错𬌗畸形
2. 露龈笑
3. 下颌后缩，小颏畸形
4. B7、D7 正锁𬌗

4 治疗计划

◎ 正畸正颌联合矫治（上颌 Le Fort Ⅰ 型截骨术后退并上抬前颌部，下颌 SSRO 前徙术 + 颏成形术）。

◎ 拔牙矫治，拔除 B6（残根）、D4（C3 缺失）。

◎ 术前正畸：排齐整平上下牙列，关闭下牙列拔牙间隙，去除牙齿代偿，保留 B6 缺牙间隙，矫治结束后修复 B6。

◎ 术后正畸：调整咬合关系。

◎ 最终咬合：双侧磨牙均为完全Ⅲ类咬合关系。

5 治疗过程

1. 排齐整平上下牙列至 0.019 英寸 × 0.025 不锈钢方丝（9 个月）。
2. 闭隙曲关闭下牙列间隙（6 个月）。
3. 取模观察上下牙弓是否匹配，做术前准备。
4. 手术术式采用：上颌 Le Fort Ⅰ 型截骨术，后退上颌骨 3mm，逆时针旋转，上颌切牙端上抬 4mm，下颌 SSRO 前徙 4mm 并逆时针旋转 + 颏成形术前徙 6mm。
5. 术后 2 周拆除稳定𬌗板，A3 与 C4C5，B3 与 D3D5 三角形牵引。
6. 术后 6 周由患者自行挂牵引并配合张口练习。
7. 术后 45d 行术后正畸治疗，调整 B6 拔牙间隙宽度（2 个月）。
8. 精细调整（5 个月）。
9. 拆除带环，保持（2 个月）。
10. 拆除全口矫治器，抛光牙面，取模制作保持器，拍面相照片 +X 线片。
11. 定期复查。

6 治疗效果

治疗前后面像对比见图 14-2-1。

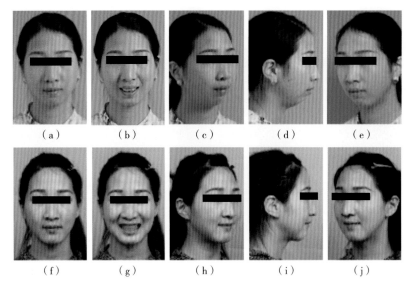

图 14-2-1 治疗前后面像
（a~e）治疗前面像照。（f~j）治疗后面像照

治疗过程口内像对比见图 14-2-2、图 14-2-3。

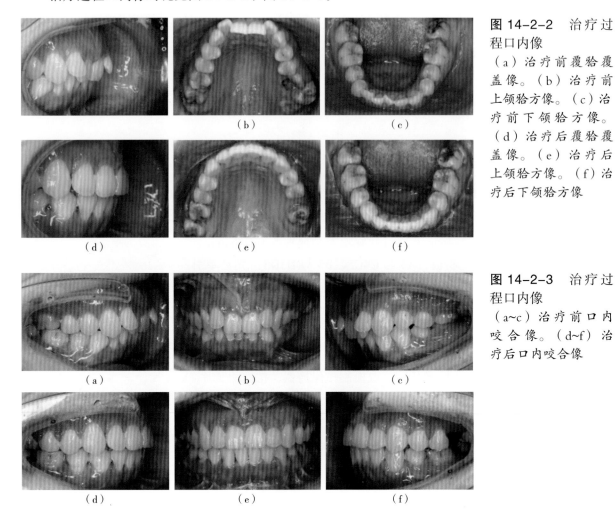

图 14-2-2 治疗过程口内像
（a）治疗前覆𬌗覆盖像。（b）治疗前上颌𬌗方像。（c）治疗前下颌𬌗方像。（d）治疗后覆𬌗覆盖像。（e）治疗后上颌𬌗方像。（f）治疗后下颌𬌗方像

图 14-2-3 治疗过程口内像
（a~c）治疗前口内咬合像。（d~f）治疗后口内咬合像

治疗前后全口曲面体层片对比见图 14-2-4。

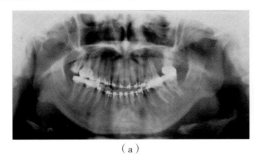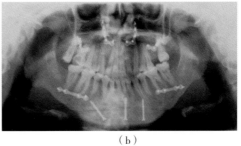

（a） （b）

图 14-2-4 治疗前后全口曲面体层片
（a）治疗前全口曲面体层片。（b）治疗后全口曲面体层片

治疗前后头颅侧位片对比见图 14-2-5。

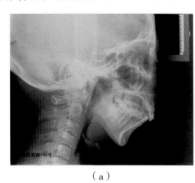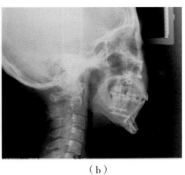

（a） （b）

图 14-2-5 治疗前后头颅侧位片
（a）治疗前头颅侧位片。（b）治疗后头颅侧位片

治疗前后头影测量分析见表 14-2-1。

表 14-2-1 头影测量分析数据

测量指标	治疗前	治疗后	参考值
SNA（°）	81.46	79.22	82.8±4.0
SNB（°）	68.3	75.49	80.1±3.9
ANB（°）	3.15	3.73	2.7±2.0
SND（°）	64.43	73.19	77.3±3.8
U1-NA（mm）	3.33	3.12	5.1±2.4
U1-NA（°）	23.71	23.25	22.8±5.7
L1-NB（mm）	12.67	10.1	6.7±2.1
L1-NB（°）	38.19	37.58	30.3±5.8
U1-L1（°）	112.57	122.44	124.2±8.2
FMA（°）	40.68	38.20	31.3±5.0
FMIA（°）	36.38	49.37	54.9±6.1
IMPA（°）	102.94	94.43	93.9±6.2

7 治疗小结

骨性Ⅱ类错𬌗患者下切牙唇倾，代偿下颌骨前段发育不足。该患者通过拔除下颌两颗前磨牙，直立下前牙，整平下颌 Spee 曲线。

　　该患者采用 Le Fort Ⅰ型截骨术上抬上颌骨，纠正高陡的殆平面，为下颌前徙创造了条件。

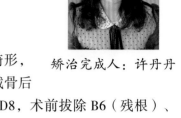

矫治完成人：许丹丹

8 专家点评

　　◎本例为安氏Ⅱ类亚类错殆畸形，露龈笑，下颌后缩，小颏畸形，B7、D7 正锁殆的病例。采用正畸正颌联合矫治：上颌 Le Fort Ⅰ型截骨后退并上抬，下颌 SSRO 前徙术 + 颏成形术，术前拔除 A8、B8、C8、D8，术前拔除 B6（残根）、D4（C3 缺失），排齐整平上下牙列，关闭下牙列拔牙间隙，去除牙齿代偿，创造出前牙的超大覆盖，以利手术引导下颌向前。

　　◎保留 B6 缺牙间隙，矫治结束后修复 B6，术后双侧磨牙均为完全Ⅲ类咬合关系。

　　◎患者颏部发育不足对美观影响较大，在前徙下颌的基础上再配合颏成形手术，使面型更加美观。本病例强调了颏成形术的重要性和必要性。

第15章 安氏骨性Ⅲ类正颌手术

病例1

1 基本资料

姓名：卢 X　性别：男　年龄：17 岁

主诉："地包天"求矫治。

现病史：幼儿期出现反𬌗，换牙后仍为反𬌗，逐年加重，未曾治疗。

既往史：患者既往体健，否认正畸治疗史，否认任何系统性疾病及药物过敏史。

2 检 查

◎牙列式：恒牙列，A7~B7，C8~D8，A8、B8 牙胚存在。

◎磨牙关系：右侧安氏Ⅲ类，左侧安氏Ⅲ类。尖牙关系：右侧安氏Ⅲ类，左侧安氏Ⅲ类。

◎拥挤度：上牙弓 15mm，下牙弓 10mm。

◎中线：上颌中线右偏 1.5mm，下颌中线左偏 2.5mm。

◎覆𬌗：0mm。覆盖：−12mm。

◎关节偶有弹响，无压痛。

◎全口曲面体层片显示双侧关节不对称。

◎面型：正面观下颌右偏；侧面观凹面型。

3 诊 断

1. 安氏Ⅲ类错𬌗

2. 骨性Ⅲ类错𬌗

3. 上颌后缩，下颌前突

4. 牙列拥挤

5. 全牙列反𬌗

4 治疗计划

◎正畸正颌联合矫治，拔除 A4、B4，C8、D8。

◎术前正畸：利用拔牙间隙，内收前牙；排齐整平上下牙列，去代偿。

◎正颌手术术式：上颌 Le Fort Ⅰ型截骨前徙＋下颌矢状劈开旋转后退。

◎术后正畸：精细调整，建立良好咬合关系，磨牙至完全远中关系。

5 治疗过程

1. 殆板去除咬合干扰。
2. 序列 Ni-Ti 丝排齐整平上下牙列。
3. 上颌闭隙曲内收前牙，关闭拔牙间隙。
4. 术后正畸精细调整，斜行牵引＋Ⅲ类牵引建立稳定咬合关系。

6 治疗效果

治疗过程面像对比见图 15-1-1。

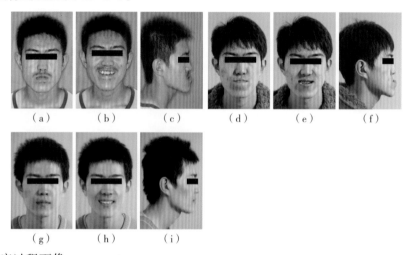

图 15-1-1 治疗过程面像

（a~c）治疗前面像。（d~f）治疗中面像。（g~i）治疗后面像

治疗过程口内像对比见图 15-1-2、图 15-1-3。

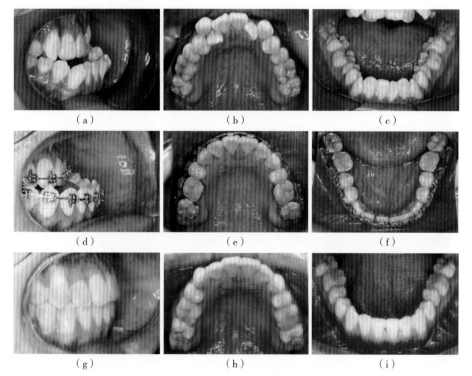

图 15-1-2 治疗过程口内像

（a）治疗前覆殆覆盖像。（b）治疗前上颌殆方像。（c）治疗前下颌殆方像。（d）治疗中覆殆覆盖像。（e）治疗中上颌殆方像。（f）治疗中下颌殆方像。（g）治疗后覆殆覆盖像。（h）治疗后上颌殆方像。（i）治疗后下颌殆方像

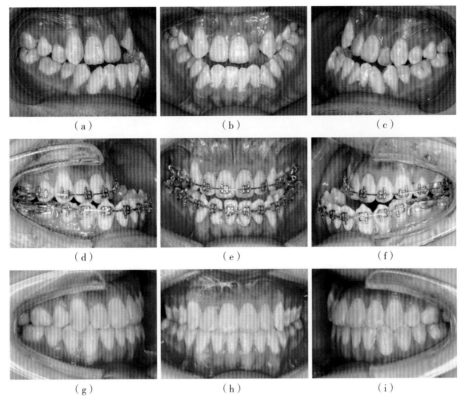

（a）　　　　　　　　（b）　　　　　　　　（c）

（d）　　　　　　　　（e）　　　　　　　　（f）

（g）　　　　　　　　（h）　　　　　　　　（i）

图 15-1-3　治疗过程口内像
（a~c）治疗前口内咬合像。（d~f）治疗中口内咬合像。（g~i）治疗后口内咬合像

　　治疗前后全口曲面体层片对比见图 15-1-4。

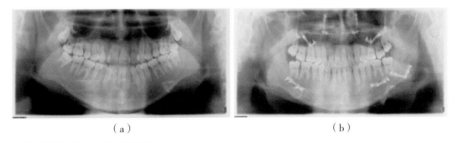

（a）　　　　　　　　　　　　　　　　（b）

图 15-1-4　治疗前后全口曲面体层片
（a）治疗前全口曲面体层片。（b）治疗后全口曲面体层片

　　治疗前后头颅正位片对比见图 15-1-5。

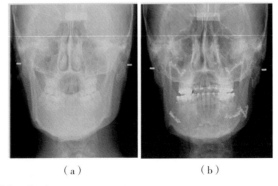

（a）　　　　　　（b）

图 15-1-5　治疗前后头颅正位片
（a）治疗前头颅正位片。（b）治疗后头颅正位片

治疗前后头颅侧位片对比见图 15-1-6。

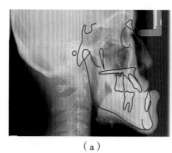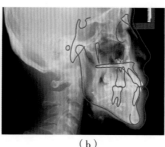

（a） （b）

图 15-1-6 治疗前后头颅侧位片
（a）治疗前头颅侧位片。（b）治疗后头颅侧位片

治疗前后头影测量分析见表 15-1-1。

表 15-1-1 头影测量分析数据

测量指标	治疗前	治疗后	参考值
SNA（°）	83.0	86.0	82.8±4.0
SNB（°）	93.0	84.5	80.1±3.9
ANB（°）	−10.0	1.5	2.7±2.0
SND（°）	91.0	84.0	77.3±3.8
U1-NA（mm）	10.0	8.0	5.1±2.4
U1-NA（°）	34.0	32.0	22.8±5.7
L1-NB（mm）	0.0	7.0	6.7±2.1
L1-NB（°）	19.0	24.0	30.3±5.8
U1-L1（°）	135.0	125.0	124.2±8.2
FMA（°）	25.0	26.0	31.3±5.0
FMIA（°）	80.0	71.0	54.9±6.1
IMPA（°）	75.0	83.0	93.9±6.2

7 治疗小结

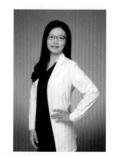

该患者术前正畸矫治主要是通过解除拥挤，去代偿（上颌前牙唇倾，下颌前牙舌倾），上颌拔牙加大反覆盖，为正颌手术创造条件，使患者术后不仅能够获得良好的侧貌外观，还能够建立良好、稳定的咬合关系。

矫治完成人：陈　磊

8 专家点评

该病例为安氏Ⅲ类错𬌗，骨性Ⅲ类错𬌗，上颌后缩，下颌前突，牙列拥挤，前牙、后牙均为反𬌗的病例。

采用的矫正计划是正畸正颌联合矫治，拔除 A4、B4、C8、D8，利用拔牙间隙，内收前牙；排齐整平上下牙列，去代偿，加大反覆盖，以利上下颌骨块的移动幅度。

正颌手术术式：上颌 Le Fort Ⅰ型截骨前徙＋下颌矢状劈开旋转后退＋颏成形术。

术后正畸精细调整，建立了良好咬合关系。因为上颌拔除两颗前磨牙，所以最后磨牙关系建立完全Ⅱ类咬合关系。这是一例典型的骨性Ⅲ类双颌手术的病例。

病 例 2

1 基本资料

姓名：胡某　性别：男　年龄：16 岁

主诉："地包天"求矫。

现病史：患者换牙后开始出现反𬌗，未曾干预治疗。

既往史：患者既往体健，否认正畸治疗史，否认任何系统性疾病及药物过敏史。

2 检 查

◎牙列式：A7~B7，C7~D7，A8、B8、C8、D8 牙胚存在。

◎磨牙关系：右侧安氏Ⅲ类，左侧安氏Ⅲ类。尖牙关系：右侧安氏Ⅲ类，左侧安氏Ⅲ类。

◎拥挤度：上牙弓 19mm，下牙弓 6mm。

◎中线：上颌中线左偏 2mm，下颌中线右偏 2mm。

◎覆𬌗：–2.5mm。覆盖：–3mm。

◎ Bolton 指数：前牙 84.3%。

◎关节无弹响和摩擦音。

◎全口曲面体层片显示双侧关节基本对称。

◎面型：正面观下颌颏部右偏；侧面观凹面型。

3 诊 断

1. 安氏Ⅲ类错𬌗

2. 上颌后缩，下颌前突

3. 全牙列反𬌗

4. 上、下牙列重度拥挤

5. 中线偏斜

4 治疗计划

◎正畸正颌联合治疗，术前正畸尽量去代偿。

◎外科行双颌手术（上颌 Le Fort Ⅰ型截骨前徙术 + 下颌 SSRO 后退术）。

◎拔牙矫治（拔除 A5、B4），排齐整平上下颌牙列。

◎矫治结束，磨牙建立完全远中关系，正常覆𬌗覆盖，对齐中线。

5 治疗过程

1. 拔除上颌弓外牙 A5、B4。
2. 序列 Ni-Ti 丝排齐整平上下牙列，去代偿。
3. 实施双颌手术：上颌 Le Fort Ⅰ型截骨前徙术，双侧升支矢状劈开截骨后退术。
4. 术后 2 周拆除𬌗板，前牙轻力三角牵引，术后 1 个月开口训练。
5. 精细调整，磨牙建立完全远中关系，正常覆𬌗覆盖，对齐中线。

6 治疗效果

治疗前后面像对比见图 15-2-1。

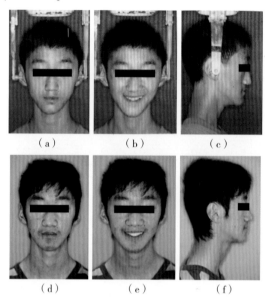

（a） （b） （c）

（d） （e） （f）

图 15-2-1 治疗前后面像
（a~c）治疗前面像。（d~f）治疗后面像

治疗过程口内像对比见图 15-2-2、图 15-2-3。

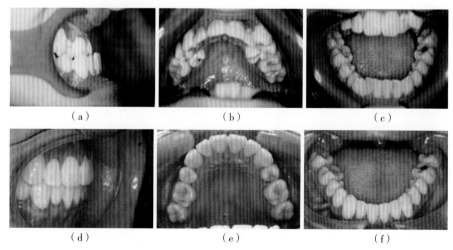

（a） （b） （c）

（d） （e） （f）

图 15-2-2 治疗过程口内像
（a）治疗前覆𬌗覆盖像。（b）治疗前上颌𬌗方像。（c）治疗前下颌𬌗方像。（d）治疗后覆𬌗覆盖像。
（e）治疗后上颌𬌗方像。（f）治疗后下颌𬌗方像

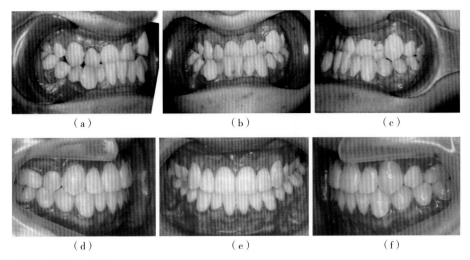

图 15-2-3 治疗过程口内像

（a~c）治疗前口内咬合像。（d~f）治疗后口内咬合像

治疗前后全口曲面体层片对比见图 15-2-4。

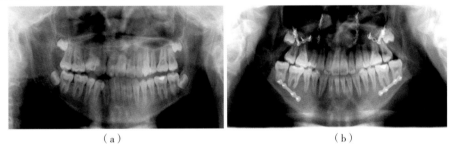

图 15-2-4 治疗前后全口曲面体层片

（a）治疗前全口曲面体层片。（b）治疗后全口曲面体层片

治疗过程中头颅正位片对比见图 15-2-5。

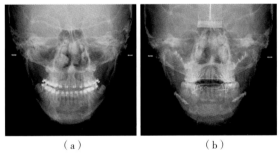

图 15-2-5 治疗过程中头颅正位片

（a）治疗中头颅正位片。（b）治疗后头颅正位片

治疗前后头颅侧位片对比见图 15-2-6。

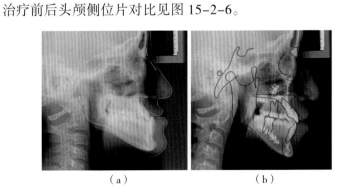

图 15-2-6 治疗前后头颅侧位片

（a）治疗前头颅侧位片。（b）治疗后头颅侧位片

治疗前后头影测量分析见表 15-2-1。

表 15-2-1 头影测量分析数据

测量指标	治疗前	治疗后	参考值
SNA（°）	78.0	80.0	82.8 ± 4.0
SNB（°）	87.0	81.0	80.1 ± 3.9
ANB（°）	-9.0	-1.0	2.7 ± 2.0
SND（°）	85.0	79.0	77.3 ± 3.8
U1-NA（mm）	10.0	8.0	5.1 ± 2.4
U1-NA（°）	46.5	42.0	22.8 ± 5.7
L1-NB（mm）	5.0	11.0	6.7 ± 2.1
L1-NB（°）	18.0	21.0	30.3 ± 5.8
U1-L1（°）	125.0	121.0	124.2 ± 8.2
FMA（°）	23.0	32.0	31.3 ± 5.0
FMIA（°）	79.0	80.0	54.9 ± 6.1
IMPA（°）	78.0	68.0	93.9 ± 6.2

7 治疗小结

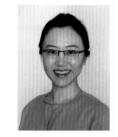

对于年龄超过生长发育期，严重的骨性Ⅲ类的患者，正颌手术是有效的治疗手段。

术前正畸内容和手术术式是正畸正颌小组共同商定完成的。

术后正畸进行颌间牵引，建立良好的上下牙列尖窝咬合关系。

矫治完成人：姚 薇

8 专家点评

本例为安氏Ⅲ类错𬌗，骨性Ⅲ类错𬌗，上颌后缩，下颌前突，牙列重度拥挤，中线偏斜的病例。

矫治方案采用正畸正颌联合治疗，术前正畸去代偿。上颌拔除 A5、B4，排齐并内收上颌前牙，直立并排齐下颌牙列。

外科行双颌手术：上颌高位 Le Fort Ⅰ型截骨前徙术 + 下颌 SSRO 后退术，矫治结束，磨牙建立完全远中关系，前牙正常覆𬌗覆盖。

手术前常规去代偿很关键，以便手术时获得良好的咬合关系和面型的美学效果。

第16章　骨性偏𬌗正颌手术

病例1

1　基本资料

姓名：杨X　性别：女　年龄：20岁

主诉："下巴偏斜"求矫治。

现病史：自换牙后出现牙齿不齐，下巴偏斜，未曾治疗，现来我院求治。

既往史：患者既往体健，否认正畸治疗史，否认任何系统性疾病史及药物过敏史。

2　检　查

◎牙列式：恒牙列，A7~B7，C8~D8，A8、B8牙胚存在。A3、B3阻生，A区乳Ⅲ、B区乳Ⅲ滞留。

◎磨牙关系：右侧安氏Ⅲ类，左侧安氏Ⅲ类。尖牙关系：右侧安氏Ⅲ类，左侧安氏Ⅲ类。

◎拥挤度：上牙弓14mm，下牙弓5mm。

◎中线：上颌中线左偏1.5mm，下颌中线右偏6mm。

◎覆𬌗：−5mm。覆盖：−0.8mm。

◎关节弹响，无压痛，伴习惯性脱位。

◎全口曲面体层片显示双侧关节髁状突长度不对称，左侧长于右侧。

◎面型：正面观下颌右偏；侧面观凹面型。

3　诊　断

1. 安氏Ⅲ类错𬌗
2. 骨性Ⅲ类
3. 骨性偏𬌗
4. A3、B3阻生
5. 颞下颌关节功能紊乱
6. C6、D6慢性根尖炎

4　治疗计划

◎正畸正颌联合矫治。

◎全口方丝弓固定矫治技术。

◎拔牙矫治拔除A3、B3、C6、D6及滞留乳牙。

◎术前正畸：去代偿，排齐整平上下牙列，关闭上颌拔牙间隙，近移 C7、C8，D7、D8。

◎手术方案：双颌手术。①上颌 Le Fort Ⅰ型整体截骨摆正上颌骨；②下颌 BSSRO 旋转后退术纠正偏𬌗和反𬌗。

◎术后正畸：咬合关系精细调整，关闭拔牙间隙。

◎矫治结束后，磨牙完全远中关系。

5 治疗过程

1. Ni–Ti 丝排齐整平上下牙列，近移双侧下后牙。

2. 转正颌外科进行正颌手术，术后 3 周拆除𬌗板，进行颌间牵引。

3. Ni–Ti 方丝进一步排齐整平上下牙列，关闭拔牙间隙。

4. 精细调整咬合关系及中线。

5. 上下颌 0.018 英寸 ×0.025 英寸不锈钢方丝标准弓形固定保持。

6. 制作上下颌压膜保持器进行保持。

7. 定期复诊。

6 治疗效果

治疗前后面像对比见图 16–1–1。

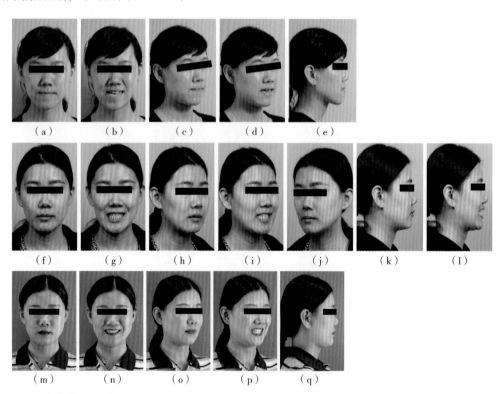

图 16-1-1　治疗前后面像
（a~e）治疗前面像。（f~l）治疗后面像。（m~q）术后 5 年面像

治疗前后口内像对比见图 16-1-2、图 16-1-3。

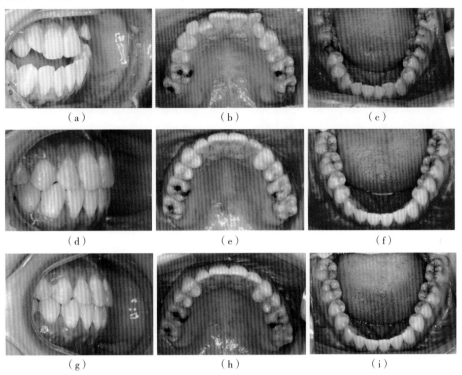

图 16-1-2　治疗前后口内像

（a）治疗前覆𬌗覆盖像。（b）治疗前上颌𬌗方像。（c）治疗前下颌𬌗方像。（d）治疗后覆𬌗覆盖像。
（e）治疗后上颌𬌗方像。（f）治疗后下颌𬌗方像。（g）术后 5 年覆𬌗覆盖像。（h）术后 5 年上颌𬌗方像。
（i）术后 5 年下颌𬌗方像

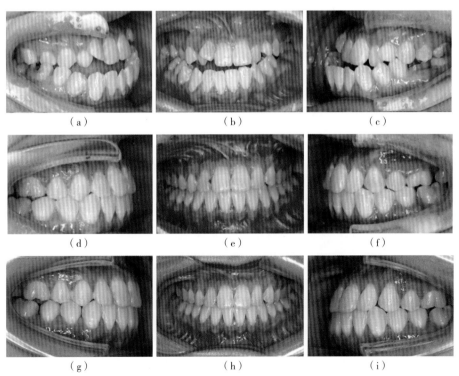

图 16-1-3　治疗前后口内像

（a~c）治疗前口内咬合像。（d~f）治疗后口内咬合像。（g~i）术后 5 年口内咬合像治疗前后全口曲面体层片对比见图 16-1-4。

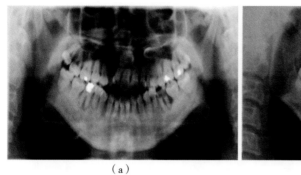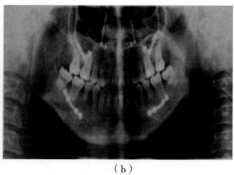

（a）　　　　　　　　　　　　　　　（b）

图 16-1-4　治疗前后全口曲面体层片

（a）治疗前全口曲面体层片。（b）治疗后全口曲面体层片

治疗前后头颅侧位片对比见图 16-1-5。

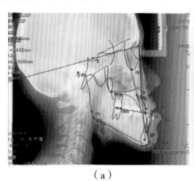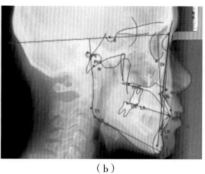

（a）　　　　　　　　　　　　　　　（b）

图 16-1-5　治疗前后头颅侧位片

（a）治疗前头颅侧位片。（b）治疗后头颅侧位片

治疗前后头影测量分析见图 16-1-6、表 16-1-1。

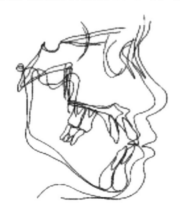

图 16-1-6　头影测量分析重叠图（红色代表治疗前，蓝色代表治疗后）

表 16-1-1　头影测量分析数据

测量指标	治疗前	治疗后	参考值
SNA（°）	78.4	80.1	82.8±4.0
SNB（°）	85.0	80.4	80.1±3.9
ANB（°）	−6.3	1.3	2.7±2.0
SND（°）	79.4	78.7	77.3±3.8
U1-NA（mm）	8.0	5.0	5.1±2.4

续表

测量指标	治疗前	治疗后	参考值
U1-NA（°）	22.7	32.5	22.8 ± 5.7
L1-NB（mm）	14.6	8.5	6.7 ± 2.1
L1-NB（°）	23.4	26.5	30.3 ± 5.8
U1-L1（°）	137.2	123.3	124.2 ± 8.2
FMA（°）	31.1	29.0	31.3 ± 5.0
FMIA（°）	69.9	60.0	54.9 ± 6.1
IMPA（°）	79.0	91.0	93.9 ± 6.2

7 治疗小结

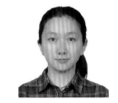

该患者为骨性反𬌗、偏𬌗伴开𬌗。正畸正颌联合治疗使骨面型得到明显改善。

因 C8、D8 位置良好故拔除 C6、D6，遵循坏牙优先拔除原则。拔除坏牙保留患者的好牙。

拔除阻生 A3、B3，利用 A4、B4 改型当 A3、B3，简易治疗流程。

矫治完成人：孟 蕾

8 专家点评

骨性Ⅲ类错𬌗畸形，下颌偏斜，A3、B3 阻生，乳牙滞留，颞下颌关节功能紊乱的病例。

采用正畸正颌联合治疗：上颌 Le Fort Ⅰ型截骨摆正𬌗平面，下颌 BSSRO 旋转后退术纠正偏𬌗和反𬌗。术前正畸：拔除 D6、C6 和阻生上颌尖牙，及上颌左右两侧滞留乳尖牙。术前去代偿，排齐整平上下牙列，关闭上颌拔牙间隙，近移 C7、C8，D7、D8，磨牙建完Ⅱ类关系。

该患者有反𬌗、偏𬌗、开𬌗，是非常复杂的病例，通过正畸治疗正颌达到十分满意的治疗效果，非常难得的是术后观察了 5 年效果仍然稳定。

病 例 2

1 基本资料

姓名：谢 X 性别：男 年龄：22 岁

主诉："地包天" 求矫治。

现病史：患者换牙后下颌逐渐偏斜，未治疗干预。

既往史：患者既往体健，否认正畸治疗史，否认任何系统性疾病史及药物过敏史。

2 检 查

◎牙列式：恒牙列，A8~B4，B6~B8，C8~D8。B5 先天缺失，B4 远中舌向扭转。

◎磨牙关系：右侧安氏Ⅲ类，左侧安氏Ⅲ类。尖牙关系：右侧安氏Ⅲ类，左侧安氏Ⅲ类。

◎拥挤度：上前牙散在间隙，下牙列拥挤度5mm。

◎中线：上颌中线居中，下颌中线右偏2mm。

◎覆𬌗：0mm。覆盖：-4mm。

◎上下牙弓宽度不调。

◎双侧关节动度不一致，无弹响。

◎面型：正面观：下颌颏部略右偏；侧面观：下颌前突。

3 诊 断

1. 安氏Ⅲ类错𬌗

2. 骨性Ⅲ类错𬌗

3. 骨性下颌前突

4. 上牙列稀疏，下牙列中度拥挤

5. 上下前牙代偿性倾斜

6. 上下牙弓宽度不调

4 治疗计划

◎正畸正颌联合矫治。

◎全口直丝弓非拔牙矫治。

◎术前牙齿去代偿，解除下牙列拥挤，关闭上牙列散在间隙。

◎将上颌弓丝用于下颌以扩大下颌牙弓。

◎正畸至模型观察达手术条件后与颌外会诊，择期手术。

◎最终达到尖牙Ⅰ类关系，右侧磨牙Ⅰ类关系，左侧磨牙Ⅱ类关系。

5 治疗过程

上颌

1. 序列 Ni-Ti 丝排齐整平。

2. 根据阶段研究模型调整牙齿位置关系（三维方向消除牙代偿）。

3. 正颌手术治疗。

4. 颌间牵引，精细调整咬合关系。

5. 压膜保持器保持。

下颌

1. 序列 Ni-Ti 丝排齐整平。

2. 根据阶段研究模型调整牙齿位置关系（三维方向消除牙代偿）。

3. 正颌手术治疗。

4. 颌间牵引，精细调整咬合关系。

5. 压膜保持器保持。

6 治疗效果

治疗前后面像对比见图 16-2-1。

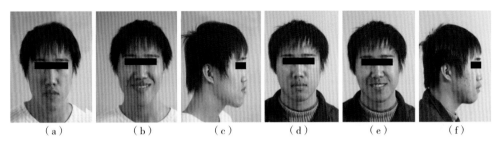

（a） （b） （c） （d） （e） （f）

图 16-2-1 治疗前后面像
（a~c）治疗前面像。（d~f）治疗后面像

治疗过程口内像对比见图 16-2-2、图 16-2-3。

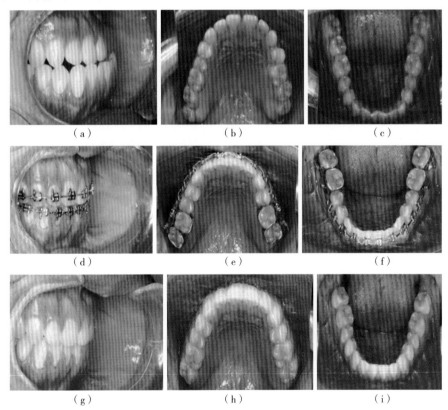

（a） （b） （c）

（d） （e） （f）

（g） （h） （i）

图 16-2-2 治疗过程口内像
（a）治疗前覆𬌗覆盖像。（b）治疗前上颌𬌗方像。（c）治疗前下颌𬌗方像。（d）正颌术后 3 个月覆𬌗覆盖像。（e）正颌术后 3 个月上颌𬌗方像。（f）正颌术后 3 个月下颌𬌗方像。（g）治疗后覆𬌗覆盖像。（h）治疗后上颌𬌗𬌗方像。（i）治疗后下颌𬌗方像

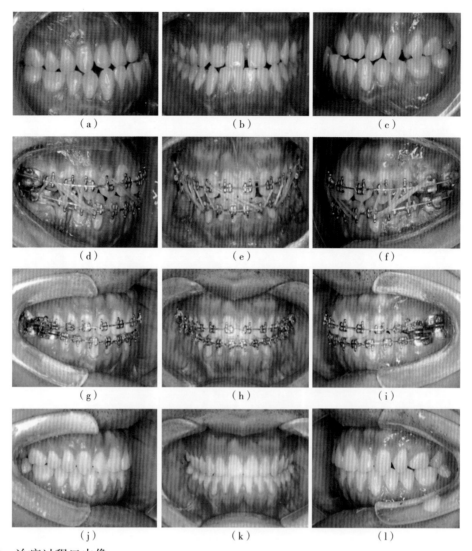

图 16-2-3　治疗过程口内像

（a~c）治疗前口内咬合像。（d~f）正颌术后 3 周口内咬合像。（g~i）正颌术后 3 个月口内咬合像。
（j~l）治疗后口内咬合像

治疗前后全口曲面体层片对比见图 16-2-4。

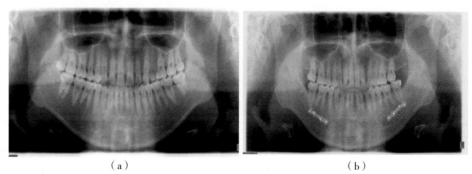

图 16-2-4　治疗前后全口曲面体层片

（a）治疗前全口曲面体层片。（b）治疗后全口曲面体层片

治疗前后头颅侧位片对比见图16-2-5。

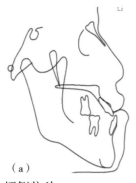 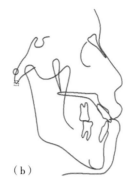

（a） （b）

图16-2-5 治疗前后头颅侧位片
（a）治疗前头颅侧位片。（b）治疗后头颅侧位片

治疗前后头影测量分析见图16-2-6、表16-2-1。

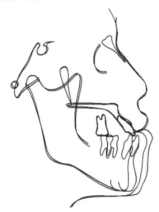

图16-2-6 头影测量分析重叠图（蓝色代表治疗前，红色代表治疗后）

表16-2-1 头影测量分析数据

测量指标	治疗前	治疗后	参考值
SNA（°）	80.9	80.4	82.8±4.0
SNB（°）	85.3	79.7	80.1±3.9
ANB（°）	−4.4	0.7	2.7±2.0
U1-NA（mm）	7.6	7.1	5.1±2.4
U1-NA（°）	27.3	25.2	22.8±5.7
L1-NB（mm）	3.9	5.8	6.7±2.1
L1-NB（°）	24.3	29.3	30.3±5.8
U1-L1（°）	118.6	132.5	124.2±8.2
FMA（°）	32.3	32.6	31.3±5.0
FMIA（°）	69.8	61.2	54.9±6.1
IMPA（°）	82.7	91.2	93.9±6.2

7 治疗小结

典型的安氏Ⅲ类下颌前突的病例，采用正畸正颌联合矫治。

术前正畸矢状向应尽量恢复上下前牙的正常倾斜度，为手术提供足够的下颌后退距离，应使上下牙弓宽度、形态在模拟术后颌骨的位置上协调一致。

在术后正畸颌间固定期间，针对下颌前突，应适时加上Ⅲ类颌间牵引，以对抗肌肉、韧带的作用，巩固手术疗效，很好地保持磨牙及尖牙的中性关系。

矫治完成人：王海燕

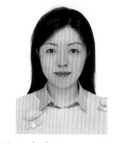

8　专家点评

本例为骨性Ⅲ类错𬌗，骨性下颌前突，上牙列稀疏，下牙列中度拥挤，上下前牙代偿性倾斜，上下牙弓宽度不调的病例。

采用正畸正颌联合矫治：上颌维持不变，仅下颌 SSRO 单颌手术。术前牙齿去代偿，解除下牙列拥挤，关闭上牙列散在间隙。模型观察达手术条件后择期手术。

由于施行了正颌外科手术治疗，下颌双侧升支矢状劈开后退术，术后面型明显改善。

病 例 3

1　基本资料

姓名：张 X　性别：女　年龄：23 岁

主诉："下颌偏斜"求矫治。

现病史：患者 13 年前曾因摔倒致颏部损伤，仅给予缝合治疗。

既往史：患者既往体健，否认正畸治疗史，否认任何系统性疾病史及药物过敏史。

2　检　查

◎牙列式：A7~B7，C7~D7。

◎磨牙关系：右侧安氏Ⅲ类，左侧安氏Ⅲ类。尖牙关系：右侧安氏Ⅲ类，左侧安氏Ⅲ类。

◎拥挤度：上牙弓 1mm，下牙弓 3mm。

◎中线：上颌中线居中，下颌中线左偏 5mm。

◎覆𬌗：-0.5mm。覆盖：0mm。

◎关节弹响，伴关节脱位。关节片显示髁突骨皮质连续。

◎全口曲面体层片显示下颌升支长度不对称，右侧长于左侧。

◎面型：正面观面部不对称，下颌颏部左偏；侧面观凹面型。

3　诊　断

1. 安氏Ⅲ类错𬌗

2. 骨性Ⅲ类错𬌗

3. 下颌偏斜

4. 𬌗平面倾斜（左高右低）

4 治疗计划

◎正畸正颌联合治疗。

◎全口方丝弓固定矫治技术。

◎术前正畸：术前去代偿，排齐整平上下牙列。

◎手术方案：双颌手术，上颌 Le Fort Ⅰ型整体截骨摆正上颌骨，下颌 BSSRO 旋转后退术纠正偏𬌗和反𬌗。

◎术后正畸：咬合关系精细调整，建立尖牙、磨牙Ⅰ类关系。

5 治疗过程

1. Ni-Ti 丝排齐整平上下牙列（5 个月）。

2. 转正颌外科进行正颌手术。

3. 术后 3 周拆除𬌗板，进行颌间牵引（2 个月）。

4. Ni-Ti 方丝进一步排齐整平上下牙列（2 个月）。

5. 精细调整咬合关系及中线（3 个月）。

6. 上下颌 0.018 英寸 ×0.025 英寸不锈钢方丝标准弓形固定保持（2 个月）。

7. 制作上下颌压膜保持器进行保持（共 14 个月）。

8. 定期复查。

6 治疗效果

治疗前后面像对比见图 16-3-1。

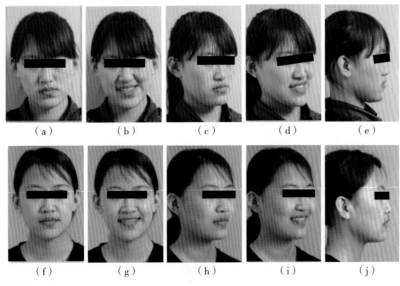

（a）（b）（c）（d）（e）

（f）（g）（h）（i）（j）

图 16-3-1　治疗前后面像

（a~e）治疗前面像照。（f~j）治疗后面相照

治疗过程口内像对比见图 16-3-2、图 16-3-3。

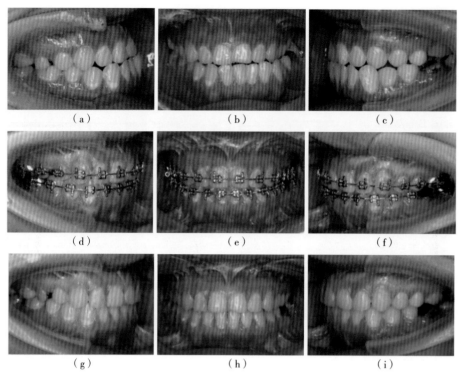

图 16-3-2 治疗过程口内像
（a）治疗前覆𬌗覆盖像。（b）治疗前上颌𬌗方像。（c）治疗前下颌𬌗方像。（d）治疗中覆𬌗覆盖像。
（e）治疗中上颌𬌗方像。（f）治疗中下颌𬌗方像。（g）治疗后覆𬌗覆盖像。（h）治疗后上颌𬌗方像。（i）治疗后下颌𬌗方像

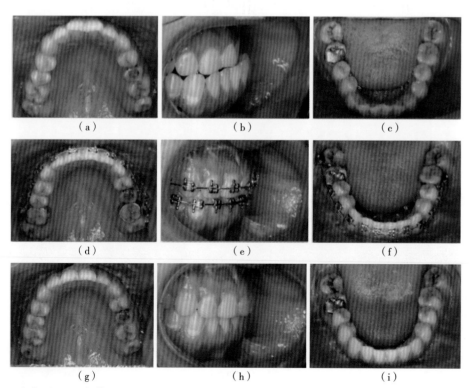

图 16-3-3 治疗过程口内像
（a~c）治疗前口内咬合像。（d~f）治疗中口内咬合像。（g~i）治疗后口内咬合像

治疗过程全口曲面体层片对比见图 16-3-4。

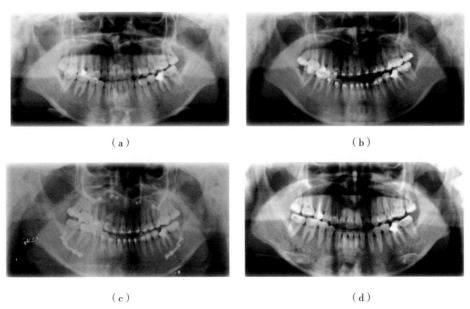

（a） （b）

（c） （d）

图 16-3-4　治疗过程全口曲面体层片
（a）治疗前全口曲面体层片。（b）手术前 3 天全口曲面体层片。（c）手术后 7 天全口曲面体层片。
（d）治疗后全口曲面体层片

治疗前后头颅侧位片对比见图 16-3-5。

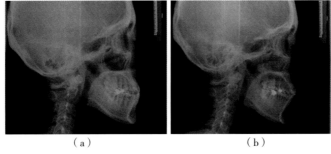

（a） （b）

图 16-3-5　治疗前后头颅侧位片
（a）治疗前头颅侧位片。（b）治疗后头颅侧位片

治疗前后头颅正位片对比见图 16-3-6。

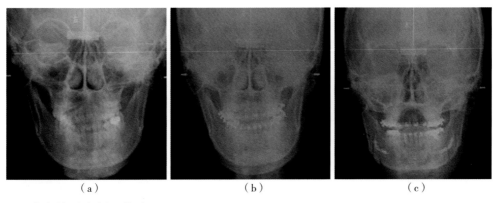

（a） （b） （c）

图 16-3-6　治疗前后头颅正位片
（a）治疗前头颅正位片。（b）术前 3 天头颅正位片。（c）治疗后头颅正位片

治疗前后关节片对比见图 16-3-7。

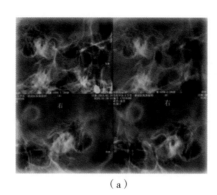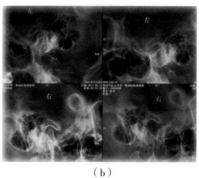

（a） （b）

图 16-3-7 治疗前后关节片
（a）治疗前关节片。（b）治疗后关节片

治疗前后头影测量分析见表 16-3-1。

表 16-3-1 头影测量分析数据

测量指标	治疗前	治疗后	参考值
SNA（°）	79.0	79.0	82.8 ± 4.0
SNB（°）	80.5	77.0	80.1 ± 3.9
ANB（°）	-1.5	2.0	2.7 ± 2.0
SND（°）	76.5	74.5	77.3 ± 3.8
U1-NA（mm）	4.0	6.0	5.1 ± 2.4
U1-NA（°）	25.5	27.0	22.8 ± 5.7
L1-NB（mm）	3.0	4.0	6.7 ± 2.1
L1-NB（°）	20.0	24.0	30.3 ± 5.8
U1-L1（°）	134.0	128.0	124.2 ± 8.2
FMA（°）	33.0	32.0	31.3 ± 5.0
FMIA（°）	69.0	61.0	54.9 ± 6.1
IMPA（°）	78.0	87.0	93.9 ± 6.2

7 治疗小结

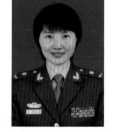

偏𬌗患者在正畸过程中，为避免咬合干扰，需通过𬌗板阻断干扰。可以先矫治上颌，下颌戴𬌗垫，上颌受咬合干扰的牙齿排列整齐后再开始下颌的矫治。

术前正畸治疗需定期取阶段模型，检查牙弓是否对称，上下牙弓宽度是否匹配，根据阶段模型明确下一步需要做出的调整。

矫治完成人：侯 玉

偏𬌗患者的颞下颌关节存在不同程度的问题，正颌手术需要充分关注手术对关节的影响。

8 专家点评

安氏骨性Ⅲ类错𬌗，下颌偏斜，𬌗平面倾斜。

矫治方案为正畸正颌联合治疗，双颌手术，上颌 Le Fort I 型摆正上颌平面，下颌 BSSRO 旋转后退纠正偏𬌗和反𬌗，辅助颏成形术。

术前正畸：术前去代偿，排齐整平上下牙列，使一侧后牙变为反𬌗，另一侧变为接近正锁𬌗。术后正畸：咬合关系精细调整，建立尖牙、磨牙 I 类咬合关系。

该病例是骨性反𬌗伴偏𬌗的患者，在正颌手术前需充分去代偿，恢复牙齿应有的转矩和轴倾度，有利于术后的稳定和术后正畸的牙齿调整。

病 例 4

1 基本资料

姓名：藏 X　性别：女　年龄：17 岁

主诉："下颌偏斜"要求矫治。

现病史：换牙后下颌逐渐偏斜，3 年前曾在乌鲁木齐进行正畸治疗，拔除 A4、B4，治疗后"发现是骨性问题"结束治疗。近期到我院开始治疗。

既往史：患者既往体健，否认任何系统性疾病史及药物过敏史。

2 检 查

◎牙列式：恒牙列，A7~B7、C7~D7（D1 先天缺失，A4、B4 已拔除）。A8、B8、C8、D8 牙胚存在。

◎磨牙关系：右侧安氏 I 类，左侧安氏 II 类。尖牙关系：右侧安氏 III 类，左侧安氏 I 类。

◎拥挤度：上牙弓 0mm，下牙弓 2mm。

◎中线：上颌中线对于 C2 牙冠正中位置。下颌中线向左偏斜约 6mm

◎覆𬌗：2mm。覆盖：2mm

◎全口曲面体层片显示：C3、C2、C1、D2、D3 牙冠向右倾斜。

◎双侧颞下颌关节弹响。

◎关节片显示左侧髁状突粗大圆钝，明显大于右侧。

◎面型：正面观下颌偏向左侧，下颌中线偏斜约 6mm；侧面观直面型。

3 诊 断

1. 安氏 II 类亚类错𬌗

2. 骨性 I 类错𬌗

3. 下颌向左侧骨性偏斜

4 治疗计划

◎正畸正颌联合矫治。

◎术前正畸：上颌 Screw 扩弓，下颌制作𬌗垫，去代偿后匹配上下牙弓，创造手术条件。

◎正颌手术术式：双颌手术，上颌 Le Fort Ⅰ型截骨纠正𬌗平面倾斜，摆正中线，下颌采用 SSRO 向右侧旋转。手术后建立左侧磨牙Ⅰ类关系，右侧磨牙Ⅱ类关系。

◎术后正畸：精细调整，建立左侧中性、右侧完全远中咬合关系。

5 治疗过程

1. 打开咬合，上颌扩弓。

2. 粘全口正畸用托槽，排齐整平牙列，直立 B6、B7、D6、D7，近中移动 B5、B6。

3. 达到正颌手术条件后，调磨 A6、A5、B5、B6 舌尖，C5 颊尖等咬合高点。

4. 正颌手术。

5. 正颌手术后颌间牵引，保持良好的咬合关系。

6. 术后正畸，精确调整，理想弓，继续斜行对抗牵引，防止复发。

7. 拆除矫治器，佩戴保持器。

6 治疗效果

治疗前后面像对比见图 16-4-1。

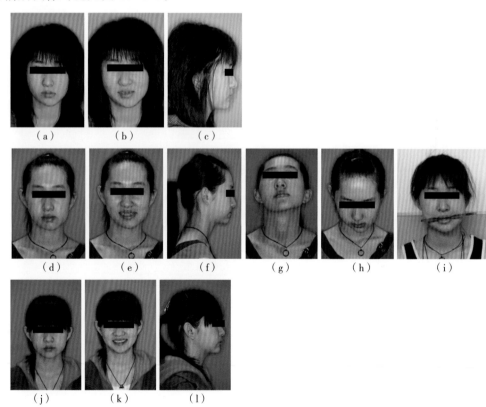

（a）　　　（b）　　　（c）

（d）　　　（e）　　　（f）　　　（g）　　　（h）　　　（i）

（j）　　　（k）　　　（l）

图 16-4-1 治疗前后面像
（a~c）治疗前面像。（d~i）治疗中面像。（j~l）治疗后面像

治疗过程口内像对比见图 16-4-2、图 16-4-3。

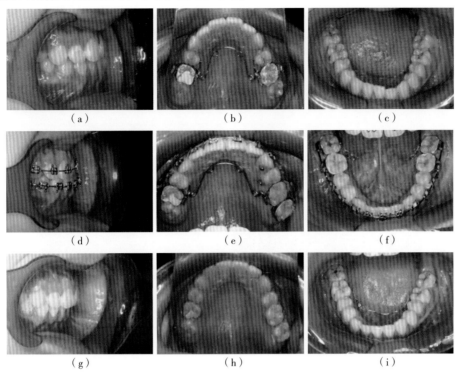

（a） （b） （c）

（d） （e） （f）

（g） （h） （i）

图 16-4-2 治疗过程口内像
（a）治疗前覆𬌗覆盖像。（b）治疗前上颌𬌗方像。（c）治疗前下颌𬌗方像。（d）治疗中覆𬌗覆盖像。
（e）治疗中上颌𬌗方像。（f）治疗中下颌𬌗𬌗方像。（g）治疗后覆𬌗𬌗覆盖像。（h）治疗后上颌𬌗方像。
（i）治疗后下颌𬌗方像

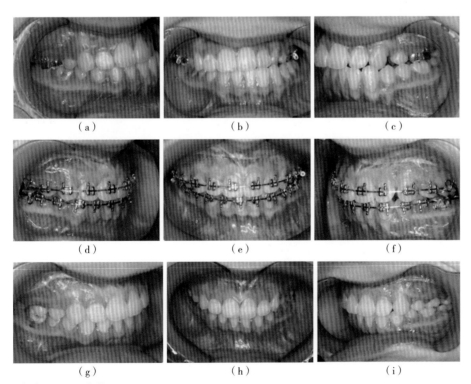

（a） （b） （c）

（d） （e） （f）

（g） （h） （i）

图 16-4-3 治疗过程口内像
（a~c）治疗前口内咬合像。（d~f）治疗中口内咬合像。（g~i）治疗后口内咬合像

治疗前后全口曲面体层片对比见图 16-4-4。

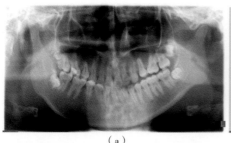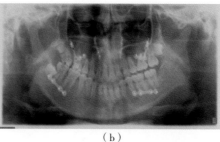

（a） （b）

图 16-4-4 治疗前后全口曲面体层片

（a）治疗前全口曲面体层片。（b）治疗后全口曲面体层片

治疗前后头颅侧位片对比见图 16-4-5。

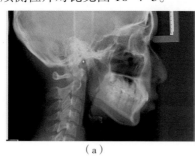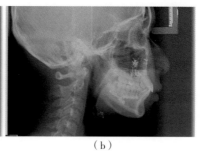

（a） （b）

图 16-4-5 治疗前后头颅侧位片

（a）治疗前头颅侧位片。（b）治疗后头颅侧位片

治疗前后头颅正位片对比见图 16-4-6。

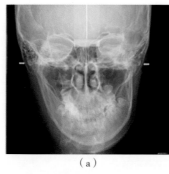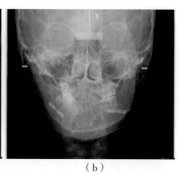

（a） （b）

图 16-4-6 治疗前后头颅侧位片

（a）治疗前头颅正位片。（b）治疗后头颅正位片

治疗前后头影测量分析见图 16-4-7、表 16-4-1。

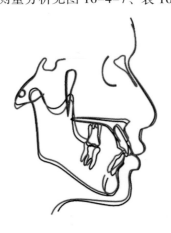

图 16-4-7 头影测量分析重叠图（黑色代表治疗前，红色代表治疗后）

表 16-4-1　头影测量分析数据

测量指标	治疗前	治疗后	参考值
SNA（°）	82	83	82.8 ± 4.0
SNB（°）	80	79	80.1 ± 3.9
ANB（°）	3	4	2.7 ± 2.0
U1-NA（°）	25	24	22.8 ± 5.7
U1-NA（mm）	4	5	5.1 ± 2.4
L1-NB（°）	26	34	30.3 ± 5.8
L1-NB（mm）	5	6	6.7 ± 2.1
U1-L1（°）	127	117	124.2 ± 8.2
OP-SN（°）	24	22	16.1 ± 5.0
GoGn-SN（°）	29	32	32.5 ± 5.2
FMA（°）	30	31	31.3 ± 5.0
FMIA（°）	59	49	54.9 ± 6.1
IMPA（°）	92	100	93.9 ± 6.2

7　治疗小结

　　生活中，下颌偏斜影响到美观及咀嚼功能，并产生受力问题导致牙槽骨吸收。所以临床上应早期留意下颌偏斜并引起重视，通过更改不良习惯、早期矫治等方法尽量避免发生严重的下颌偏斜。重症下颌偏斜大多为骨性问题，如需取得良好效果需要正畸正颌联合治疗。

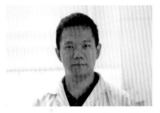

矫治完成人：高　锋

8　专家点评

　　典型的下颌严重偏斜的患者，由于上颌骨，主要是下颌骨骨骼结构发生严重变形，单独正畸治疗无法满足患者主诉。

　　常规治疗首选正畸正颌联合矫治。正常需要采用的术式：上颌 Le Fort Ⅰ 型截骨摆正咬合平面；下颌相应实施旋转后退；加颏成形术。该患者是一例典型的成功矫治偏𬌗的病例。本病例资料齐全，疗效显著。

病例 5

1　基本资料

　　姓名：崔 X　性别：女　年龄：21 岁
　　主诉："面部偏斜"求矫治。
　　现病史：乳牙期出现"地包天"现象，有家族史。

既往史：患者既往体健，否认正畸治疗史，否认任何系统性疾病史及药物过敏史。

2 检 查

◎牙列式：恒牙列，A7~B7，C7~D7，A8、B8、C8、D8牙胚存在，C8、D8近中阻生。

◎磨牙关系：右侧安氏Ⅲ类，左侧安氏Ⅲ类。尖牙关系：右侧安氏Ⅲ类，左侧安氏Ⅲ类。

◎拥挤度：上牙弓1.5mm，下牙弓3mm。

◎中线：上颌中线居中，下颌中线右偏4mm。

◎覆𬌗：1mm。覆盖：0.5mm。

◎Bolton指数：前牙比78.34%

◎大张口时右侧关节弹响。

◎全口曲面体层片显示双侧关节基本对称。

◎面型：正面观下颌颏部右偏；侧面观凹面型。

3 诊 断

1. 安氏Ⅲ类错𬌗

2. 骨性Ⅲ类错𬌗

3. 下颌右偏

4. 单侧后牙反𬌗

4 治疗计划

◎正畸正颌联合矫治。

◎全口方丝弓非拔牙矫治。

◎术前正畸：排齐整平上下牙列，下前牙去代偿，调整上下颌牙弓形态，使上下牙弓宽度匹配。

◎正颌手术术式：上颌鼻翼两侧行衬垫术，下颌旋转后退及颏成形术，术中拔除C8、D8。

◎术后正畸：进一步调整咬合，达到尖牙、磨牙中性关系。

5 治疗过程

1. 术前序列Ni-Ti丝排齐整平上下牙列。

2. 上𬌗架，手术条件具备，行正颌外科手术。

3. 术后2周拆除稳定𬌗板，上下颌换0.014英寸Ni-Ti丝；A3~A5，B3~B5，C3~C5，D3~D5挂皮链促进骨断端靠拢和愈合。

4. 术后4周由患者自行挂牵引，并配合张口练习。

5. 术后2个月行术后正畸治疗，配合Ⅲ类牵引和垂直牵引。

6. 术后6个月，精细调整至标准咬合，患者对治疗效果十分满意，拆除全口矫治器。矫治时间共计17个月。

7. 定期复查。

治疗前后面像对比见图 16-5-1。

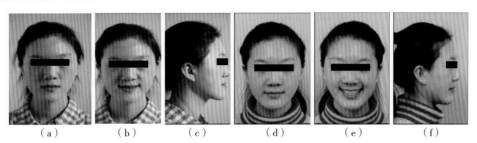

（a）　　　（b）　　　（c）　　　（d）　　　（e）　　　（f）

图 16-5-1　治疗前后面像
（a~c）治疗前面像。（d~f）治疗后面像

治疗过程口内像对比见图 16-5-2、图 16-5-3。

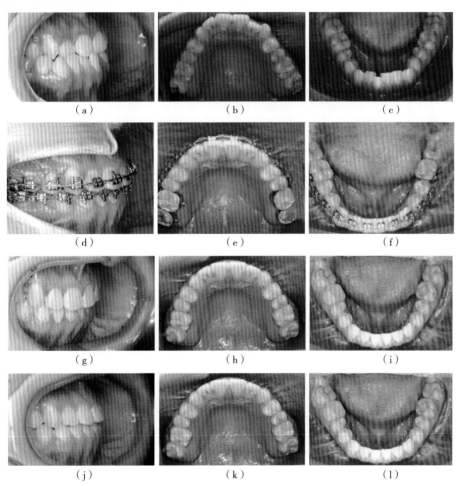

（a）　　　　　　（b）　　　　　　（c）

（d）　　　　　　（e）　　　　　　（f）

（g）　　　　　　（h）　　　　　　（i）

（j）　　　　　　（k）　　　　　　（l）

图 16-5-2　治疗过程口内像
（a）治疗前覆𬌗覆盖像。（b）治疗前上颌𬌗方像。（c）治疗前下颌𬌗方像。（d）治疗中覆𬌗覆盖像。（e）治疗中上颌𬌗方像。（f）治疗中下颌𬌗方像。（g）治疗后覆𬌗覆盖像。（h）治疗后上颌𬌗方像。（i）治疗后下颌𬌗方像。（j）保持1年后覆𬌗覆盖像。（k）保持1年后上颌𬌗方像。（l）保持1年后下颌𬌗方像

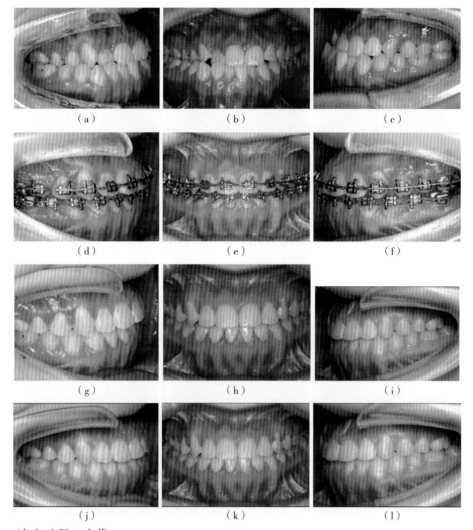

图 16-5-3　治疗过程口内像
（a~c）治疗前口内咬合像。（d~f）治疗中口内咬合像。（g~i）治疗后口内咬合像。（j~l）保持 1 年后口内咬合像

治疗前后全口曲面体层片对比见图 16-5-4。

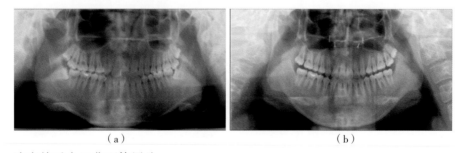

图 16-5-4　治疗前后全口曲面体层片
（a）治疗前全口曲面体层片。（b）治疗后全口曲面体层片

治疗前后头颅侧位片对比见图 16-5-5。

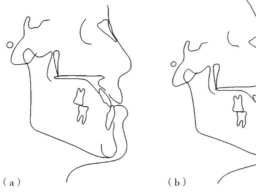

（a）　　　　　　　　　　（b）

图 16-5-5 治疗前后头颅侧位片
（a）治疗前头颅侧位片描迹图。（b）治疗后头颅侧位片描迹图

治疗前后头影测量分析见图 16-5-6、表 16-5-1。

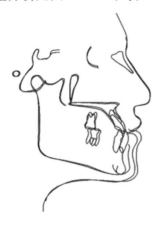

图 16-5-6 头影测量分析重叠图（蓝色代表治疗前，红色代表治疗后）

表 16-5-1　头影测量分析数据

测量指标	治疗前	治疗后	参考值
SNA（°）	78.8	81.7	82.8 ± 4.0
SNB（°）	86.0	84.3	80.1 ± 3.9
ANB（°）	−7.2	−2.6	2.7 ± 2.0
SND（°）	83.5	80.8	77.3 ± 3.8
U1−NA（mm）	6	7	5.1 ± 2.4
U1−NA（°）	23.2	27.7	22.8 ± 5.7
L1−NB（mm）	10	7	6.7 ± 2.1
L1−NB（°）	22.4	26.6	30.3 ± 5.8
U1−L1（°）	132.8	123.1	124.2 ± 8.2
FMA（°）	25	26	31.3 ± 5.0
FMIA（°）	60	57	54.9 ± 6.1
IMPA（°）	95	97	93.9 ± 6.2

7 治疗小结

术前正畸治疗到位可为术后咬合调整奠定良好的基础。

离断的颌骨、牙弓术后由于肌肉的收缩等力量常易使颌骨位置改变，术后稳定殆板以及颌间牵引对建立稳定手术效果起关键性的作用。

尖牙、磨牙的最佳咬合关系，特别是尖牙的咬合关系的最终确定，是治疗效果稳定性的良好保证。

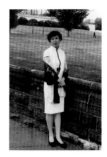

矫治完成人：匡　斌

8 专家点评

本例为骨性Ⅲ类错殆，下颌明显偏右侧，右侧后牙反殆的病例。

正畸正颌联合矫治：正颌手术术式：上颌鼻翼两侧行衬垫术，下颌旋转后退，辅助颏成形术。

术前正畸排齐整平上下牙列，去下前牙去代偿，调整上下颌牙弓形态，使上下牙弓匹配。

此类下颌偏斜病例，为了手术的需要，要将一侧后牙变成反殆，而另外一侧则变成接近正锁殆，这样便于下颌的旋转摆正。临床一般使用咬合板协助，实施交互牵引可收到较好的效果。

病 例 6

1 基本资料

姓名：郑 X　性别：女　年龄：20 岁

主诉："嘴歪"求矫治。

现病史：自换牙后出现嘴歪，逐年加重，未曾治疗，现来我院求治。

既往史：患者既往体健，否认任何系统性疾病史及药物过敏史。

2 检　查

◎牙列式：恒牙列，A7~B7，C7~D7，A8、B8、C8、D8 牙胚存在，C8、D8 近中阻生。

◎磨牙关系：右侧安氏Ⅰ类，左侧安氏Ⅲ类。尖牙关系：右侧安氏Ⅰ类，左侧安氏Ⅲ类。

◎拥挤度：上牙弓 2mm，下牙弓 3mm。

◎中线：上颌中线基本居中，下颌中线右偏 2.5mm。

◎覆殆：3.0mm。覆盖：1mm。

◎关节未见异常表现。

◎全口曲面体层片显示双侧关节不对称，右侧髁状突长度明显小于左侧。

◎面型：正面观颏部右偏，右侧嘴角高于左侧嘴角；侧面观直面型。

3 诊　断

1. 安氏 Ⅲ 类亚类错𬌗
2. 牙列拥挤
3. 下颌骨性右偏畸形

4 治疗计划

◎正畸正颌联合矫治。

◎全口方丝弓矫治技术。

◎术前正畸：排齐整平上下牙列，调整上下颌牙弓形态，使上下牙弓匹配。

◎正颌手术术式：上颌 Le Fort Ⅰ 型截骨摆正咬合平面 + 下颌 SSRO 截骨摆正咬合平面 + 颏成形术。

◎术后正畸：精细调整，建立尖牙，磨牙 Ⅰ 类咬合关系。

5 治疗过程

1. 初期圆丝排齐整平至上颌 0.017 英寸 × 0.025 英寸 Ni-Ti 方丝；下颌𬌗垫打开咬合（3.5 个月）。
2. 上𬌗架，手术条件基本具备，因患者急于假期手术，故同意手术。术后实施精细调整。
3. 术后 2 周拆除稳定𬌗板，上下颌换 0.014 英寸 Ni-Ti 丝。
4. 术后 4 周由患者自行挂牵引，并配合张口练习。
5. 术后 2 个月行术后正畸治疗，上下颌更换 0.019 英寸 × 0.025 英寸 Ni-Ti 方丝，关闭上下颌余留间隙。
6. 术后 6 个月精细调整至标准咬合，拆除全口矫治器，进入保持阶段。
7. 定期复查。

6 治疗效果

治疗前后面像对比见图 16-6-1。

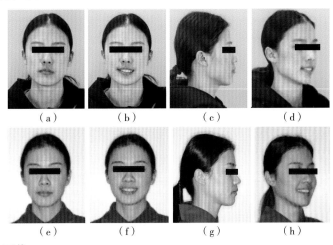

（a）　　　（b）　　　（c）　　　（d）

（e）　　　（f）　　　（g）　　　（h）

图 16-6-1　治疗前后面像

（a~d）治疗前面像。（e~h）治疗后面像

治疗过程口内像对比见图 16-6-2、图 16-6-3。

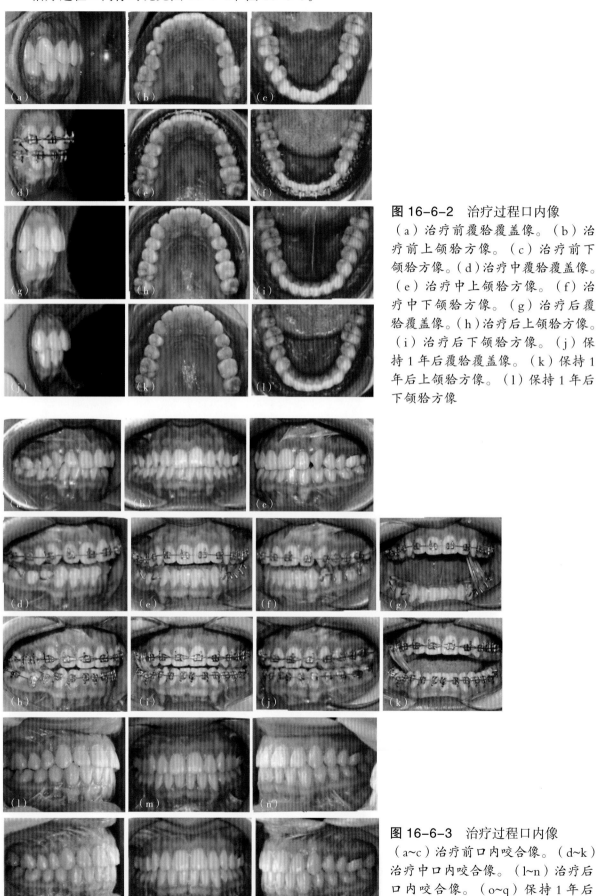

图 16-6-2　治疗过程口内像
（a）治疗前覆𬌗覆盖像。（b）治疗前上颌𬌗方像。（c）治疗前下颌𬌗方像。（d）治疗中覆𬌗覆盖像。（e）治疗中上颌𬌗方像。（f）治疗中下颌𬌗方像。（g）治疗后覆𬌗覆盖像。（h）治疗后上颌𬌗方像。（i）治疗后下颌𬌗方像。（j）保持 1 年后覆𬌗覆盖像。（k）保持 1 年后上颌𬌗方像。（l）保持 1 年后下颌𬌗方像

图 16-6-3　治疗过程口内像
（a~c）治疗前口内咬合像。（d~k）治疗中口内咬合像。（l~n）治疗后口内咬合像。（o~q）保持 1 年后口内咬合像

治疗前后全口曲面体层片对比见图16-6-4。

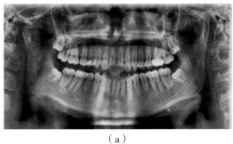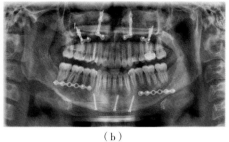

（a） （b）

图 16-6-4 治疗前后全口曲面体层片
（a）治疗前全口曲面体层片。（b）治疗后全口曲面体层片

治疗前后头颅侧位片对比见图16-6-5。

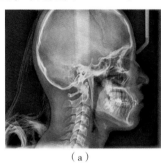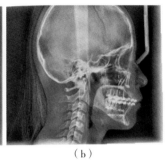

（a） （b）

图 16-6-5 治疗前后头颅侧位片
（a）治疗前头颅侧位片。（b）治疗后头颅侧位片

治疗前后头影测量分析见图16-6-6、表16-6-1。

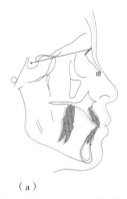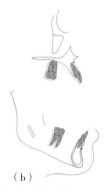

（a） （b）

图 16-6-6 头影测量分析重叠图（蓝色代表治疗前，红色代表治疗后）

表 16-6-1　头影测量分析数据

测量指标	治疗前	治疗后	参考值
SNA（°）	78.1.	79.6	82.8±4.0
SNB（°）	77.1	78.6	80.1±3.9
ANB（°）	1.0	1.0	2.7±2.0
SND（°）	74.7	76.6	77.3±3.8
U1-NA（mm）	7.2	8.6	5.1±2.4
U1-NA（°）	23.2	27.6	22.8±5.7
L1-NB（mm）	6.7	7.2	6.7±2.1

续表

测量指标	治疗前	治疗后	参考值
L1–NB（°）	29.5	29	30.3 ± 5.8
U1–L1（°）	126.3	122.5	124.2 ± 8.2
FMA（°）	18.5	20.7	31.3 ± 5.0
FMIA（°）	63.2	65.3	54.9 ± 6.1
IMPA（°）	98.3	94.0	93.9 ± 6.2

7　治疗小结

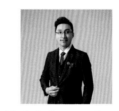

矫治完成人：周兴鼎

对急于手术的患者，我们可以在基本满足手术条件的情况下考虑提前手术，术后正畸再行剩余间隙的关闭及牙列的精细调整。

一般颌骨偏斜的患者，临床上都要设计颏成形术，因为这些患者大多伴小颏畸形成颏部不对称。

8　专家点评

一般下颌偏斜的患者，手术设计通常为 3 个手术术式同台完成，即上颌摆正咬合平面，下颌旋转后退术，加颏成形术。

术前正畸的原则是改变双侧的后牙关系，一侧为反𬌗关系，而另外一侧为正锁𬌗关系。这样利于手术旋转下颌而咬合关系则达到最佳。

该病例矫治设计合理，全程临床资料完整，矫治思路清晰，是一例高质量的临床矫治病例。

病 例 7

1　基本资料

姓名：黄 X　性别：男　年龄：37 岁

主诉：面部歪斜 25 年，要求矫正。

现病史：12 岁时发现面部偏斜，逐渐加重，不影响饮食和发音，未曾治疗，今来我门诊求治。

既往史：患者否认正畸治疗史，否认任何系统性疾病及药物过敏史。

2　检　查

◎牙列式：恒牙列，A8~B8，C8~D8。C4 缺失，C5（带 C4）、C7 烤瓷桥修复。

◎磨牙关系：右侧安氏Ⅲ类，左侧安氏Ⅲ类。尖牙关系：右侧安氏Ⅲ类，左侧安氏Ⅲ类。

◎拥挤度：上牙弓 2mm，下牙弓 –3mm。

◎中线：上颌中线右偏 2mm，下中线左偏 4mm。

◎覆𬌗：右侧 2mm，左侧 –3mm。覆盖：右侧 2mm，左侧 –1mm。

◎关节无弹响和摩擦音。

◎全口曲面体层片显示：双侧下颌角不对称，右侧大于左侧；双侧髁状突长度不对称，右侧长于左侧。

◎面型：正面观下颌颏部左偏，咬合平面偏斜（左高右低）；侧面观直面型。

3 诊 断

1. 安氏Ⅲ类错𬌗

2. 骨性Ⅲ类错𬌗

3. 骨性偏斜

4. 牙列拥挤

5. C4 缺失

4 治疗计划

◎正畸正颌联合矫治。

◎全口直丝弓矫治技术。

◎术前正畸去除代偿，排齐整平上下牙列，匹配上下牙弓宽度。

◎术前 3 个月拔除 A8、B8、C8、D8。

◎正颌手术术式：上颌 Le Fort Ⅰ型截骨，摆正咬合平面；下颌 SSRO 截骨旋转后退摆正面部中线；辅助颏成形术及轮廓塑形。

5 治疗过程

1. 排齐整平上下牙列，排齐上前牙，下前牙唇展去补偿，扩大下牙弓。

2. 术前正畸 6 个月，取模型检查上下牙弓基本协调，手术条件基本具备，因患者急于假期手术，故同意手术。术后行精细调整。

3. 术后 2 周拆除稳定𬌗板，磨牙早接触，前牙小开𬌗。上下颌换 MEAW 弓牵引。

4. 术后 6 个月精细调整至标准咬合。

5. C5~C3 固定桥修复。

6. 拆除全口矫治器，压膜保持器保持。

7. 定期复查。

6 治疗效果

治疗过程面像对比见图 16-7-1。

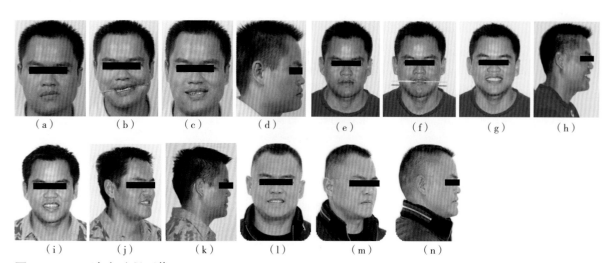

（a）　　　（b）　　　（c）　　　（d）　　　（e）　　　（f）　　　（g）　　　（h）

（i）　　　（j）　　　（k）　　　（l）　　　（m）　　　（n）

图 16-7-1　治疗过程面像

（a~d）治疗前面像。（e~h）治疗后面像。（i~k）治疗后 1 年面像。（l~n）治疗后 6 年面像

治疗过程口内像对比见图 16-7-2、图 16-7-3。

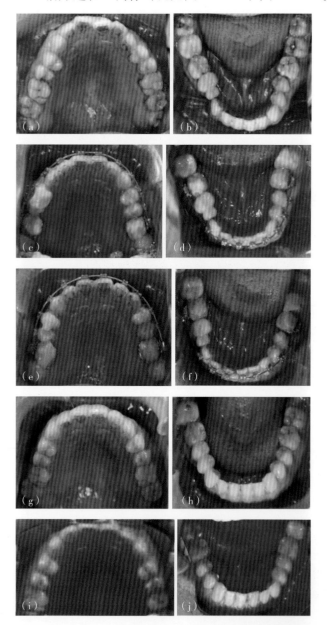

图 16-7-2　治疗过程口内像

（a，b）治疗前口内𬌗方像。（c，d）正颌术前口内𬌗方像。（e，f）正颌术后 2 个月口内𬌗方像。（g，h）治疗后口内𬌗方像。（i，j）治疗后 6 年口内𬌗方像

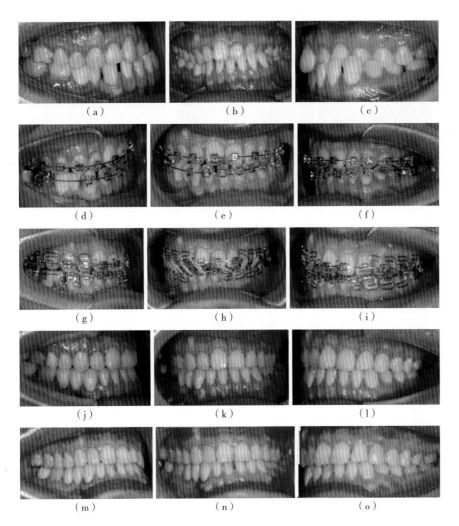

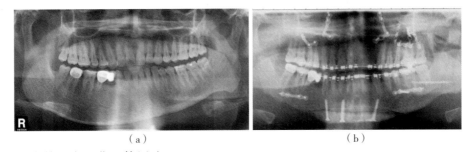

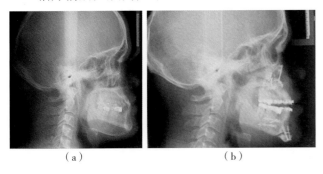

图 16-7-3　治疗过程口内像

（a~c）治疗前口内咬合像。（d~f）正颌术前口内咬合像。（g~i）正颌术后 2 个月口内咬合像。（j~l）治疗后口内咬合像。（m~o）治疗后 6 年口内咬合像

治疗前后全口曲面体层片对比见图 16-7-4。

图 16-7-4　治疗前后全口曲面体层片

（a）治疗前全口曲面体层片。（b）治疗后全口曲面体层片

治疗前后头颅侧位片对比见图 16-7-5。

图 16-7-5　治疗前后头颅侧位片

（a）治疗前头颅侧位片。（b）治疗后头颅侧位片

治疗前后头颅正位片对比见图16-7-6。

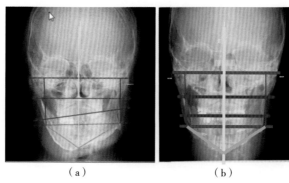

（a）　　　　　　　　　　　（b）

图 16-7-6　治疗前后头颅正位片（红色方形检查代表面部长度和宽度的四边是否对称，以此检查是否有骨性不对称；蓝色线检查是否有右上颌骨倾斜或咬合面倾斜的骨性不对称；黄色垂直线检查面部上方中线，上下切牙中缝，和下颏是否对齐，以此检查是否有骨性不对称，牙性不对称，以及功能性错𬌗；绿色线检查下颌左右侧长度是否对称，以此检查是否有骨性不对称以及功能性错𬌗）

（a）治疗前头颅正位片。（b）治疗后头颅正位片

治疗前后头影测量分析见图16-7-7、表16-7-1。

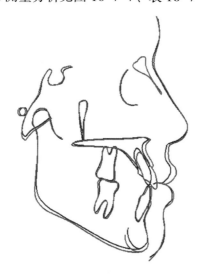

图 16-7-7　头影测量分析重叠图（蓝色代表治疗前，红色代表治疗后）

表 16-7-1　头影测量分析数据

测量指标	治疗前	治疗后	参考值
SNA（°）	91.42	87.96	82.8 ± 4.0
SNB（°）	94.95	88.33	80.1 ± 3.9
ANB（°）	−3.53	−0.37	2.7 ± 2.0
SND（°）	92.47	85.65	77.3 ± 3.8
U1−NA（mm）	5.59	6.42	5.1 ± 2.4
U1−NA（°）	24.46	26.54	22.8 ± 5.7
L1−NB（mm）	2.35	3.53	6.7 ± 2.1
L1−NB（°）	16.52	17.79	30.3 ± 5.8
U1−L1（°）	140.55	136.04	124.2 ± 8.2
FMA（°）	12.96	18.38	31.3 ± 5.0
FMIA（°）	84.95	79.15	54.9 ± 6.1
IMPA（°）	82.09	82.47	93.9 ± 6.2

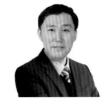
7　治疗小结

患者为成年男性，骨性偏𬌗。实施正畸正颌联合治疗。术前用时 8 个月行正畸去代偿，匹配上下牙弓宽度，拔除 4 颗智齿。

术后正畸 4 个月，采用 MEAW 弓矫治开𬌗及精细调整咬合关系。

持续 6 年定期复查，面型对称，张闭口正常，咬合更加紧密。

矫治完成人：汪晓华

8　专家点评

此病例为安氏 Ⅲ 类错𬌗，骨性 Ⅲ 类错𬌗，上下颌骨及牙列左上偏斜，上牙列轻度拥挤，C4 缺失，C4、C5 烤瓷单端桥修复。

正畸正颌联合矫治：正颌手术术式：上颌 Le Fort Ⅰ 型截骨，摆正咬合平面，下颌 BSSRO 截骨旋转摆正面部中线，辅助颏成形术及轮廓塑形。

术前正畸：排齐整平上下牙列，唇展下前牙，扩大下牙弓，调整上下颌牙弓形态，使上下牙弓匹配，拔除 A8、B8、C8、D8。

该患者检查资料全面，矫治思路清晰，矫治过程记录详尽，治疗结果非常成功，且有术后 6 年的复查资料，是正畸正颌联合矫治的经典病例。

第17章　正畸矫治唇腭裂畸形

病 例1

1　基本资料

姓名：王XX　性别：女　年龄：16岁

主诉：唇腭裂术后正畸。

现病史：先天性单侧完全唇腭裂，1岁行唇裂修复术，3岁行腭裂修复术，9岁行腭瘘修补术。

既往史：否认任何系统性疾病史及药物过敏史。

2　检 查

◎牙列式：恒牙列，A7~B7，C7~D7，B2畸形。

◎磨牙关系：右侧安氏Ⅲ类，左侧安氏Ⅲ类。尖牙关系：右侧安氏Ⅲ类，左侧安氏Ⅲ类。

◎拥挤度：上牙弓11mm，下牙弓2mm。

◎中线：上中线左偏2mm。

◎反覆𬌗：5mm。反覆盖：2mm。

◎B2、B3间牙槽骨裂。

◎关节无弹响和摩擦音。

◎面型：正面观颏部略左偏，左侧鼻旁塌陷；侧面观凹面型。

3　诊 断

1. 安氏Ⅲ类错𬌗

2. 骨性Ⅲ类错𬌗

3. 骨性反𬌗、骨性下颌偏斜

4. B2畸形

5. B1、B3间牙槽突裂

6. 上牙弓狭窄

7. 全牙列反𬌗

8. 上牙列重度拥挤、下牙列轻度拥挤

4 治疗计划

◎拔除畸形 B2。

◎上颌四眼簧扩弓。

◎排齐整平上下牙列。

◎上颌种植钉 + 面架前牵上颌骨，配合下颌Ⅲ类牵引。

◎择期鼻二次修复。

◎ B2 后期修复治疗。

5 治疗过程

1. 上颌四眼簧扩弓（图 17-1-1）。

2. 排齐整平上牙列，B1、B3 间推簧，开辟间隙（图 17-1-1）。

3. 下颌𬌗垫Ⅲ类牵引，纠正反𬌗，同时上颌骨利用种植钉前牵（图 17-1-2）。

4. 序列镍钛丝排齐整平下牙列（图 17-1-3）。

5. 下颌左侧种植钉压低中段列，调整𬌗平面（图 17-1-4a）。

6. 鼻二次修复。

7. Ⅲ类牵引调整咬合关系（图 17-1-4b）。

8. B2 修复（图 17-1-5）。

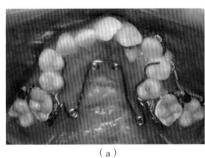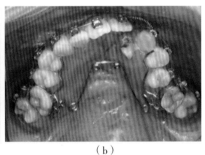

（a）　　　　　　　　　　　　（b）

图 17-1-1　上颌四眼簧扩弓

（a）上颌四眼簧扩弓。（b）B1、B3 间推簧，开辟间隙

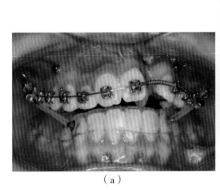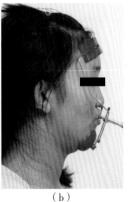

（a）　　　　　　　　　（b）

图 17-1-2　上颌种植钉配合面架前牵，口内Ⅲ类颌间牵引

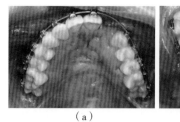 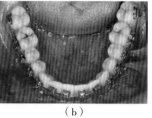

（a）　　　　　　　　　　（b）

图 17-1-3　序列镍钛丝排齐整平，B2 间隙预留

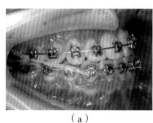 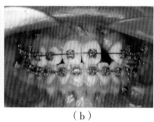 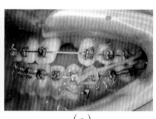

（a）　　　　　　　　　（b）　　　　　　　　　（c）

图 17-1-4　调整殆平面与咬合关系

（a）下颌左侧种植钉压低中段牙列，调整殆平面。（b，c）Ⅲ类牵引调整咬合

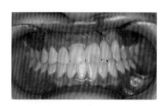

图 17-1-5　B2 修复后正面咬合像

6　治疗效果

治疗前后面像对比见图 17-1-6。

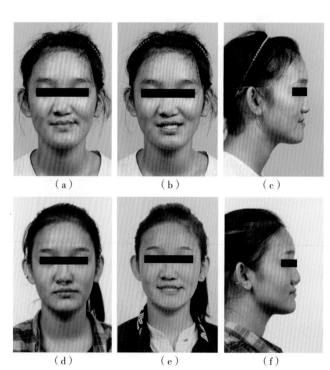

（a）　　　　　　　　　（b）　　　　　　　　　（c）

（d）　　　　　　　　　（e）　　　　　　　　　（f）

图 17-1-6　治疗前后（鼻二次修复后）面像

（a~c）治疗前面像。（d~f）治疗后面像

治疗前后口内像对比见图 17-1-7、图 17-1-8。

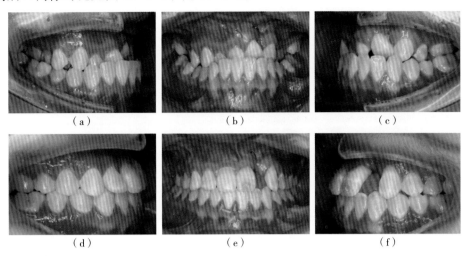

（a）　　　　　　　　（b）　　　　　　　　（c）

（d）　　　　　　　　（e）　　　　　　　　（f）

图 17-1-7 治疗前后口内像

（a~c）治疗前咬合像。（d~f）治疗后咬合像

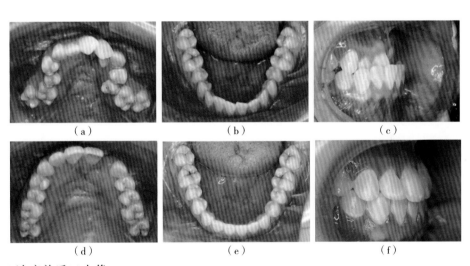

（a）　　　　　　　　（b）　　　　　　　　（c）

（d）　　　　　　　　（e）　　　　　　　　（f）

图 17-1-8 治疗前后口内像

（a）治疗前上颌𬌗方像。（b）治疗前下颌𬌗方像。（c）治疗前覆𬌗覆盖像。（d）治疗后上颌𬌗方像。
（e）治疗后下颌𬌗方像。（f）治疗后覆𬌗覆盖像。

治疗前后全口曲面体层片对比见图 17-1-9。

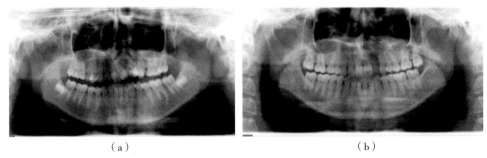

（a）　　　　　　　　　　　　　　（b）

图 17-1-9 治疗前后全口曲面体层片

（a）治疗前全口曲面体层片。（b）治疗后全口曲面体层片

治疗前后头颅侧位片对比见图17-1-10。

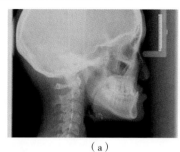 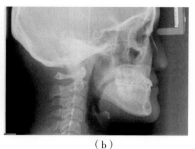

（a）　　　　　　　　　　　　　　（b）

图 17-1-10　治疗前后头颅侧位片

（a）治疗前头颅侧位片。（b）治疗后头颅侧位片

治疗前后头影测量分析见表17-1-1。

表 17-1-1　头影测量分析数据

测量指标	治疗前	治疗后	参考值
SNA（°）	73	76	82.8±4.0
SNB（°）	79	78	80.1±3.9
ANB（°）	−6	−2	2.7±2.0
SND（°）	77	77	77.3±3.8
U1-NA（mm）	5.8	8	5.1±2.4
U1-NA（°）	19.7	25	22.8±5.7
L1-NB（mm）	0.3	3	6.7±2.1
L1-NB（°）	11.9	17	30.3±5.8
U1-L1（°）	148	118	124.2±8.2
FMA（°）	30	77	31.3±5.0
FMIA（°）	73	68	54.9±6.1
IMPA（°）	77	85	93.9±6.2

7　治疗小结

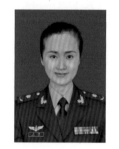

本病例通过Ⅲ类牵引配合上颌骨种植钉前牵，纠正反𬌗，改善面型；种植钉压低下牙列，纠正𬌗平面偏斜；四眼簧扩弓，使上下牙弓匹配，并开拓间隙排齐牙列解除拥挤；拔除并后期修复B2畸形牙；矫正术后进行鼻二次修复术等多学科、多技术序列治疗，最终达到了咬合及面型的明显改善。

矫治完成人：王　蕾

8　专家点评

本病例是一例先天性单侧唇腭裂患者，其存在典型的唇腭裂术后颅面及牙齿畸形特征，如Ⅲ类骨面型、牙齿反𬌗、牙弓狭窄、牙列拥挤、侧切牙缺失及牙槽突裂等。矫治难度相当大。

该病例应用了种植钉直接置入上颌骨骨内，再实施前方牵引，使后缩的上颌骨得到一定的生长，外形侧貌也得到较好的改善。

唇腭裂畸形常伴牙弓狭窄，扩大牙弓十分困难，本病例使用四眼圈簧，收到了很好的扩弓效果。另外，还采用修复方法治疗了牙列缺失，也达到了美观的效果。

病 例 2

1 基本资料

姓名：靳 X　性别：女　年龄：32 岁

主诉："牙齿不齐" 求矫治。

现病史：先天唇腭裂，牙齿不齐，逐年加重，未曾矫治牙齿，现来求治。

既往史：早期行唇腭裂修补术，否认正畸史，否认任何系统性疾病史及药物过敏史。

2 检 查

◎牙列式：恒牙列 A8~B7、C8~D8 ，A2、C1、D1 缺失，上前牙腭侧 2 颗多生牙。

◎磨牙关系：右侧安氏Ⅱ类，左侧安氏Ⅰ类。尖牙关系：右侧安氏Ⅱ类，左侧安氏Ⅱ类。

◎拥挤度：上牙弓 15mm，下牙弓 3mm。

◎中线：上颌中线右偏 2mm。

◎覆𬌗：–5mm。覆盖：2mm。

◎双侧关节无压痛、偶有弹响。

◎全口曲面体层片显示双侧关节基本对称。

◎面型：正面观右侧面颊部较丰满；侧面观上颌较突，下颌后缩。

3 诊 断

1. 安氏Ⅱ类亚类错𬌗

2. 唇腭裂术后错𬌗畸形

3. 牙列拥挤

4. 前牙开𬌗，后牙尖对尖咬合

5. 多生牙

6. 慢性牙周炎

4 治疗计划

◎全口方丝弓矫治技术。

◎拔除 A8、B2、C8、B2 及多生牙。

◎上下颌扩弓，排齐整平牙列。

◎最终磨牙、尖牙保持中性关系，覆𬌗覆盖正常。

◎后期唇部进行 2 期整形手术。

5 治疗过程

1. 上下颌四眼簧扩弓 5 个月。

2. 扭正错位牙，排齐整平 9 个月。

3. 调整覆𬌗覆盖关系，精细调整牙位及尖窝关系 6 个月。

4. 固定保持 3 个月。

5. 上颌舌侧粘接保持器，下颌压膜保持器保持。

6 治疗效果

治疗前后面像对比见图 17-2-1。

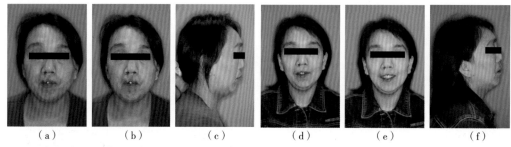

（a） （b） （c） （d） （e） （f）

图 17-2-1 治疗前后面像

（a~c）治疗前面像。（d~f）治疗后面像

治疗过程口内像对比见图 17-2-2、图 17-2-3。

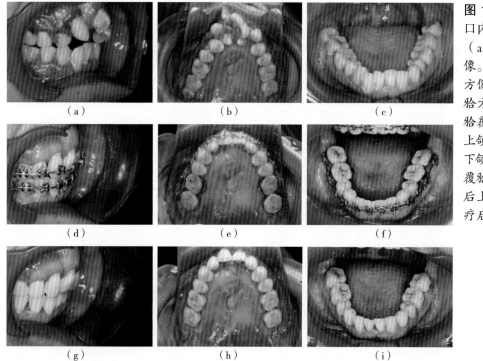

（a） （b） （c）

（d） （e） （f）

（g） （h） （i）

图 17-2-2 治疗过程口内像

（a）治疗前覆𬌗覆盖像。（b）治疗前上颌𬌗方像。（c）治疗前下颌𬌗方像。（d）治疗中覆𬌗覆盖像。（e）治疗中上颌𬌗方像。（f）治疗中下颌𬌗方像。（g）治疗后覆𬌗覆盖像。（h）治疗后上颌𬌗方像。（i）治疗后下颌𬌗方像

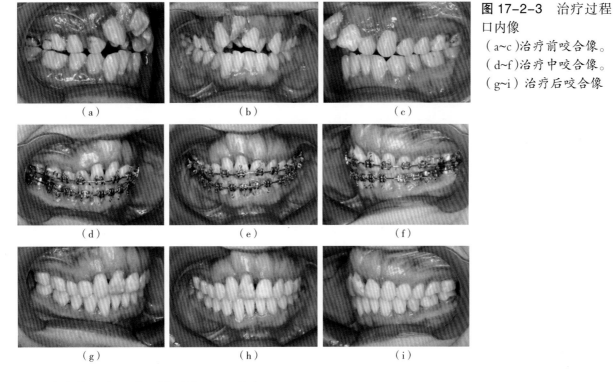

图 17-2-3 治疗过程口内像
（a~c）治疗前咬合像。
（d~f）治疗中咬合像。
（g~i）治疗后咬合像

（a）　　　　　　（b）　　　　　　（c）

（d）　　　　　　（e）　　　　　　（f）

（g）　　　　　　（h）　　　　　　（i）

治疗前后全口曲面体层片对比见图 17-2-4。

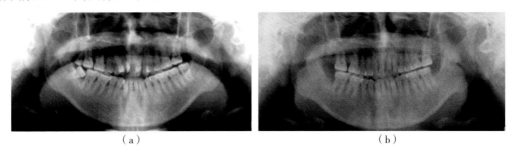

（a）　　　　　　　　　　　　（b）

图 17-2-4 治疗前后全口曲面体层片
（a）治疗前全口曲面体层片。（b）治疗后全口曲面体层片

治疗前后头颅侧位片对比见图 17-2-5。

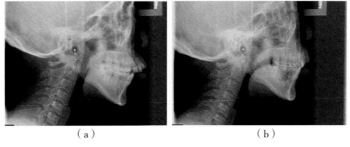

（a）　　　　　　　　（b）

图 17-2-5 治疗前后头颅侧位片
（a）治疗前头颅侧位片。（b）治疗后头颅侧位片

治疗前后头影测量分析见图 17-2-6、表 17-2-1。

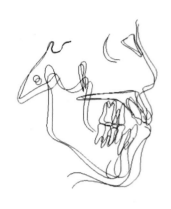

图 17-2-6 头影测量分析重叠图（蓝色代表治疗前，红色代表治疗后）

表 17-2-1 头影测量分析数据

测量指标	治疗前	治疗后	参考值
SNA（°）	84.0	83.0	82.8 ± 4.0
SNB（°）	74.0	78.0	80.1 ± 3.9
ANB（°）	10.0	6.0	2.7 ± 2.0
SND（°）	72.0	76.0	77.3 ± 3.8
U1-NA（mm）	7.0	4.0	5.1 ± 2.4
U1-NA（°）	36.0	18.0	22.8 ± 5.7
L1-NB（mm）	7.0	6.0	6.7 ± 2.1
L1-NB（°）	20.0	23.0	30.3 ± 5.8
U1-L1（°）	115.0	133.0	124.2 ± 8.2
FMA（°）	43.0	44.0	31.3 ± 5.0
FMIA（°）	55.0	52.0	54.9 ± 6.1
IMPA（°）	82.0	85.0	93.9 ± 6.2

7 治疗小结

唇腭裂患者，由于腭裂手术后上颌黏膜挛缩，导致上颌宽度不足，矫治时需要进行上颌扩弓。

唇腭裂患者矫正时，要关注前部牙槽骨的骨缺损情况，必要时进行植骨治疗。

唇腭裂患者矫正时，要关注上前牙牙根的发育情况，注意矫治力的控制，避免牙槽骨吸收与牙根吸收。

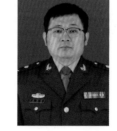

矫治完成人：曾照斌

8 专家点评

唇腭裂术后错𬌗畸形，安氏Ⅱ类错𬌗亚类，前牙开𬌗，上牙列重度拥挤，下牙列轻度拥挤，牙弓狭窄，多生牙，慢性牙周炎。

矫治计划：拔牙矫治，拔除 A8、B2、C8 及多生牙。

上颌扩弓，纠正扭转牙，排齐整平牙列，最终磨牙、尖牙保持中性关系，建议后期唇部进行2期整形手术。

腭裂手术后上颚黏膜挛缩，导致上颌宽度不足，矫治时需要进行上颌扩弓，但难度较大，且容易复发。要注重扩弓后上颌牙弓宽度的维持。该病例的治疗是非常成功的。

病 例 3

1 基本资料

姓名：陈 X　性别：女　年龄：13 岁

主诉："牙齿不齐" 求矫治。

现病史：先天性单侧完全唇腭裂，1 岁行唇裂修复术，2 岁行腭裂修复术，9 岁行腭瘘修补术。

既往史：否认任何系统性疾病史及药物过敏史。

2 检 查

◎牙列式：混合牙列，A7~B6，C7~D7，B2 缺失，B 区乳Ⅲ滞留。B7 牙胚存在。

◎磨牙关系：右侧安氏Ⅱ类，左侧安氏Ⅱ类。尖牙关系：右侧安氏Ⅱ类。

◎拥挤度：上牙弓 14mm，下牙弓 4mm。

◎中线：上颌中线左偏 1.5mm。

◎覆𬌗：开𬌗 1mm 。覆盖：−1mm。

◎关节未见异常表现。

◎全口曲面体层片显示双侧关节不对称。

◎面型：正面观下颌左偏；侧面观凹面型。

3 诊 断

1. 安氏Ⅱ类错𬌗
2. 骨性Ⅲ类
3. 牙列拥挤
4. 前牙开𬌗
5. B2 缺失

4 治疗计划

◎先行压膜活动矫治器前牵上颌，待磨牙关系基本正常后再行固定矫治。

◎拔牙矫治：拔除 A2，C4，D4。

◎关闭下颌拔牙间隙，建立正常覆𬌗覆盖关系，纠正开𬌗。

◎建立磨牙中性关系，上颌 A3、B3 代 A2、B2，后期调磨牙齿形态建立良好咬合关系和美学形态。

5 治疗过程

1. 排齐整平上牙列时，唇舌侧粘牵引钩初步纠正 B1 扭转后，再粘托槽。
2. 关闭下颌拔牙间隙时，粘 C7、D7 带环加强支抗。
3. 后期垂直牵引纠正开𬌗，建立前牙正常覆𬌗覆盖关系。
4. 磨牙区交互牵引纠正后牙对刃咬合关系。
5. 适当修改 A3、B3 牙齿外形，以形成良好美学效果和咬合关系。
6. 主动矫治时间：32 个月。

6 治疗效果

治疗前后面像对比见图 17-3-1。

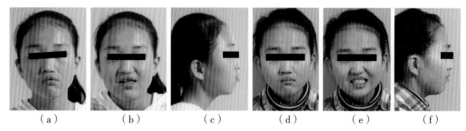

(a)   (b)   (c)   (d)   (e)   (f)

图 17-3-1 治疗前后面像
（a~c）治疗前面像。（d~f）治疗后面像

治疗过程口内像对比见图 17-3-2、图 17-3-3。

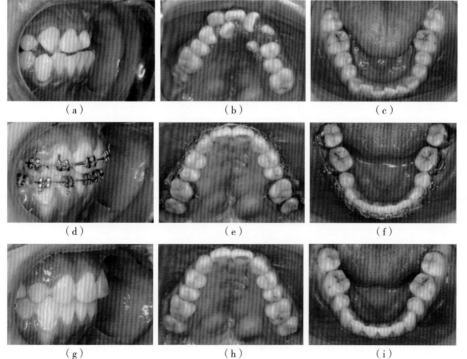

(a)   (b)   (c)

(d)   (e)   (f)

(g)   (h)   (i)

图 17-3-2 治疗过程口内像
（a）治疗前覆𬌗覆盖像。（b）治疗前上颌𬌗方像。（c）治疗前下颌𬌗方像。（d）治疗中覆𬌗覆盖像。（e）治疗中上颌𬌗方像。（f）治疗中下颌𬌗方像。（g）治疗后覆𬌗覆盖像。（h）治疗后上颌𬌗方像。（i）治疗后下颌𬌗方像

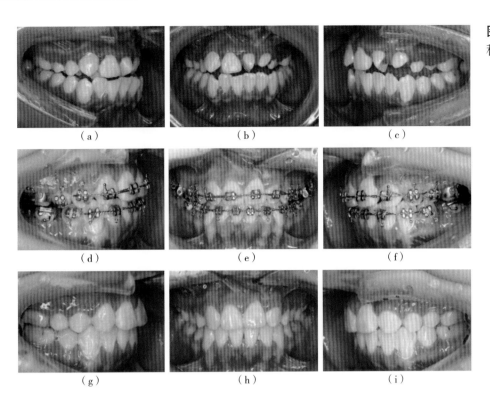

图 17-3-3　治疗过程口内像
（a~c）治疗前咬合像。
（d~f）治疗中咬合像。
（g~i）治疗后咬合像

治疗前后全口曲面体层片对比见图 17-3-4。

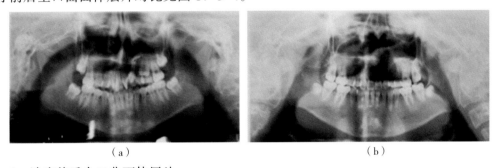

图 17-3-4　治疗前后全口曲面体层片
（a）治疗前全口曲面体层片。（b）治疗后全口曲面体层片

治疗前后头颅侧位片对比见图 17-3-5。

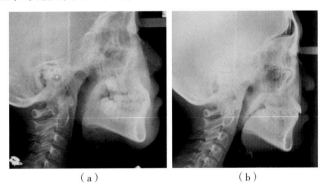

图 17-3-5　治疗前后头颅侧位片
（a）治疗前头颅侧位片。（b）治疗后头颅侧位片

治疗前后头影测量分析见图 17-3-6、表 17-3-1。

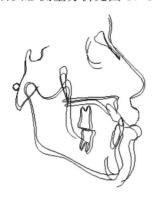

图 17-3-6 头影测量分析重叠图（蓝色代表治疗前，红色代表治疗后）

表 17-3-1 头影测量分析数据

测量指标	治疗前	治疗后	参考值
SNA（°）	74.0	73.0	82.8 ± 4.0
SNB（°）	73.5	71.0	80.1 ± 3.9
ANB（°）	0.5	2.0	2.7 ± 2.0
SND（°）	71.5	70.0	77.3 ± 3.8
U1-NA（mm）	4.5	5.0	5.1 ± 2.4
U1-NA（°）	25.0	28.0	22.8 ± 5.7
L1-NB（mm）	5.0	4.0	6.7 ± 2.1
L1-NB（°）	23.0	22.0	30.3 ± 5.8
U1-L1（°）	105.4	110.2	124.2 ± 8.2
FMA（°）	30.0	30.0	31.3 ± 5.0
FMIA（°）	59.0	64.0	54.9 ± 6.1
IMPA（°）	91.0	86.0	93.9 ± 6.2

7 治疗小结

该患者为唇腭裂患者，虽然上颌骨发育略不足，但从面型看上颌基本正常，下颌略突，且上颌拥挤度大，故可选择上颌拔除 A2，缩短矫治时间，而下颌拔除 C4、D4，适当内收下前牙，可改善面型，且有利于纠正前牙对刃𬌗和开𬌗。

8 专家点评

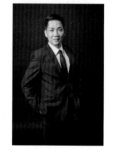

矫治完成人：魏谋达

本例患者具有以下特点：唇腭裂术后导致上颌骨发育不足，前部、中部牙列广泛开𬌗；B1 扭转，A2 腭向错位、B2 缺失，B 区乳Ⅲ滞留。

治疗计划：先行前牵上颌，再行固定矫治，拔除 A2、C4、D4，关闭下颌拔牙间隙，建立正常覆𬌗、覆盖关系，纠正开𬌗，建立磨牙中性关系，上颌 A3、B3 代 A2、B2，A4、B4 代 A3、B3，后期调磨牙齿形态建立良好咬合关系和美学形态。

唇腭裂患者上颌骨发育不足，牙弓不规则，扩弓排齐有相当的难度。下颌拔牙是为了匹配上颌牙弓。最后的结果是非常满意的。

第6篇
特殊类型错殆矫治病例

第18章 双侧关节自溶症临床矫治

病例1

1 基本资料

姓名：雒 X　性别：女　年龄：18 岁

主诉：前牙渐渐无法咬合。

现病史：2 年前自觉前牙区无法咬断食物。2012 年 2 月来我院，自述前牙咬物不适。我科拍照、拍片后建议定期观察开殆有无变化，嘱患者戒除吐舌习惯，行弹舌训练。观察期间曾于 1 年前在某院行关节盘修复术。3 个月前，上海交通大学口腔医学院颞颌关节专科诊断为："髁状突自溶症"，建议行关节置换术或正颌正畸联合治疗。

既往史：患者否认正畸治疗史，否认任何系统性疾病及药物过敏史。

2 检 查

◎牙列式：恒牙列，A7~B7，C7~D7，A5、B5、C3、C5 先天缺失，C 区乳 V 滞留。

◎磨牙关系：右侧安氏 Ⅱ 类，左侧安氏 Ⅱ 类。尖牙关系：右侧安氏 Ⅱ 类，左侧安氏 Ⅱ 类。

◎拥挤度：上牙弓 0mm，下牙弓 2mm。

◎中线：上中线与面中线一致，下中线右偏 2mm。

◎覆殆：开殆 1mm。覆盖：4mm。

◎双侧髁状突自溶症（诊断自上海交通大学口腔医学院颞颌关节专科门诊）。

◎全口曲面体层片显示双侧关节不对称，双侧髁突骨质有缺损，表面不光滑，右侧为重，髁突结构不规则，边缘模糊，双侧下颌升支高度明显减小。

◎面型：正面观左右基本对称；侧面观凸面型，下颌后缩。

3 诊 断

1. 安氏 Ⅱ 类错殆
2. 骨性 Ⅱ 类错殆
3. 前牙开殆
4. 下牙列轻度拥挤

5. 双侧髁状突自溶症

4 治疗计划

◎ 2012 年 2 月至 2013 年 9 月的 1 年半未进行任何治疗，观察后来诊，开𬌗无明显变化，开始正畸治疗。

◎正畸 – 正颌联合治疗。

◎术前正畸：拔除 C 区乳 V、D4，排齐整平上下颌牙列，内收下颌牙列，去代偿，建立深覆盖。

◎正颌手术：双侧关节升支置换术及上颌正颌手术。

◎术后正畸：排齐整平上下牙列，调整上下颌牙弓形态，使上下牙弓匹配。

◎精细调整。

◎修复 C5。

5 治疗过程

1. 初粘全口 MBT 直丝弓托槽行术前正畸，关闭 D4 拔牙间隙，预留 C5 修复间隙。

2. 正颌手术。双侧关节升支置换术（3D 打印升支及髁状突），上颌 Le Fort Ⅰ型手术。

3. 术后 1 周行矩形牵引调整咬合位置。

4. 术后 6 周拆除稳定𬌗板，并配合张口练习。

5. 术后 6 周行术后正畸治疗，继续排齐上下颌牙列，关闭散隙。

6. 术后 1 年全口牙列排列整齐，磨牙中性关系，前牙覆𬌗覆盖正常，患者对治疗效果十分满意，故拆除全口矫治器，抛光牙面，取模制作保持器，拍面相照片 +X 线片。

7. 转修复科修复 C5（2019 年在上海第九人民医院口腔种植科行种植修复），定期复查。

6 治疗效果

治疗前后面像对比见图 18-1-1。

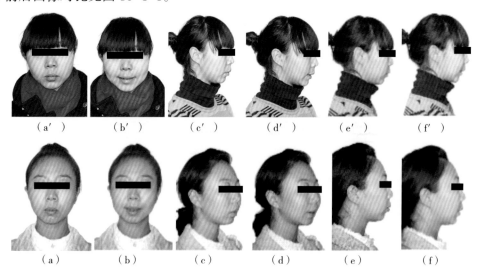

（a'）　　（b'）　　（c'）　　（d'）　　（e'）　　（f'）

（a）　　（b）　　（c）　　（d）　　（e）　　（f）

图 18-1-1　治疗前中后及保持期面像
（a'~f'）首次就诊面像。（a~f）观察 1 年半治疗前面像。（g~l）手术前面像。（m~r）手术后 9 个月面像。（s~x）完成面像。（s'~x'）保持 24 个月复诊面像

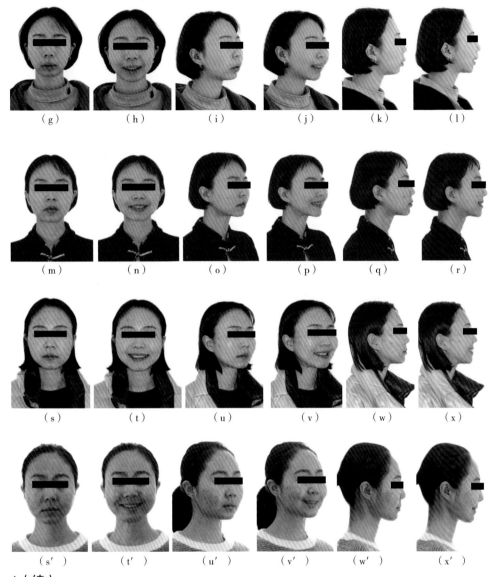

（g）　（h）　（i）　（j）　（k）　（l）

（m）　（n）　（o）　（p）　（q）　（r）

（s）　（t）　（u）　（v）　（w）　（x）

（s'）　（t'）　（u'）　（v'）　（w'）　（x'）

图 18-1-1（续）

治疗过程口内像对比见图 18-1-2、图 18-1-3。

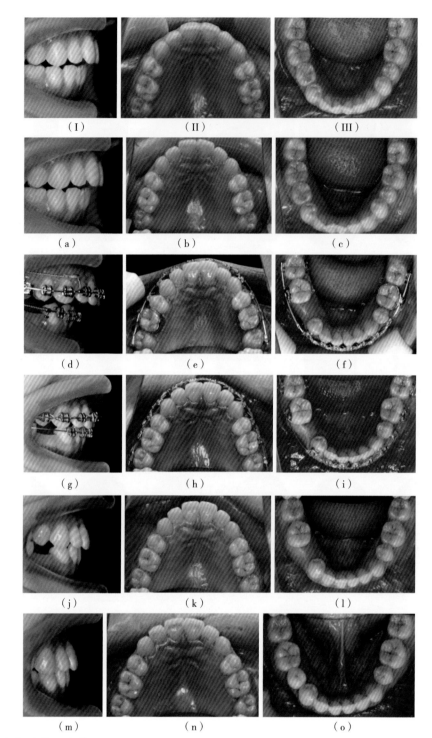

（Ⅰ）　　　　　　　（Ⅱ）　　　　　　　（Ⅲ）

（a）　　　　　　　（b）　　　　　　　（c）

（d）　　　　　　　（e）　　　　　　　（f）

（g）　　　　　　　（h）　　　　　　　（i）

（j）　　　　　　　（k）　　　　　　　（l）

（m）　　　　　　　（n）　　　　　　　（o）

图 18-1-2　治疗过程口内像

（Ⅰ～Ⅲ）首次就诊口内像。（a~c）观察 1 年半后治疗前口内像。（d~f）手术前口内像。（g~i）手术后 9 个月口内像。（j~l）完成口内像。（m~o）保持 24 个月复诊口内像

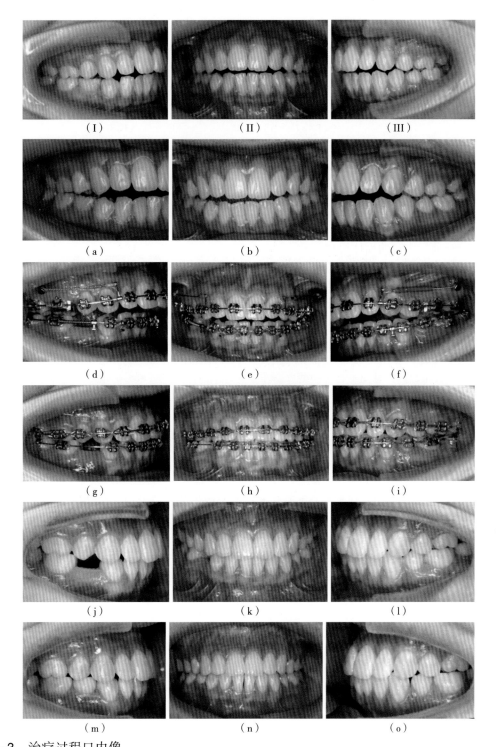

图 18-1-3 治疗过程口内像

（Ⅰ～Ⅲ）首次就诊口内像。（a~c）观察1年半后治疗前口内像。（d~f）手术前口内像。（g~i）手术后9个月口内像。（j~l）完成口内像。（m~o）保持24个月复诊口内像

治疗前后及保持期全口曲面体层片对比见图18-1-4。

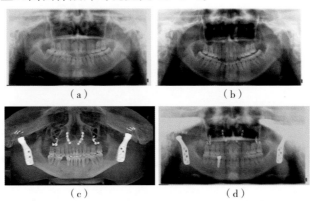

（a）　　　　　　　　　　（b）

（c）　　　　　　　　　　（d）

图 18-1-4　治疗前后全口曲面体层片
（a）首次就诊全口曲面体层片。（b）观察1年半后治疗前全口曲面体层片。（c）治疗后全口曲面体层片。（d）保持24个月全口曲面体层片

治疗前后头颅侧位片对比见图18-1-5。

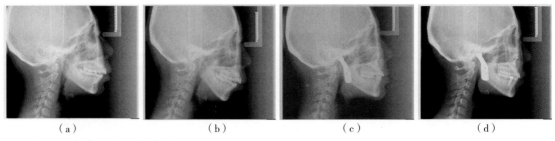

（a）　　　　　　　（b）　　　　　　　（c）　　　　　　　（d）

图 18-1-5　治疗前后头颅侧位片
（a）首次就诊头颅侧位片。（b）观察1年半后治疗前头颅侧位片。（c）治疗后头颅侧位片。（d）保持24个月头颅侧位片

治疗前后头影测量分析见图18-1-6、图18-1-7、表18-1-1。

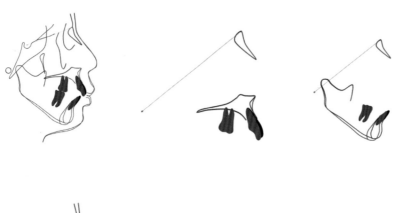

图 18-1-6　首次就诊与观察1年半后治疗前头颅侧位片重叠图（黑色代表首诊，蓝色代表1年半观察期后治疗前）

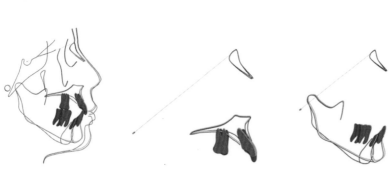

图 18-1-7　治疗前、治疗后与保持24个月头颅侧位片重叠（蓝色代表治疗前，绿色代表治疗后，红色代表保持24个月后）

表 18-1-1　头影测量分析数据（首次拍摄头侧后，2012 年 12 月曾于某院行关节盘修复术）

测量指标	首次	治疗前	治疗后	保持 24 个月	参考值
SNA（°）	76.4	77.5	76.4	76.4	82.8 ± 4.0
SNB（°）	70.2	68.6	74.1	74.0	80.1 ± 3.9
ANB（°）	6.2	8.9	2.3	2.4	2.7 ± 2.0
U1-NA（mm）	5.7	0.7	4.8	3.1	5.1 ± 2.4
U1-NA（°）	20.5	12.5	26.8	23.3	22.8 ± 5.7
L1-NB（mm）	8.5	8.1	4.3	4.4	6.7 ± 2.1
L1-NB（°）	45.1	40.0	27.0	27.8	30.3 ± 5.8
U1-L1（°）	108.2	117.6	123.9	126.1	124.2 ± 8.2
FMA（°）	46.7	51.0	39.1	39.5	31.3 ± 5.0
FMIA（°）	30.3	33.8	52.4	52.1	54.9 ± 6.1
IMPA（°）	103.0	95.1	88.5	88.4	93.9 ± 6.2

7　治疗小结

对于开𬌗患者，应详细询问病史，与颞颌关节外科医生合作，判断关节状况，确定治疗开始时间。

修复前正畸需要关注修复间隙、𬌗龈距离及缺隙两侧牙齿牙根平行度。矫治结束前与修复科医生协商，确定是否符合修复要求（该患者采用种植修复 C5 缺失牙）。

人工关节置换患者，应密切随访。

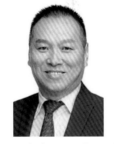

矫治完成人：米丛波

8　专家点评

该病例为骨性 Ⅱ 类错𬌗，下牙列轻度拥挤，双侧髁突自溶症的特殊患者。

采用正畸 - 正颌联合矫治：双侧关节升支置换术及上颌骨手术。

术前正畸：拔除 C 区乳 Ⅴ、D4，排齐整平上下颌牙列，内收下颌牙列，去代偿，建立前牙深覆盖。

术后正畸：排齐整平上下牙列，调整上下颌牙弓形态，使上下牙弓匹配。修复 C5。

对于开𬌗患者，应关注关节状况。双侧关节自溶症极其罕见。通过关节置换，达到了很好的治疗效果。

第19章 带状弓技术临床应用

病例1

1 基本资料

姓名：潘XX 性别：女 年龄：24岁

主诉："自觉牙突"求矫治。

现病史：自换牙后出现牙突，未曾治疗，现来我院求治。

既往史：患者既往体健，否认正畸治疗史，否认任何系统性疾病史及药物过敏史。

2 检 查

◎牙列式：恒牙列，A7~B7，C7~D7，C8近中低位阻生。

◎磨牙关系：右侧安氏Ⅰ类，左侧安氏Ⅰ类。尖牙关系：右侧安氏Ⅰ类，左侧安氏Ⅰ类。

◎拥挤度：上牙弓4.0mm，下牙弓3.0mm。

◎中线：基本居中。

◎覆𬌗：1.5mm。覆盖：2.0mm。

◎关节未见异常表现。

◎全口曲面体层片显示双侧关节基本对称。

◎面型：正面观左右面部基本对称；侧面观凸面型。

3 诊 断

1. 安氏Ⅰ类错𬌗

2. 骨性Ⅰ类错𬌗，双颌前突

3. 上、下牙列轻度拥挤

4. C8阻生牙

4 治疗计划

◎采用全同步带状弓矫治技术。

◎拔牙矫治：拔除 A4、B4、C4、D4 及 C8。

◎颌间牵引关闭间隙。

◎排齐整平上下牙列。

◎调整上下颌牙弓形态，使上下牙弓匹配。

◎调整中线。

◎建立后牙稳定咬合。

5 治疗过程

1. 带状弓弓丝排齐整平上、下牙列。
2. 颌间牵引，精细调整牙位及尖窝关系。
3. 注意牙周维护口腔清洁。
4. 矫治结束，制作佩戴保持器。

6 治疗效果

治疗前后面像对比见图 19-1-1。

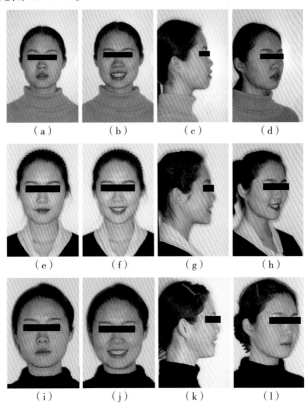

（a） （b） （c） （d）

（e） （f） （g） （h）

（i） （j） （k） （l）

图 19-1-1 治疗前后面像

（a~d）治疗前面像。（e~h）治疗后面像。（i~l）保持 1 年后面像治疗过程口内像对比见图 19-1-2、图 19-1-3。

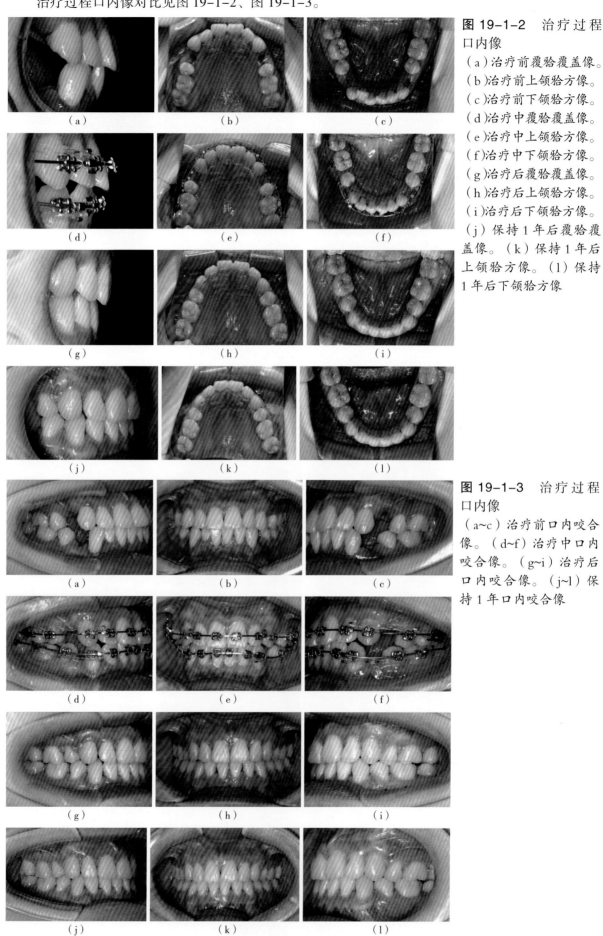

图 19-1-2　治疗过程口内像

（a）治疗前覆𬌗覆盖像。
（b）治疗前上颌𬌗方像。
（c）治疗前下颌𬌗方像。
（d）治疗中覆𬌗覆盖像。
（e）治疗中上颌𬌗方像。
（f）治疗中下颌𬌗方像。
（g）治疗后覆𬌗覆盖像。
（h）治疗后上颌𬌗方像。
（i）治疗后下颌𬌗方像。
（j）保持 1 年后覆𬌗覆盖像。（k）保持 1 年后上颌𬌗方像。（l）保持 1 年后下颌𬌗方像

图 19-1-3　治疗过程口内像

（a~c）治疗前口内咬合像。（d~f）治疗中口内咬合像。（g~i）治疗后口内咬合像。（j~l）保持 1 年口内咬合像

治疗前后全口曲面体层片对比见图19-1-4。

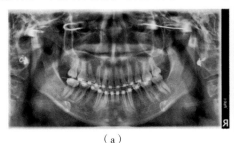 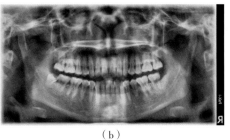
（a） （b）

图19-1-4 治疗前后全口曲面体层片
（a）治疗前全口曲面体层片。（b）治疗后全口曲面体层片

治疗前后头颅侧位片对比见图19-1-5。

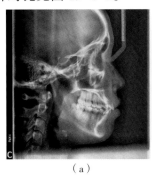 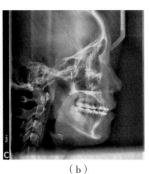
（a） （b）

图19-1-5 治疗前后头颅侧位片
（a）治疗前头颅侧位片。（b）治疗后头颅侧位片

治疗前后头影测量分析见图19-1-6、表19-1-1。

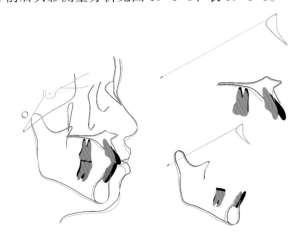

图19-1-6 头影测量分析重叠图（黑色代表治疗前，绿色代表治疗后）

表19-1-1 头影测量分析数据

测量指标	治疗前	治疗后	参考值
SNA（°）	79.2	79.1	82.8±4.0
SNB（°）	78.1	78.2	80.1±3.9
ANB（°）	1.1	0.9	2.7±2.0
SND（°）	75.0	75.0	77.3±3.8
U1-NA（mm）	3.0	6.0	5.1±2.4
U1-NA（°）	36.5	23.5	22.8±5.7

测量指标	治疗前	治疗后	参考值
L1–NB（mm）	6.5	2.8	6.7 ± 2.1
L1–NB（°）	30.4	25.3	30.3 ± 5.8
U1–L1（°）	113.0	128.4	124.2 ± 8.2
FMA（°）	24.8	24.5	31.3 ± 5.0
FMIA（°）	57.4	61.7	54.9 ± 6.1
IMPA（°）	97.8	93.9	93.9 ± 6.2

7 治疗小结

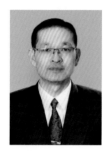

本病例利用带状弓优势，合理控制支抗使磨牙较少地近中移动，内收前牙的同时控制前牙转矩，矫治结果达到浅覆𬌗浅覆盖，磨牙尖牙中性关系，侧貌明显内收至美观的直面型。整个过程 24 个月更换弓丝 3 组 6 根，操作简单，效果可靠。同样达到健康、美观、平衡、稳定的矫治目标。

矫治完成人：乔　珺

8 专家点评

本例为安氏Ⅰ类错𬌗，骨性Ⅰ类错𬌗，双颌前突，上、下牙列轻度拥挤的患者。

采用的矫治计划是全同步带状弓矫治器，正畸拔牙矫治，拔除 A4、B4、C4、D4，排齐整平上下牙列，调整上下颌牙弓形态，使上下牙弓匹配，关闭拔牙间隙，改善侧貌外形。

充分利用带状弓技术的优越性能，减少了弓丝弯制和更换次数，使临床操作量大幅度降低。实现了牙齿移动新理念和矫治结果的稳定性。

治疗采用新技术，诊断正确，思路清晰，过程顺利，疗效显著，患者满意。

病例 2

1 基本资料

姓名：代 XX　性别：女　年龄：22 岁

主诉：牙齿不齐求矫

现病史：否认正畸治疗史，其父有相似面型。

既往史：既往体健，否认任何系统性疾病及药物过敏史。

2 检查

◎牙列式：恒牙列，A7~B7，A2 腭向错位，A1、B1 间多生牙，B4 正锁𬌗；C7~D7，C1 先天缺失。

◎磨牙关系：右侧安氏Ⅰ类，左侧安氏Ⅰ类。尖牙关系：右侧安氏Ⅰ类，左侧安氏Ⅰ类。

◎拥挤度：上牙弓 4mm，下牙弓 0.5mm。

◎中线：右偏 3mm，殆平面倾斜。

◎覆殆：Ⅲ度。覆盖：正常。

◎ Bolton 指数：前牙比 72.4%。

◎关节无弹响和摩擦音。

◎曲面体层片显示双侧关节基本对称。

◎关节片显示关节无吸收且基本位于关节窝正中。

◎面型：正面观左侧面颊部略丰满；侧面观凸面型，下颌后缩。

3 诊 断

1. 安氏Ⅰ类错殆
2. 骨性Ⅰ类错殆
3. 内倾性深覆殆
4. 上牙列轻度拥挤

4 治疗计划

◎采用全口带状弓矫治技术。

◎非拔牙矫治（只拔除多生牙）。

◎排齐整平上下牙列，调整上下颌牙弓形态，使上下牙弓匹配，改善前牙覆殆覆盖。

◎精细调整，建立尖牙、磨牙中性关系。

5 治疗过程

1. 上下颌 0.025 英寸 × 0.017 英寸 Ni–Ti 带状弓丝 50g 轻力Ⅱ类牵引，关闭多生牙间隙的同时打开咬合排齐整平牙列，推簧拓开 A2 间隙移动 A2 入牙列（12 个月）。

2. 上下颌 0.025 英寸 × 0.017 英寸不锈钢（理想弓型）带状弓丝，精细调整（12 个月）。

3. 24 个月时全口牙列排列整齐，尖牙磨牙中性关系，前牙部覆殆覆盖基本正常，上下中线居中，侧貌直面型，患者对治疗效果十分满意，拆除全口矫治器，抛光牙面，取模制作保持器，拍面相照片及 X 线片。

4. 定期复查。

6 治疗效果

治疗前后面像对比见图 19-2-1。

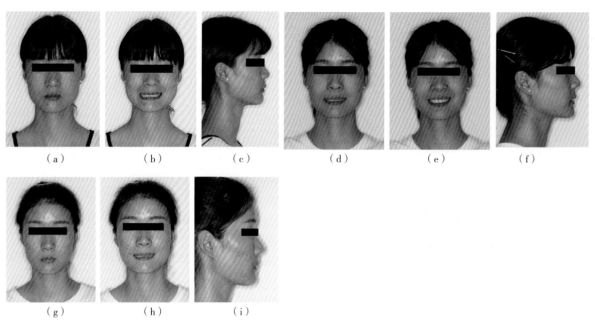

图 19-2-1　治疗前后面像

（a~c）治疗前面像。（d~f）治疗后面像。（g~i）保持 2 年时面像

治疗过程口内像对比见图 19-2-2、图 19-2-3。

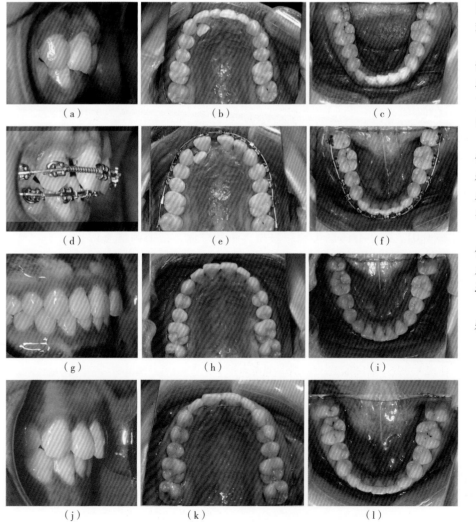

图 19-2-2　治疗过程口内像

（a）治疗前覆𬌗覆盖像。（b）治疗前上颌𬌗方像。（c）治疗前下颌𬌗方像。（d）治疗中覆𬌗覆盖像。（e）治疗中上颌𬌗方像。（f）治疗中下颌𬌗方像。（g）治疗后覆𬌗覆盖像。（h）治疗后上颌𬌗方像。（i）治疗后下颌𬌗方像。（j）保持 2 年后覆𬌗覆盖像。（k）保持 2 年后上颌𬌗方像。（l）保持 2 年后下颌𬌗方像

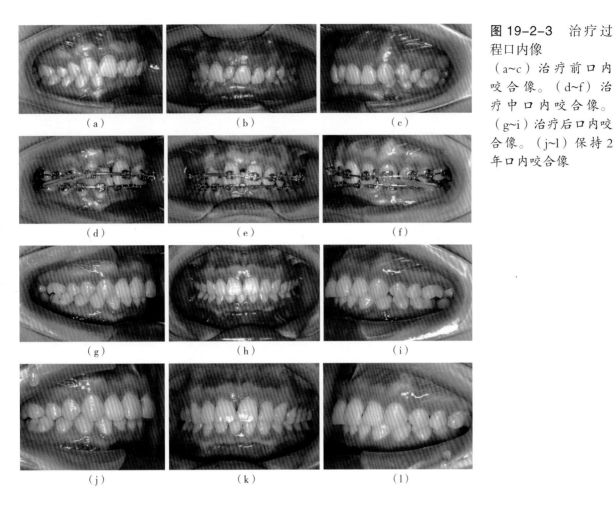

图 19-2-3 治疗过程口内像

（a~c）治疗前口内咬合像。（d~f）治疗中口内咬合像。（g~i）治疗后口内咬合像。（j~l）保持2年口内咬合像

治疗前后全口曲面体层片对比见图 19-2-4。

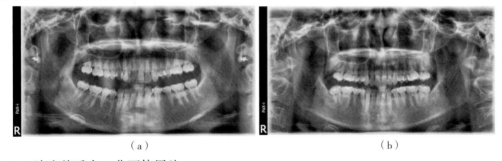

（a）　　　　　　　　　　　（b）

图 19-2-4 治疗前后全口曲面体层片

（a）治疗前全口曲面体层片。（b）治疗后全口曲面体层片

治疗前后头颅侧位片对比见图 19-2-5。

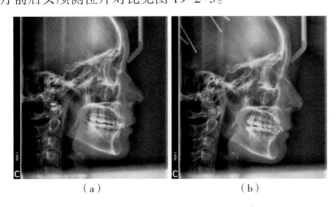

（a）　　　　（b）

图 19-2-5 治疗前后头颅侧位片

（a）治疗前头颅侧位片。（b）治疗后头颅侧位片

治疗前后头影测量分析见图19-2-6、表19-2-1。

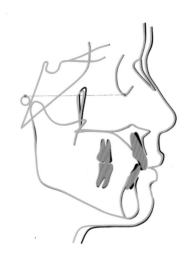

图 19-2-6 头影测量分析重叠图（黑色代表治疗前，绿色代表治疗后）

表 19-2-1　头影测量分析数据

测量指标	治疗前	治疗后	参考值
SNA（°）	87.5	87.5	82.8 ± 4
SNB（°）	83.1	83.5	80.1 ± 3.9
ANB（°）	4.4	4.0	2.7 ± 2
Wits（°）	0.5	1.5	0.0 ± 2.0
U1-NA（mm）	2.0	19.9	22.8 ± 2.7
U1-NA（°）	3.1	1.2	5.1 ± 2.4
L1-NB（mm）	0.4	3.5	6.7 ± 2.1
L1-NB（°）	12.6	29.9	30.3 ± 5.8
U1-L1（°）	165.4	125.8	124.2 ± 8.2
FMA（°）	23.7	22.0	30.19 ± 4.0
FMIA（°）	74.6	57.0	54.22 ± 4.44
IMPA（°）	83.8	101.0	95.59 ± 5.04

7　治疗小结

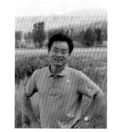

　　本病例难点在于打开咬合，为此我们选择了全同步带状弓矫治技术。因为带状弓丝的宽面在垂直向上的特性发挥充分，病例打开咬合顺利，甚至无须在磨牙区垫树脂垫，在短期内就可以有效打开咬合。腭侧错位的A2顺利移入牙列。

矫治完成人：康卫明

8　专家点评

　　该病例选择了在垂直向上控制比较有特点的全同步带状弓矫治技术。因为带状弓丝的宽面在垂直向上的特性得以发挥充分，因此打开咬合顺利有效。

　　由于是低角闭锁性深覆𬌗，采用非拔牙矫治进行治疗而尽量不采取拔牙矫治的方案。

　　全同步带状弓矫治技术利用新型超弹性（热激活）带状弓丝的优越性能，减少了弓丝弯制和更换次数，使临床操作简便实用。

矫治结束后上下颌后牙的牙轴均向远中倾斜值得商榷。

病 例 3

1 基本资料

姓名：崔 X 性别：女 年龄：25 岁

主诉："龅牙"，求矫治。

现病史：自换牙后出现龅牙，未曾治疗，现来我院求治。

既往史：患者既往体健，否认正畸治疗史，否认任何系统性疾病史及药物过敏史。

2 检 查

◎牙列式：恒牙列，A7~B8，C8~D8。C8、D8 远中阻生。

◎磨牙关系：右侧安氏Ⅰ类，左侧安氏Ⅱ类。尖牙关系：右侧安氏Ⅰ类，左侧安氏Ⅱ类。

◎拥挤度：上牙弓 6.5mm，下牙弓 5.8mm。

◎中线：下颌中线左偏 1.5mm。

◎覆殆：Ⅲ度深覆殆。覆盖：Ⅲ度深覆盖。

◎关节未见异常表现。

◎全口曲面体层片显示双侧关节基本对称。

◎面型：正面观左右面部基本对称，开唇露齿；侧面观凸面型。

3 诊 断

1. 安氏Ⅱ类 1 分类亚类错殆

2. 骨性Ⅱ类错殆，上颌前突

3. 上、下牙列中度拥挤

4. Ⅲ度深覆殆，Ⅲ度深覆盖

5. B8、C8、D8 阻生牙

6. 慢性牙周炎

4 治疗计划

◎牙周基础治疗。

◎采用全口带状弓矫治技术。

◎拔牙矫治：拔除 A4、B4、C5、D5 及 C8、D8。

◎颌间牵引关闭间隙。

◎排齐整平上下牙列。

◎尽量内收前牙，改善面型。

◎调整上下颌牙弓形态，使上下牙弓匹配。

◎调整中线。

◎建立后牙稳定咬合。

5 治疗过程

1.带状弓 0.022 英寸 × 0.016 英寸，0.25 英寸 × 0.017 英寸热激活丝，0.25 英寸 × 0.017 英寸不锈钢弓丝依次排齐整平上、下牙列。

2.颌间Ⅱ类牵引，牵引力值控制在 60g 左右，精细调整牙位及尖窝关系。

3.注意牙周维护及口腔清洁。

4.矫治结束，制作并佩戴保持器。

6 治疗效果

治疗前后面像对比见图 19-3-1。

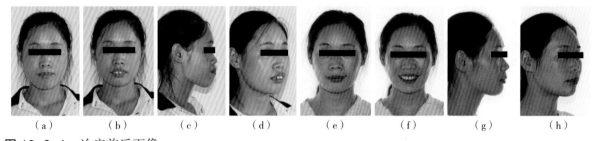

（a） （b） （c） （d） （e） （f） （g） （h）

图 19-3-1 治疗前后面像

（a~d）治疗前面像。（e~h）治疗后面像

治疗过程口内像对比见图 19-3-2、图 19-3-3。

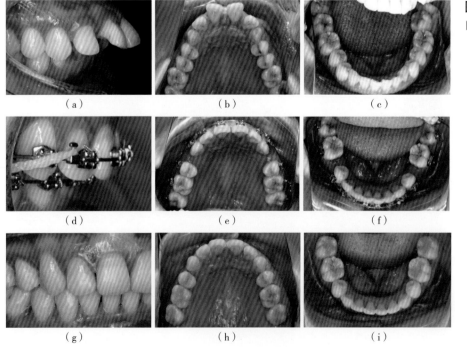

（a） （b） （c）

（d） （e） （f）

（g） （h） （i）

图 19-3-2 治疗过程口内像

（a）治疗前覆𬌗覆盖像。
（b）治疗前上颌𬌗方像。
（c）治疗前下颌𬌗方像。
（d）治疗中覆𬌗覆盖像。
（e）治疗中上颌𬌗方像。
（f）治疗中下颌𬌗方像。
（g）治疗后覆𬌗覆盖像。
（h）治疗后上颌𬌗方像。
（i）治疗后下颌𬌗方像

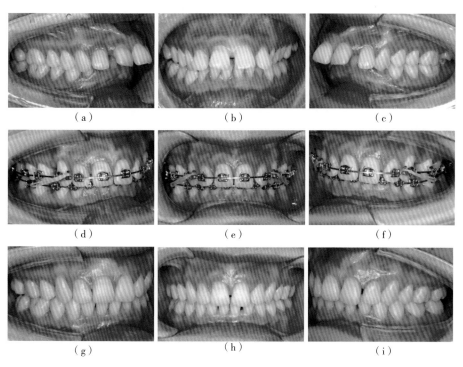

图 19-3-3 治疗过程口内像

（a~c）治疗前口内像。
（d~f）治疗中口内像。
（g~i）治疗后口内像

（a）　　　　　　　　（b）　　　　　　　　（c）

（d）　　　　　　　　（e）　　　　　　　　（f）

（g）　　　　　　　　（h）　　　　　　　　（i）

治疗前后全口曲面体层片对比见图 19-3-4。

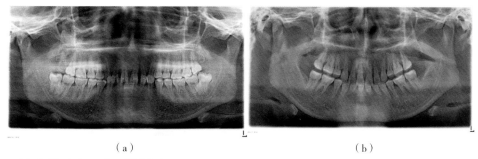

（a）　　　　　　　　　　　　　　　（b）

图 19-3-4 治疗前后全口曲面体层片
（a）治疗前全口曲面体层片。（b）治疗后全口曲面体层片

治疗前后头颅侧位片对比见图 19-3-5。

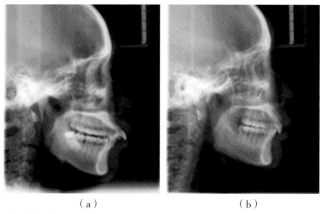

（a）　　　　　　　　　　（b）

图 19-3-5 治疗前后头颅侧位片
（a）治疗前头颅侧位片。（b）治疗后头颅侧位片

治疗前后头影测量分析见图 19-3-6、表 19-3-1。

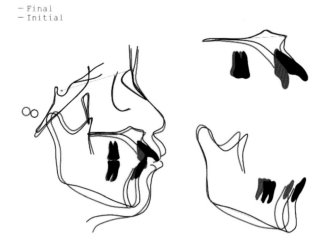

图 19-3-6 头影测量分析重叠图（黑色代表治疗前，红色代表治疗后）

表 19-3-1 头影测量分析数据

测量指标	治疗前	治疗后	参考值
SNA（°）	87.0	84.3	82.8 ± 4.0
SNB（°）	79.4	78.1	80.1 ± 3.9
ANB（°）	7.6	6.2	2.7 ± 2.0
SND（°）	75.0	75.0	77.3 ± 3.8
U1-NA（mm）	3.0	6.0	5.1 ± 2.4
U1-NA（°）	32.8	36.8	22.8 ± 5.7
L1-NB（mm）	8.1	8.4	6.7 ± 2.1
L1-NB（°）	30.4	33.0	30.3 ± 5.8
U1-L1（°）	109.0	104.0	124.2 ± 8.2
FMA（°）	15.9	16.1	31.3 ± 5.0
FMIA（°）	62.4	61.9	54.9 ± 6.1
IMPA（°）	101.7	101.9	93.9 ± 6.2

7 治疗小结

由于该患者为外省志愿者，1 年后就只能半年 1 次复诊，故整个过程用时约 31 个月，更换弓丝 3 组 6 根，操作简单，效果可靠。同样达到健康、美观、平衡、稳定的矫治目标。

本病例利用带状弓优势，合理控制支抗使磨牙较少地近中移动，内收前牙的同时控制前牙转矩，侧貌明显内收，患者非常满意。

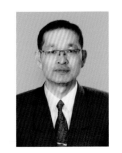

矫治完成人：乔　珺

8 专家点评

本病例采用全同步带状弓矫治技术，利用新型超弹性（热激活）带状弓丝的优越性能，减少了弓丝弯制和更换次数，使临床操作简便实用。

利用带状弓优势，通过拔牙矫治，合理控制支抗使磨牙较少地近中移动，内收前牙的同时控制前牙转矩，侧貌明显内收，患者对疗效非常满意。

该病例临床矫治有一定难度，矫治分析到位，临床资料全面，矫治疗效显著。

第20章　正畸舌侧矫治技术临床应用

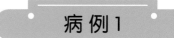

病例1

1 基本资料

姓名：张X　性别：女　年龄：24岁

主诉："嘴型突、牙列不齐"求矫治。

现病史：舌运动异常，发音时有吐舌不良习惯。

既往史：患者否认正畸治疗史，否认任何系统性疾病及药物过敏史。

2 检　查

◎牙列式：恒牙列，A7~B7，C7~D7。B3为弓外牙，A4、A5、B2、B4均为反𬌗牙，A8、B8、C8、D8低位近中阻生。

◎磨牙关系：右侧安氏Ⅲ类，左侧安氏Ⅰ类。尖牙关系：右侧安氏Ⅰ类，左侧安氏Ⅱ类关系。

◎拥挤度：上下颌牙列重度拥挤。

◎中线：上颌中线左偏2mm。

◎覆𬌗：前牙覆𬌗1mm。覆盖：5mm。

◎上下颌牙弓形态均不对称，上颌牙弓小于下颌牙弓，呈尖圆形。

◎患者牙周情况差。

◎面型：正面观面部左右不对称，颏部向右偏斜，微笑时加重；侧面观双颌略显前突。

3 诊　断

1. 安氏Ⅲ类亚类错𬌗
2. 上颌前牙唇倾
3. 上下颌牙列重度拥挤
4. 个别牙反𬌗

4 治疗计划

◎全口舌侧直丝弓矫治技术。

◎拔牙矫治；拔除A4、B4、C5、D4；建议后期拔除A8、B8、C8、D8。

◎排齐整平上下牙列。

◎利用腭侧种植体支抗钉内收上下颌前牙，解除个别牙反𬌗。

5 治疗过程

1. 初期圆丝排齐整平至上颌 0.016 英寸 × 0.022 英寸 Ni–Ti 丝（4 个月），结扎圈结扎，直至上下颌弓丝全部入托槽。

2. 链状圈（细丝轻力）远移左侧尖牙解除前牙拥挤，上颌左侧尖牙粘接舌侧扣，第一磨牙粘接颊面管。

3. 链状圈继续远移尖牙，结扎圈结扎，上下颌弓丝全部入托槽。

4. 下颌第一、第二磨牙粘接颊面管，片段弓丝排齐下颌双侧磨牙，扶正近中倾斜右下第一磨牙。

5. 上下颌 0.016 英寸 × 0.022 英寸不锈钢方丝，上颌腭侧植入种植体支抗钉，链状圈进行上颌前牙内收，下颌 C7–D7 链状圈关闭间隙。

6. 拆除矫治器，压膜保持器保持，定期复查。

6 治疗效果

治疗前后面像对比见图 20-1-1。

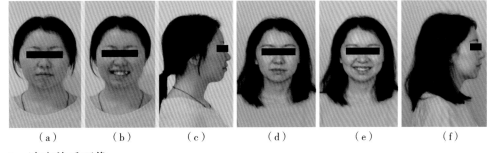

（a） （b） （c） （d） （e） （f）

图 20-1-1 治疗前后面像
（a~c）治疗前正面像。（d~f）治疗后正面像

治疗过程口内像对比见图 20-1-2、图 20-1-3。

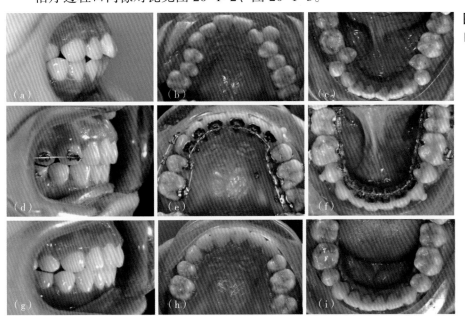

（a） （b） （c）
（d） （e） （f）
（g） （h） （i）

图 20-1-2 治疗过程口内像
（a）治疗前覆殆覆盖像。
（b）治疗前上颌殆方像。
（c）治疗前下颌殆方像。
（d）治疗中覆殆覆盖像。
（e）治疗中上颌殆方像。
（f）治疗中下颌殆方像。
（g）治疗后覆殆覆盖像。
（h）治疗后上颌殆方像。
（i）治疗后下颌殆方像

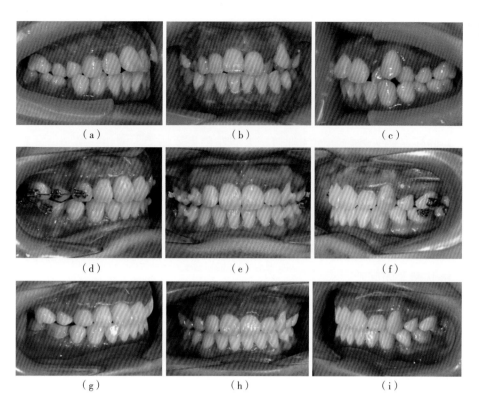

图 20-1-3　治疗过程口内像
（a~c）治疗前咬合像。
（d~f）治疗中咬合像。
（g~i）治疗后咬合像

（a）　　　　　（b）　　　　　（c）

（d）　　　　　（e）　　　　　（f）

（g）　　　　　（h）　　　　　（i）

治疗前后全口曲面体层片对比见图 20-1-4。

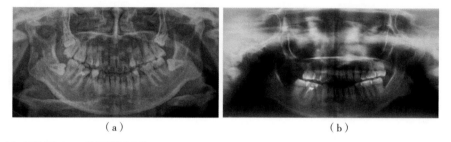

（a）　　　　　　　　　（b）

图 20-1-4　治疗前后全口曲面体层片
（a）治疗前全口曲面体层片。（b）治疗后全口曲面体层片

治疗前后头颅侧位片对比见图 20-1-5。

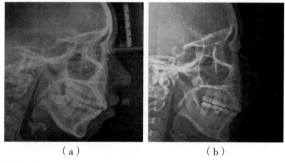

（a）　　　　　　　　　（b）

图 20-1-5　治疗前后头颅侧位片
（a）治疗前头颅侧位片。（b）治疗后头颅侧位片

治疗前后头影测量分析见图 20-1-6、表 20-1-1。

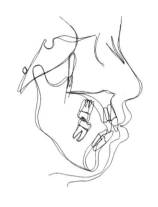

图 20-1-6 头影测量分析重叠图（蓝色代表治疗前，红色代表治疗后）

表 20-1-1 头影测量分析数据

测量指标	标准值	治疗前	治疗后
SNA（°）	82.8 ± 4	83	81.9
SNB（°）	80.1 ± 3.9	80	78.6
ANB（°）	2.7 ± 2.0	3	3.3
U1-NA（°）	22.8 ± 5.7	34	18.6
L1-NB（°）	30.3 ± 5.8	35	34.5
U1-L1（°）	125.4 ± 7.9	107	128.6
U1-SN（°）	105.7 ± 6.3	117.5	92.5
L1-MP（°）	92.6 ± 7.0	99	92.4
MP-SN（°）	32.5 ± 5.2	40	46.5
FH-MP（°）	31.1 ± 5.6	32.5	39.2
Y轴角（°）	66.3 ± 7.1	66.5	71

7 治疗小结

根据舌侧正畸生物力学特点，双颌前突的患者，没有因为前牙内收造成前牙覆𬌗加深，舌侧正畸对下前牙的压低效果较好，因其施力点可通过抗力中心，因此舌侧正畸打开咬合较唇侧矫治快捷。

内收前牙时控制转矩较难，控制转矩是舌侧正畸拔牙矫治病例治疗成功的关键，也是唇侧正畸失败的主要原因。

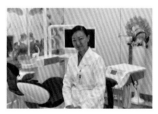

矫治完成人：徐璐璐

8 专家点评

本病例为双颌前突的患者，采用舌侧矫治器实施临床矫治有一定的难度。在隐形矫治广泛开展的今天，对舌侧矫治技术提出了挑战。

根据舌侧矫治器的正畸生物力学特点，舌侧正畸对下前牙的压低效果较好，没有因为前牙内收造成前牙覆𬌗加深，另外控制前牙转矩也是舌侧正畸的优势之一。

矫治过程中 A7 的缺失是本病例的瑕疵。

1 基本资料

姓名：张 XX　性别：女　年龄：28 岁

主诉：嘴唇突求矫治。

现病史：患者否认正畸治疗史。

既往史：患者既往体健，否认任何系统性疾病史及药物过敏史。

2 检查

◎牙列式：恒牙列，A7~B8，C7~D8。

◎磨牙关系：右侧安氏 I 类，左侧安氏 II 类。尖牙关系：右侧安氏 I 类，左侧安氏 II 类。

◎拥挤度：上牙弓 2mm，下牙弓 5mm。

◎中线：上中线与面中线对正，下中线左偏 1mm。

◎覆𬌗：2mm。覆盖：6mm。

◎关节无弹响和摩擦音。

◎面型：正面观基本对称；侧面观突面型。

3 诊断

1. 安氏 II 类亚类错𬌗

2. 骨性 I 类错𬌗

3. 牙列拥挤

4. 深覆盖

5. 双颌前突

6. 露龈笑

4 治疗计划

◎采用个性化舌侧矫治技术。

◎拔牙矫治，拔除 A4、B4、C4、D4。

◎通过拔牙间隙解除拥挤。

◎上颌种植钉支抗内收前牙改善面型。

◎种植钉支抗压低上前牙改善露龈笑。

5 治疗过程

计算机排牙（图 20-2-1）

切牙额外转矩：上颌中切牙、侧切牙、尖牙分别为13°、10°、8°；下颌中切牙、侧切牙、尖牙分别为7°、7°、4°。

托槽设计（图20-2-2）

牙齿矫正（图20-2-3）

1. 序列 Ni-Ti 丝（0.014英寸，0.016英寸，0.016英寸×0.022英寸）排齐整平上下牙列，D1后期安装。

2. 上下颌0.016英寸×0.022英寸SS丝，上颌双侧腭部67之间植入种植钉，尖牙远中长牵引钩，滑动法内收上下前牙。

3. 上颌中切牙间植入种植钉，弹性皮圈压低上前牙（100g）。

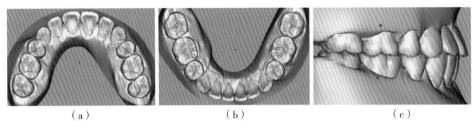

(a)　　　　　　　(b)　　　　　　　(c)

图20-2-1　计算机排牙

（a）上牙列排牙。（b）下牙列排牙。（c）排牙后咬合

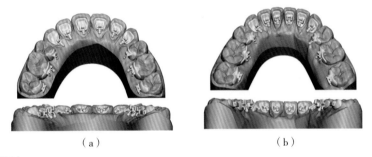

(a)　　　　　　　　　(b)

图20-2-2　托槽设计

（a）上牙列托槽设计。（b）下牙列托槽设计

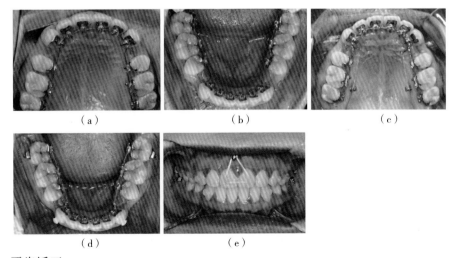

(a)　　　　　　　(b)　　　　　　　(c)

(d)　　　　　　　(e)

图20-2-3　牙齿矫正

（a，b）上下牙列排齐整平。（c，d）滑动内收上下前牙。（e）种植钉支抗压低上前牙

6 治疗效果

治疗前后面像对比见图 20-2-4。

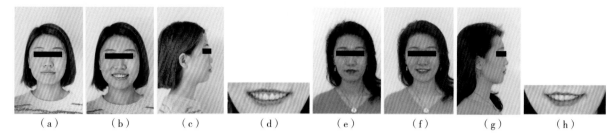

（a） （b） （c） （d） （e） （f） （g） （h）

图 20-2-4 治疗前后面像
（a~c）治疗前面像。（d）治疗前微笑（局部）。（e~g）治疗后面像。（h）治疗后微笑（局部）

治疗前后口内像对比见图 20-2-5、图 20-2-6。

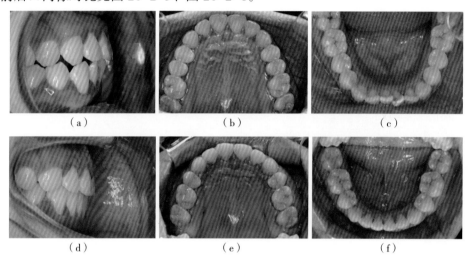

（a） （b） （c）

（d） （e） （f）

图 20-2-5 治疗前后口内像
（a）治疗前覆𬌗覆盖像。（b）治疗前上颌𬌗方像。（c）治疗前下颌𬌗方像。（d）治疗后覆𬌗覆盖像。
（e）治疗后上颌𬌗方像。（f）治疗后下颌𬌗方像

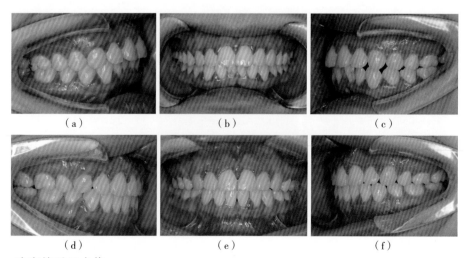

（a） （b） （c）

（d） （e） （f）

图 20-2-6 治疗前后口内像
（a）治疗前右侧咬合像。（b）治疗前正面咬合像。（c）治疗前左侧咬合方像。（d）治疗后右侧咬合像。
（e）治疗后正面咬合像（f）治疗后左侧咬合像

治疗前后全口曲面体层片对比见图 20-2-7。

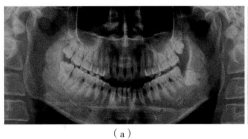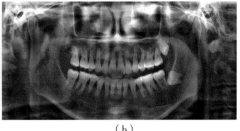

（a）　　　　　　　　　　　　　　　　（b）

图 20-2-7　治疗前后全口曲面体层片
（a）治疗前全口曲面体层片。（b）治疗后全口曲面体层片

治疗前后头颅侧位片对比见图 20-2-8。

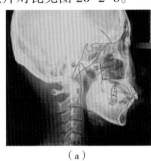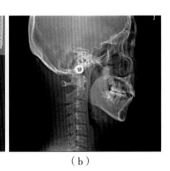

（a）　　　　　　　　　　　　（b）

图 20-2-8　治疗前后头颅侧位片
（a）治疗前头颅侧位片。（b）治疗后头颅侧位片

治疗前后头影测量分析见表 20-2-1。

表 20-2-1　头影测量分析数据

测量指标	治疗前	治疗后	参考值
SNA（°）	75.5	73	82.8 ± 4.0
SNB（°）	73	72.5	80.1 ± 3.9
ANB（°）	1.5	0.5	2.7 ± 2.0
SND（°）	69	68	77.3 ± 3.8
U1-NA（mm）	11	8	5.1 ± 2.4
U1-NA（°）	31	23	22.8 ± 5.7
L1-NB（mm）	10	6	6.7 ± 2.1
L1-NB（°）	32	30.5	30.3 ± 5.8
U1-L1（°）	115	126.5	124.2 ± 8.2
FMA（°）	33	31	31.3 ± 5.0
FMIA（°）	52	58	54.9 ± 6.1
IMPA（°）	95	91	93.9 ± 6.2

7　治疗小结

双颌前突病例在拔牙内收中容易发生"拱形效应"，造成前牙转矩丢失，覆𬌗加深。为了避免这一现象，我们在上下前牙托槽设计上附加了额外转矩，同时使用腭侧种植钉配合长牵引钩的内收装置，牵引力接近阻抗中心，有益于前牙的整体内收。并且，舌侧矫治弓丝为带状弓，对于垂直向控制有特殊优势。

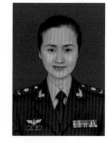

矫治完成人：王　蕾

8　专家点评

此病例为安氏Ⅱ类错𬌗，牙列拥挤，深覆盖，双颌前突，露龈笑的病例。

患者寻求隐形矫治，选择了个性化舌侧矫治系统。拔除 A4、B4、C4、D4，通过拔牙间隙解除拥挤，上颌种植钉支抗内收前牙改善面型，种植钉支抗压低上前牙改善露龈笑。

患者配合比较好，矫治达到预期结果，前突和拥挤得到明显改善，同时露龈笑也获得满意结果。

第21章　双胞胎不同错𬌗的临床矫治

病例1

1　基本资料

姓名：胡XX　性别：女　年龄：10岁

主诉："牙齿不齐"求矫治。

现病史：自换牙后出现牙齿不齐，逐年加重，未曾治疗，现来我院求治。

既往史：患者既往体健，否认正畸治疗史，否认任何系统性疾病史及药物过敏史。

2　检　查

◎牙列式：恒牙列，A6~B6，C6~D6，A7、B7、C7、D7未萌，C8、D8牙胚存在。

◎磨牙关系：右侧安氏Ⅱ类，左侧安氏Ⅱ类。尖牙关系：右侧安氏Ⅱ类，左侧安氏Ⅱ类。

◎拥挤度：上牙弓4mm，下牙弓2mm。

◎中线：上下颌中线基本居中。

◎覆𬌗：3mm。覆盖：5mm。

◎关节未见异常表现。

◎全口曲面体层片显示双侧关节基本对称。

◎面型：正面观左右面部基本对称；侧面观直面型。

3　诊　断

1. 安氏Ⅱ类错𬌗

2. 牙列拥挤

4　治疗计划

◎采全口直丝弓矫治技术。

◎非拔牙矫治。应用口外弓推上颌磨牙远移。

◎排齐整平上下牙列，磨牙尖牙达中性关系。

◎改善深覆盖，调整为正常覆盖。

5　治疗过程

1. 序列Ni-Ti丝排齐整平，至上、下颌0.018英寸×0.025英寸Ni-Ti方丝。

2. 精细调整，配合三角牵引，调整尖牙、磨牙至中性关系。

3. 连扎保持 3 个月。

4. 去除全口矫治器，压膜保持器保持。

5. 嘱注意口腔卫生，定期复查。

6 治疗效果

治疗前后面像对比见图 21-1-1。

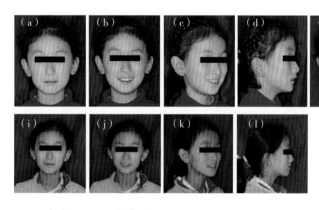

图 21-1-1　治疗前后面像
（a~d）治疗前面像。（e~h）治疗后面像。（i~l）治疗后 3 年面像

治疗过程口内像对比见图 21-1-2。

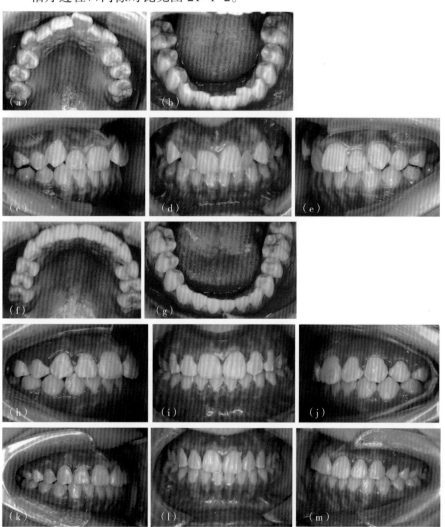

图 21-1-2　治疗过程口内像
（a~e）治疗前口内像。（f~j）治疗后口内像。（k~m）治疗后 3 年口内像

治疗前后全口曲面体层片对比见图21-1-3。

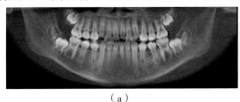 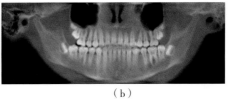

（a）　　　　　　　　　　　　　　　　　　　（b）

图 21-1-3　治疗前后全口曲面体层片
（a）治疗前全口曲面体层片。（b）治疗后全口曲面体层片

治疗前后头颅侧位片对比见图21-1-4。

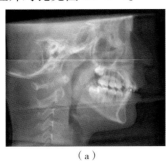 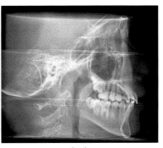

（a）　　　　　　　　　　　（b）

图 21-1-4　治疗前后头颅侧位片
（a）治疗前头颅侧位片。（b）治疗后头颅侧位片

治疗前后头影测量分析见表21-1-1。

表 21-1-1　头影测量分析数据

测量指标	治疗前	治疗后	参考值
SNA（°）	81.0	81.5	82.8±4.0
SNB（°）	78.0	78.0	80.1±3.9
ANB（°）	3.0	3.5	2.7±2.0
SND（°）	75.1	75.2	77.3±3.8
U1-NA（mm）	4.5	5.0	5.1±2.4
U1-NA（°）	17.5	20.5	22.8±5.7
L1-NB（mm）	5.5	5.5	6.7±2.1
L1-NB（°）	25.5	27.5	30.3±5.8
U1-L1（°）	131.0	123.0	124.2±8.2
FMA（°）	30.0	30.0	31.3±5.0
FMIA（°）	60.5	56.5	54.9±6.1
IMPA（°）	89.5	93.5	93.9±6.2

病例 2

1　基本资料

姓名：胡 XX　性别：女　年龄：10 岁

主诉："牙齿不齐"求矫治。

现病史：自换牙后出现牙齿不齐，逐年加重，未曾治疗，现来我院求治。

既往史：患者既往体健，否认正畸治疗史，否认任何系统性疾病史及药物过敏史。

2 检查

◎牙列式：恒牙列，A6~B6，C6~D6，A3、A7、B7、C7、D7尚未萌出，C8、D8牙胚存在。

◎磨牙关系：右侧安氏Ⅰ类，左侧安氏Ⅰ类。尖牙关系：右侧A3未萌，左侧安氏Ⅰ类。

◎拥挤度：上牙弓5mm，下牙弓2mm。

◎中线：上中线右偏约2mm，下中线左偏约1mm。

◎覆𬌗：2mm。覆盖：2mm。

◎关节未见异常表现。

◎全口曲面体层片显示双侧关节基本对称。

◎面型：正面观左右面部基本对称；侧面观直面型。

3 诊断

1. 安氏Ⅰ类错𬌗
2. 牙列拥挤

4 治疗计划

◎全口直丝弓矫治技术。

◎非拔牙矫治。

◎上颌扩弓提供间隙，A3入牙弓。

◎排齐整平上下牙列。

◎精细调整，建立标准咬合。

5 治疗过程

1. 序列Ni-Ti丝排齐整平，至上、下颌0.018英寸×0.025英寸Ni-Ti方丝。
2. 精细调整，配合三角牵引，调整尖牙、磨牙至中性关系。
3. 连扎保持3个月。
4. 去除全口矫治器，压膜保持器保持。
5. 嘱注意口腔卫生，定期复查。

6 治疗效果

治疗前后面像对比见图21-2-1。

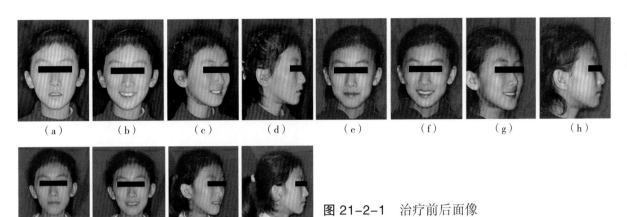

（a） （b） （c） （d） （e） （f） （g） （h）

（i） （j） （k） （l）

图 21-2-1 治疗前后面像
（a~d）治疗前面像。（e~h）治疗后面像。（i~l）治疗后 3 年面像

治疗过程口内像对比见图 21-2-2。

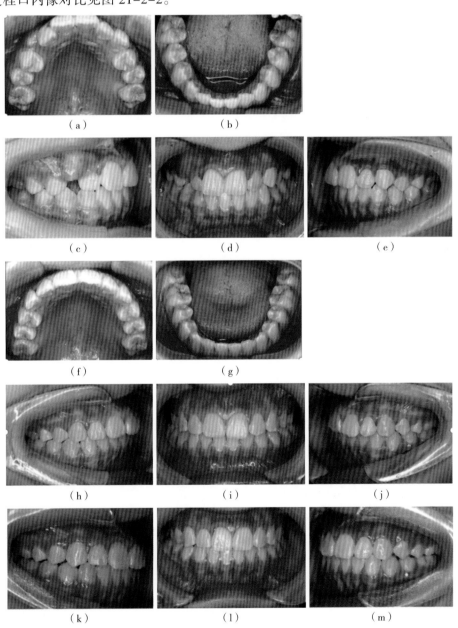

（a） （b）

（c） （d） （e）

（f） （g）

（h） （i） （j）

（k） （l） （m）

图 21-2-2 治疗过程口内像
（a~e）治疗前口内像。（f~j）治疗后口内像。（k~m）治疗后 3 年口内像

治疗前后全口曲面体层片对比见图21-2-3。

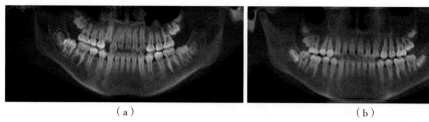

（a）   （b）

图 21-2-3 治疗前后全口曲面体层片

（a）治疗前全口曲面体层片。（b）治疗后全口曲面体层片

治疗前后头颅侧位片对比见图21-2-4。

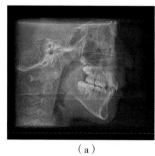 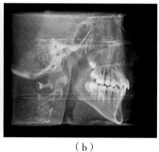

（a）   （b）

图 21-2-4 治疗前后头颅侧位片

（a）治疗前头颅侧位片。（b）治疗后头颅侧位片

治疗前后头影测量分析见表21-2-1。

表 21-2-1 头影测量分析数据

测量指标	治疗前	治疗后	参考值
SNA（°）	80.0	81.5	82.8 ± 4.0
SNB（°）	77.0	77.5	80.1 ± 3.9
ANB（°）	3.5	4.0	2.7 ± 2.0
SND（°）	75.3	75.9	77.3 ± 3.8
U1-NA（mm）	4.5	5.5	5.1 ± 2.4
U1-NA（°）	19.5	21.5	22.8 ± 5.7
L1-NB（mm）	3.5	5.0	6.7 ± 2.1
L1-NB（°）	23.5	26.5	30.3 ± 5.8
U1-L1（°）	133.0	127.0	124.2 ± 8.2
FMA（°）	33.0	32.0	31.3 ± 5.0
FMIA（°）	59.1	56.0	54.9 ± 6.1
IMPA（°）	87.9	91.0	93.9 ± 6.2

7 治疗小结

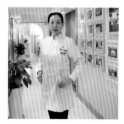

双胞胎基因型相同表现型不同（下面高不同）主要在于环境因素的改变。妹妹的下鼻甲影像较姐姐的大，扁桃体较大，影响呼吸习惯，从而导

矫治完成人：邓邦莲

致妹妹的下颌逆时针旋转，上颌重度拥挤，上颌牙弓宽度缩窄，进而面下 1/3 伸长。

患者处于生长发育高峰时期，利用生长潜力采用非拔牙矫治可以解决拥挤，纠正磨牙关系并协调面型。治疗后需每半年复查，观察下颌发育趋势，避免复发。

8 专家点评

本章报告的两例病例为双胞胎姐妹，双胞胎基因型相同表现型不同（下面高不同）。

双胞胎姐妹处于生长发育高峰期，错𬌗为安氏Ⅱ类，姐姐中度拥挤，妹妹重度拥挤，由于侧貌面型平直，上下前牙较直立，利用生长潜力采用非拔牙矫治解决牙列拥挤，纠正磨牙关系。

此两个病例的临床矫治经验显示：双胞胎病例的矫治方案可能不会完全相同，应有针对性地提出合理的矫治计划，分别矫治。

第22章　DO技术矫治 II 类 / III 类颅颌面畸形

病 例 1

1　基本资料

姓名：孙 X　　性别：女　　年龄：22 岁

主诉："要求压低右上后牙以进行种植牙修复"。

现病史：患者于 2004 年因右下颌骨病变在第四军医大学（现空军军医大学）口腔颌面外科行手术治疗，切除右下颌骨体。继而行右下颌骨体植骨术及牵张成骨（DO）术。2 年后于我院种植科进行种植修复，因缺牙时间较长造成对颌牙伸长，为创造修复条件而要求治疗。

既往史：患者既往体健，否认任何系统性疾病史及药物过敏史。

2　检 查

◎牙列式：恒牙列，A7~B8，D1~D7，右下牙列缺失。

◎磨牙关系：左侧安氏 I 类。尖牙关系：左侧安氏 I 类。

◎ A6、A7 与对颌牙槽脊间颌间距较小

◎拥挤度：上牙弓 2.5mm。

◎中线：上中线左偏约 1mm。

◎覆𬌗：2mm。覆盖：3mm。

◎颞下颌关节无压痛、偶弹响。

◎全口曲面体层片显示双侧关节不对称。

◎面型：正面观左右面形不对称；侧面观直面型。

3　诊 断

1. 安氏 I 类错𬌗
2. 上牙列拥挤
3. A6、A7 伸长
4. 牙列拥挤
5. 右侧下颌骨体种植术后

4　治疗计划

◎采用全口直丝弓矫治技术。

◎利用种植体支抗（miniscrew）压低 A6、A7 并适当扩大上颌右侧牙弓。

◎排齐整平牙列。

◎后期行种植义齿修复。

5 治疗过程

1. 右侧上颌第一磨牙与第二磨牙的颊侧近中及腭侧远中共植入4颗种植体支抗，并于右侧上颌第二磨牙的颊舌面粘接舌侧扣，应用链状皮圈压低右侧上颌第一磨牙和第二磨牙。

2. 应用序列镍钛丝排齐整平上牙列。

3. 行右侧下颌种植义齿修复，继之拆除固定矫治器，并于局部麻醉下拆除种植体支抗，上颌应用压模保持器保持。

6 治疗效果

治疗前后面像对比见图22-1-1。

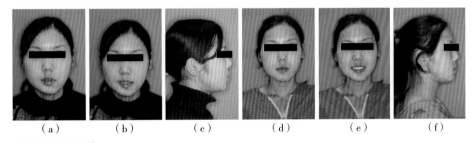

（a） （b） （c） （d） （e） （f）

图22-1-1 治疗前后面像

（a~c）治疗前面像。（d~f）治疗后面像

治疗过程口内像对比见图22-1-2、图22-1-3。

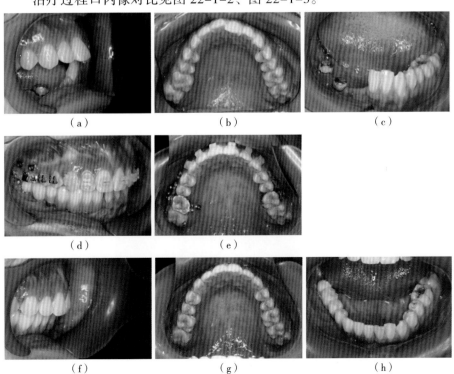

（a） （b） （c）

（d） （e）

（f） （g） （h）

图22-1-2 治疗过程口内像

（a）治疗前覆𬌗覆盖像。（b）治疗前上颌𬌗方像。（c）治疗前下颌𬌗方像。（d）治疗中右侧咬𬌗像。（e）治疗中上颌𬌗方像。（f）治疗后覆𬌗覆盖像。（g）治疗后上颌𬌗方像。（h）治疗后下颌𬌗方像

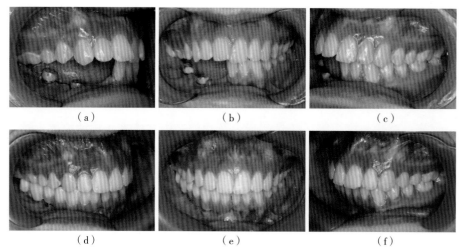

图 22-1-3 治疗过程口内像

（a~c）治疗前口内咬合像。（d~f）治疗后口内咬合像

治疗过程全口曲面体层片对比见图 22-1-4。

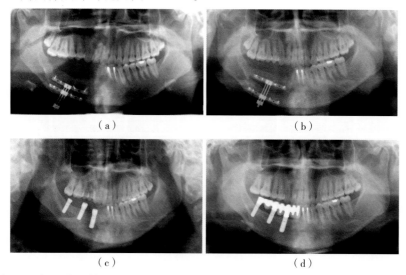

图 22-1-4 治疗过程全口曲面体层片

（a）右下颌骨体植骨术后曲面体层片。（b）牵张成骨术后全口曲面体层片。（c）治疗前全口曲面体层片。（d）治疗后全口曲面体层片

治疗前后头颅侧位片对比见图 22-1-5。

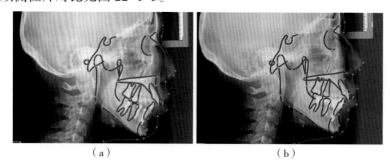

图 22-1-5 治疗前后头颅侧位片

（a）治疗前头颅侧位片。（b）治疗后头颅侧位片

治疗前后头影测量分析见图 22-1-6、表 22-1-1。

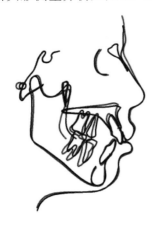

图 22-1-6 头影测量分析重叠图（蓝色代表治疗前，红色代表治疗后）

表 22-1-1 头影测量分析数据

测量指标	治疗前	治疗后	参考值
SNA	78.0	79.0	82.8 ± 4.0
SNB（°）	73.0	73.0	80.1 ± 3.9
ANB（°）	5.0	6.0	2.7 ± 2.0
OP–SN（°）	24.0	27.0	16.1 ± 5.0
U1–NA（mm）	7.0	5.0	5.1 ± 2.4
U1–NA（°）	24.0	20.0	22.8 ± 5.7
L1–NB（mm）	5.2	7.7	6.7 ± 2.1
L1–NB（°）	23.0	29.0	30.3 ± 5.8
U1–L1（°）	128.0	126.0	124.2 ± 8.2
FMA（°）	39.0	40.0	31.3 ± 5.0
FMIA（°）	57.0	55.0	54.9 ± 6.1
IMPA（°）	84.0	92.0	93.9 ± 6.2

7 治疗小结

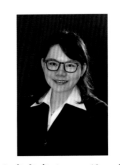

需要压低的磨牙在加力前应进行分牙或适当进行邻面去釉，以减小压低的阻力。

压低上颌磨牙比较合适的力值在 100~150g。

压低结束之后在进行修复之前要注意保持，防止复发。

治疗完成人： 段 妍

8 专家点评

患者因右下颌骨病变在第四军医大学口腔颌面外科实施手术治疗，切除右下颌骨体。手术后要求种植修复，由于骨缺损较多，继而行右下颌骨体植骨术及牵张成骨术，以增加缺损处的骨量。另外由于长期下颌存在骨缺损，对颌牙逐渐伸长，没有足够的空间完成牙齿的种植。通过局部使用正畸种植钉压低磨牙，以利下颌顺利完成修复。这是一例多学科联合矫治复杂病例的典范。

1 基本资料

姓名：巨XX　性别：男　年龄：13 岁

主诉：下颌偏斜、小下颌 。

现病史：患者半岁开始注射尿素针剂和同位素放疗治疗血管瘤。6 岁前颏部基本端正，6 岁后颏部逐渐右偏，否认颏部及 TMJ 外伤史。

既往史：否认正畸、手术治疗史、遗传史、传染病史，存在鼾症。

2 检 查

◎牙列式：恒牙列，A6~B6，C6~D7，A8、B8、D8 阻生牙。

◎磨牙关系：左侧安氏Ⅰ类，右侧安氏Ⅱ类。尖牙关系：左侧安氏Ⅰ类，右侧安氏Ⅱ类。

◎上下𬌗平面向左侧倾斜。

◎拥挤度：上牙弓 4.0mm，下牙弓 3.0mm。Spee 曲线曲度：2.5 mm。

◎ Bolton 指数：前牙比 78.8%，全牙比 91.0%。

◎中线：上下中线基本居中但牙轴代偿性倾斜。

◎覆𬌗覆盖：Ⅲ度深覆𬌗。覆盖：Ⅲ度深覆盖。

◎中度张口受限，双侧 TMJ 无压痛，自述右侧偶尔弹响。全口曲面体层片显示双侧关节不对称。

◎面型：正面观面部不对称，右侧丰满，左侧下颌升支及体部较右侧长；侧面观下颌和颏部严重后缩。

3 诊 断

1. 安氏Ⅱ类亚类错𬌗

2. 骨性Ⅱ类错𬌗

3. 下颌后缩

4. 下颌向右偏斜

5. C6 残冠

4 治疗计划

◎ 正畸 – 正颌联合治疗，右侧升支牵张成骨术。

◎ C6 转牙体科治疗。

◎ 排齐整平上下牙列。

◎ 纠正上颌的反 Spee 曲线及倾斜的殆平面（种植体支抗），下牙列去代偿。

◎ 精细调整，建立磨牙、尖牙中性咬合关系。

5 治疗过程

1. 粘全口直丝托槽，镍钛圆丝排齐整平上下牙列，推簧开辟间隙排入 B5，时间 9 个月。

2. 利用 B 区种植钉压低前牙，纠正殆平面倾斜，时间 5 个月。

3. 右侧下颌升支牵张成骨 25 天，固定保持，时间 4 个月。

4. 殆板固定保持，时间 8 个月。

5. 利用腭杠和舌弓、方丝加后牙转矩、颌间交互牵引、下颌殆垫来纠正术后的牙弓宽度不调造成的局部反殆，时间 18 个月。

6. 总有效疗程 44 个月。

6 治疗效果

治疗前后面像对比见图 22-2-1。

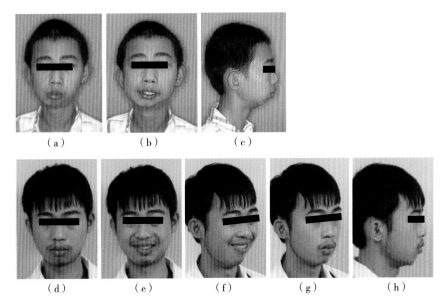

图 22-2-1 治疗前后面像
（a~c）治疗前面像。（d~h）治疗后面像

治疗过程口内像对比见图 22-2-2、图 22-2-3。

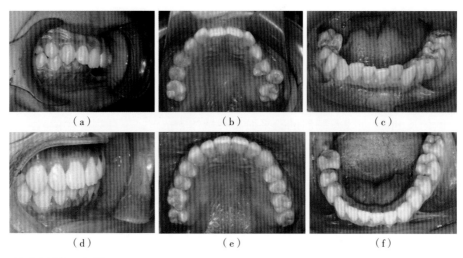

图 22-2-2 治疗过程口内像
（a）治疗前覆𬌗覆盖像。（b）治疗前上颌𬌗方像。（c）治疗前下颌𬌗方像。（d）治疗后覆𬌗覆盖像。
（e）治疗后上颌𬌗方像。（f）治疗后下颌𬌗方像

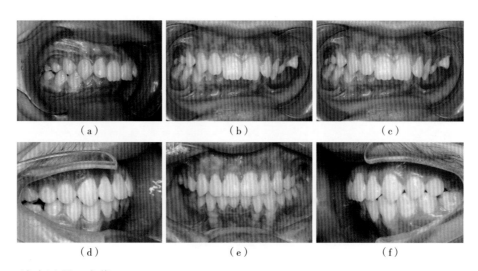

图 22-2-3 治疗过程口内像
（a~c）治疗前口内咬合像。（d~f）治疗后口内咬合像

治疗过程全口曲面体层片对比见图 22-2-4。

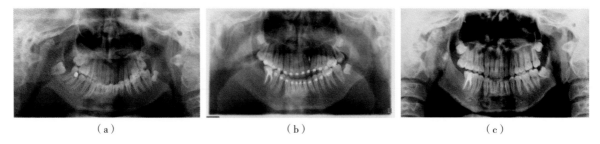

图 22-2-4 治疗过程全口曲面体层片。
（a）治疗前全口曲面体层片。（b）治疗中（骨牵张后）全口曲面体层片。（c）治疗后全口曲面体层片

治疗前后头颅侧位片对比见图22-2-5。

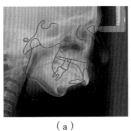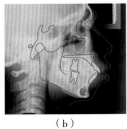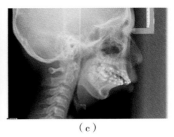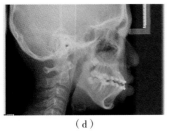

（a） （b） （c） （d）

图22-2-5 治疗前后头颅侧位片

（a）治疗前头颅侧位片。（b）治疗后头颅侧位片。（c）治疗中下颌骨牵张前头颅侧位片。（d）治疗中下颌骨牵张后头颅侧位片

下颌骨牵张示意图见图22-2-6。

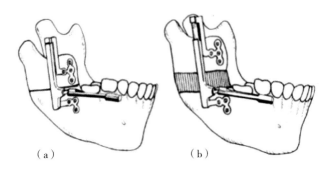

（a） （b）

图22-2-6 下颌内置型成骨牵张器示意图

治疗前后头影测量分析见图22-2-7、表22-2-1。

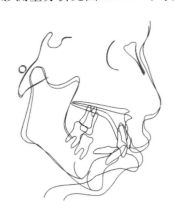

图22-2-7 头影测量分析重叠图（蓝色代表治疗前，红色代表治疗后）

表22-2-1 头影测量分析数据

测量指标	治疗前	治疗后	参考值
SNA（°）	83.0	81.0	82.8 ± 4.0
SNB（°）	71.0	77.0	80.1 ± 3.9
ANB（°）	12.0	5.0	2.7 ± 2.0
SND（°）	67.0	74.0	77.3 ± 3.8
OP-SN（°）	32.0	18.0	16.1 ± 5.0
U1-NA（mm）	4.0	8.0	5.1 ± 2.4
U1-NA（°）	11.0	28.0	22.8 ± 5.7
L1-NB（mm）	12.0	11.0	6.7 ± 2.1

续表

测量指标	治疗前	治疗后	参考值
L1–NB（°）	60.0	31.0	30.3 ± 5.8
U1–L1（°）	97.0	116.0	124.2 ± 8.2
FMA（°）	32.0	36.0	31.3 ± 5.0
FMIA（°）	12.0	47.0	54.9 ± 6.1
IMPA（°）	136.0	97.0	93.9 ± 6.2

7 治疗小结

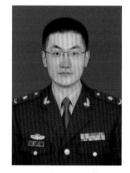

本病例体现了正畸与外科联合治疗骨性偏𬌗畸形的优势：牙齿去代偿，排齐整平后，恢复轴倾度和转矩。

上下牙弓宽度的协调。如果宽度不能够匹配，下颌会自动偏斜寻求最广泛的咬合位，偏𬌗的矫治效果就不能够稳定；𬌗平面的调整。上颌未行正颌手术，因此利用种植体纠正了上颌𬌗平面，使其作为术后下颌位置的标准，这样才能够使术后左右两侧受力均匀，保持下颌骨术后的稳定。

矫治完成人：蔡　川
指导老师：丁寅教授

8 专家点评

下颌偏斜畸形是正畸领域比较常见的错𬌗畸形，尤其是由于单侧外伤，发育不良导致的畸形，其临床矫治比较困难，疗效也不尽如人意。

本病例在右侧升支处放置内置型成骨牵张器，促进右侧下颌骨及其升支快速生长，使两侧颌骨大体对称。临床效果证明，该技术的临床应用是适宜、有效的。在 DO 技术应用的基础上，加上正畸临床矫治，达到了预期效果。

病 例 3

1 基本资料

姓名：王 X　性别：女　年龄：18 岁

主诉：唇腭裂伴口鼻瘘就诊。

现病史：患者 1 周岁时曾行唇裂修补术，3 周岁时曾行腭裂修补术，1 年前行咽后壁皮瓣转移术

既往史：否认遗传史、传染病史和药物过敏史，有正畸治疗史。

2 检 查

◎牙列式：恒牙列，A7~A4，A2，A1，B2~B7，C7~D7，A3、A8、C8、D8 阻生牙。

◎磨牙关系：左侧安氏Ⅰ类，右侧安氏Ⅰ类。尖牙关系：左侧安氏Ⅱ类，右侧安氏Ⅱ类。

◎A1 与 B2 间牙槽突裂伴口鼻瘘，B1 先天缺失，B2 过小牙，B4 完全腭移位。

◎模型分析：拥挤度：上牙弓 –11.5mm，下牙弓 1.0mm。Spee 曲线曲度：3.75mm。

◎覆殆覆盖：前牙反殆。

◎TMJ：开口度和开口型正常，左侧 TMJ 开口末期弹响。

◎全口曲面体层片显示双侧关节基本对称。

◎面型：正面观鼻唇部由于唇裂修补瘢痕存在而不对称；侧面观凹面型，上颌后缩。

◎口腔卫生情况不佳，牙石（+），色素（++）。

3 诊 断

1. 安氏Ⅰ类错殆
2. 骨性Ⅲ类错殆
3. 唇腭裂术后畸形伴口鼻瘘
4. 前牙反殆

4 治疗计划

◎采用全口直丝弓矫治技术（MBT）。

◎上颌螺旋扩弓器缩弓约 6mm，减小牙槽骨裂隙。

◎排齐整平下牙列，防止下前牙唇倾。

◎上颌牵张成骨术，术中拔除 B4。

◎建立尖牙中性，磨牙远中关系。

5 治疗过程

1. 粘贴上颌螺旋扩弓器缩弓，每天加力 2 次，每次 1/4 圈。粘上下颌托槽和颊面管，序列镍钛丝排齐整平，不锈钢方丝弯理想弓固定，时间 9 个月。

2. 上颌牵张成骨术，术后牵张器维持 4 个月。

3. 牵张术后殆板固定保持，面具前牵与颌间牵引维持牵张成骨手术效果，下切牙邻面去釉，Ⅲ类颌间牵引，时间 12 个月；总疗程 25 个月，术后 Hawley 保持器保持一年后更换为可摘义齿。

6 治疗效果

治疗前后面像对比见图 22-3-1。

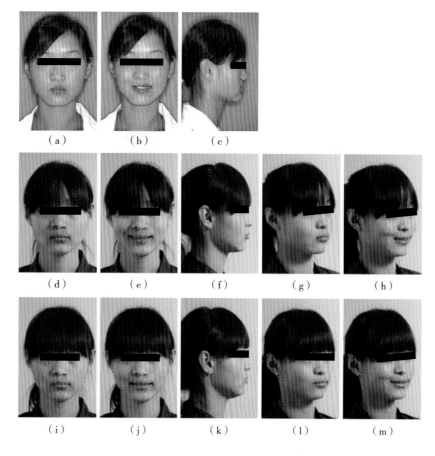

图 22-3-1　治疗前后面像
（a~c）治疗前面像。（d~h）治疗后面像。（i~m）保持 1 年后面像。

治疗过程口内像对比见图 22-3-2、图 22-3-3。

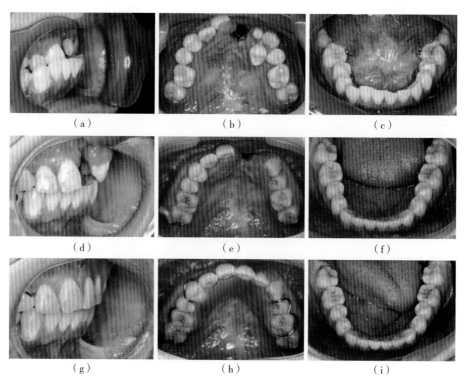

图 22-3-2　治疗过程口内像
（a）治疗前覆𬌗覆盖像。（b）治疗前上颌𬌗方像。（c）治疗前下颌𬌗方像。（d）治疗后覆𬌗覆盖像。（e）治疗后上颌𬌗方像。（f）治疗后下颌𬌗方像。（g）保持 1 年后覆𬌗覆盖像。（h）保持 1 年后上颌𬌗方像。（i）保持 1 年后下颌𬌗方像

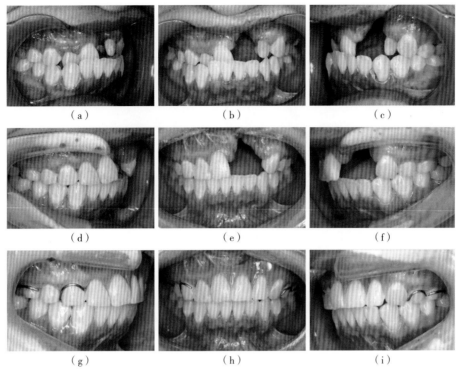

图 22-3-3 治疗过程口内像

（a~c）治疗前口内咬合像。（d~f）治疗后口内咬合像。（g~i）保持 1 年后口内咬合像

治疗过程全口曲面体层片对比见图 22-3-4。

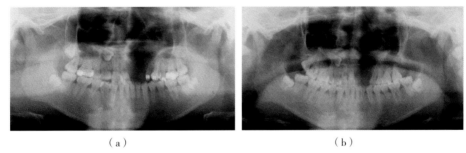

图 22-3-4 治疗过程全口曲面体层片

（a）治疗前全口曲面体层片。（b）治疗后全口曲面体层片

治疗前后头颅侧位片对比见图 22-3-5。

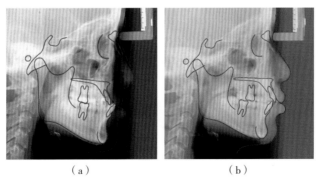

图 22-3-5 治疗前后头颅侧位片

（a）治疗前头颅侧位片。（b）治疗后头颅侧位片

上颌骨牵张示意图见图22-3-6

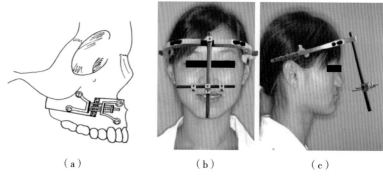

（a）　　　　　（b）　　　　　（c）

图 22-3-6 上颌成骨牵张器示意图
（a）上颌骨内置型牵张器示意图。（b）上颌骨外置型牵张器正面。（c）上颌骨外置型牵张器侧面

治疗前后头影测量分析见图22-3-7、表22-3-1。

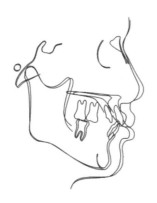

图 22-3-7 头影测量分析重叠图（蓝色代表治疗前，红色代表治疗后）

表 22-3-1 头影测量分析数据

测量指标	治疗前	治疗后	参考值
SNA（°）	71.0	79.0	82.8±4.0
SNB（°）	74.0	75.0	80.1±3.9
ANB（°）	−3.0	4.0	2.7±2.0
SND（°）	67.0	74.0	77.3±3.8
OP-SN（°）	18.0	17.0	16.1±5.0
U1-NA（mm）	7.0	5.0	5.1±2.4
U1-NA（°）	30.0	21.0	22.8±5.7
L1-NB（mm）	6.0	6.0	6.7±2.1
L1-NB（°）	25.0	27.0	30.3±5.8
U1-L1（°）	125.0	128.0	124.2±8.2
FMA（°）	23.0	23.0	31.3±5.0
FMIA（°）	56.0	58.0	54.9±6.1
IMPA（°）	101.0	99.0	93.9±6.2

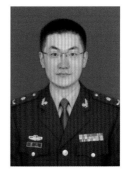

7　治疗小结

　　唇腭裂患者的正畸治疗属于唇腭裂序列治疗的一部分，制订和实施矫治方案的时候需要考虑多学科间的合作。本病例的牙槽突裂隙的口鼻瘘较大，难以通过外科植骨的方法来修补，而正畸的缩弓不仅使得上下牙弓大小匹配，也缩小了牙槽突裂隙，为可摘义齿修复创造了良好条件。

　　上颌牵张成骨术后，由于腭裂的存在，比非唇腭裂牵张成骨患者的骨块更加松动，需要更长时间的保持。本病例在 Hawley 保持器保持 1 年后，更换为可摘义齿，恢复缺失切牙，填补牙槽突裂隙的同时利用基板和卡环继续维持牙弓中后段宽度。

矫治完成人：蔡　川
指导老师：丁寅教授

8　专家点评

　　唇腭裂畸形引起的骨性反𬌗矫治难度极大，即使采用正颌外科手术也不易获得满意的疗效。这时牵张成骨技术的优势就完全显现出来。

　　牵张成骨的装置分为内置型和外置型。对于上颌严重后缩的畸形患者，临床大多采用外置型的方式，即钢圈固定在患者的颅骨上，牵引的钢丝固定在患者的前颌部，另一端放置在面前的吊杆上。加力时靠旋转前面的螺丝来实现。一般认为，每天以 1mm 的速率产生新骨。本病例的上颌明显向前移位，前牙反𬌗得到矫正，并在此基础上实施了修复，最后达到非常满意的治疗效果。